"十二五"职业教育国家规划教材

经全国职业教育教材审定委员会审定

高等职业教育药学类与食品药品类专业第四轮教材

药品微生物检验技术 第②版

（供药学、中药学、药品质量与管理等专业用）

主　编　孙祎敏　张其霞

副主编　丁晓红　孙丽娟　房　晓

编　者　（以姓氏笔画为序）

丁晓红（山东药品食品职业学院）

史正文（山西药科职业学院）

孙丽娟（福建生物工程职业技术学院）

孙祎敏（河北化工医药职业技术学院）

李　楠（河北化工医药职业技术学院）

宋晓玲（山东医学高等专科学校）

张　括（黑龙江民族职业学院）

张其霞（山东医学高等专科学校）

房　晓（山东商业职业技术学院）

胥国立（重庆医学高等专科学校）

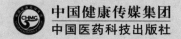中国健康传媒集团

中国医药科技出版社

内容提要

　　本书是"高等职业教育药学类与食品药品类专业第四轮教材"之一，系根据本套教材的编写指导思想和原则要求，结合专业培养目标和本课程的教学目标、内容与任务要求编写而成。本教材具有专业针对性强、紧密结合新时代行业要求和社会用人需求、与职业技能相对接的特点。内容涵盖微生物基础、医药工业洁净室（区）洁净度、实用药品微生物检验技术、附录等。本教材为书网融合教材，即纸质教材有机融合电子教材、教学配套资源（PPT、微课、视频、图片等）、题库系统、数字化教学服务（在线教学、在线作业、在线考试）。

　　本教材可供药学、中药学、药品质量与管理等专业使用，亦可作为其他相关从业人员的参考用书。

图书在版编目（CIP）数据

　　药品微生物检验技术 / 孙祎敏，张其霞主编 . —2 版 . —北京：中国医药科技出版社，2022. 3（2025.1 重印）

　　高等职业教育药学类与食品药品类专业第四轮教材

　　ISBN 978 - 7 - 5214 - 2543 - 7

　　Ⅰ. ①药…　Ⅱ. ①孙…　②张…　Ⅲ. ①药品检定 - 微生物检定 - 高等职业教育 - 教材　Ⅳ. ①R927. 1

　　中国版本图书馆 CIP 数据核字（2021）第 143903 号

美术编辑　陈君杞

版式设计　友全图文

出版　**中国健康传媒集团** | 中国医药科技出版社

地址　北京市海淀区文慧园北路甲 22 号

邮编　100082

电话　发行：010 - 62227427　邮购：010 - 62236938

网址　www. cmstp. com

规格　889 × 1194mm $^1/_{16}$

印张　17 $^1/_4$

字数　510 千字

初版　2013 年 1 月第 1 版

版次　2022 年 3 月第 2 版

印次　2025 年 1 月第 3 次印刷

印刷　大厂回族自治县彩虹印刷有限公司

经销　全国各地新华书店

书号　ISBN 978 - 7 - 5214 - 2543 - 7

定价　49. 00 元

获取新书信息、投稿、为图书纠错，请扫码联系我们。

出版说明

"全国高职高专院校药学类与食品药品类专业'十三五'规划教材"于2017年初由中国医药科技出版社出版，是针对全国高等职业教育药学类、食品药品类专业教学需求和人才培养目标要求而编写的第三轮教材，自出版以来得到了广大教师和学生的好评。为了贯彻党的十九大精神，落实国务院《国家职业教育改革实施方案》，将"落实立德树人根本任务，发展素质教育"的战略部署要求贯穿教材编写全过程，中国医药科技出版社在院校调研的基础上，广泛征求各有关院校及专家的意见，于2020年9月正式启动第四轮教材的修订编写工作。

党的二十大报告指出，要办好人民满意的教育，全面贯彻党的教育方针，落实立德树人根本任务，培养德智体美劳全面发展的社会主义建设者和接班人。教材是教学的载体，高质量教材在传播知识和技能的同时，对于践行社会主义核心价值观，深化爱国主义、集体主义、社会主义教育，着力培养担当民族复兴大任的时代新人发挥巨大作用。在教育部、国家药品监督管理局的领导和指导下，在本套教材建设指导委员会专家的指导和顶层设计下，依据教育部《职业教育专业目录（2021年）》要求，中国医药科技出版社组织全国高职高专院校及相关单位和企业具有丰富教学与实践经验的专家、教师进行了精心编撰。

本套教材共计66种，全部配套"医药大学堂"在线学习平台，主要供高职高专院校药学类、药品与医疗器械类、食品类及相关专业（即药学、中药学、中药制药、中药材生产与加工、制药设备应用技术、药品生产技术、化学制药、药品质量与安全、药品经营与管理、生物制药专业等）师生教学使用，也可供医药卫生行业从业人员继续教育和培训使用。

本套教材定位清晰，特点鲜明，主要体现在如下几个方面。

1. 落实立德树人，体现课程思政

教材内容将价值塑造、知识传授和能力培养三者融为一体，在教材专业内容中渗透我国药学事业人才必备的职业素养要求，潜移默化，让学生能够在学习知识同时养成优秀的职业素养。进一步优化"实例分析/岗位情景模拟"内容，同时保持"学习引导""知识链接""目标检测"或"思考题"模块的先进性，体现课程思政。

2. 坚持职教精神，明确教材定位

坚持现代职教改革方向，体现高职教育特点，根据《高等职业学校专业教学标准》要求，以岗位需求为目标，以就业为导向，以能力培养为核心，培养满足岗位需求、教学需求和社会需求的高素质技能型人才，做到科学规划、有序衔接、准确定位。

3. 体现行业发展，更新教材内容

紧密结合《中国药典》（2020年版）和我国《药品管理法》（2019年修订）、《疫苗管理法》（2019

年）、《药品生产监督管理办法》（2020年版）、《药品注册管理办法》（2020年版）以及现行相关法规与标准，根据行业发展要求调整结构、更新内容。构建教材内容紧密结合当前国家药品监督管理法规、标准要求，体现全国卫生类（药学）专业技术资格考试、国家执业药师职业资格考试的有关新精神、新动向和新要求，保证教育教学适应医药卫生事业发展要求。

4.体现工学结合，强化技能培养

专业核心课程吸纳具有丰富经验的医疗机构、药品监管部门、药品生产企业、经营企业人员参与编写，保证教材内容能体现行业的新技术、新方法，体现岗位用人的素质要求，与岗位紧密衔接。

5.建设立体教材，丰富教学资源

搭建与教材配套的"医药大学堂"（包括数字教材、教学课件、图片、视频、动画及习题库等），丰富多样化、立体化教学资源，并提升教学手段，促进师生互动，满足教学管理需要，为提高教育教学水平和质量提供支撑。

6.体现教材创新，鼓励活页教材

新型活页式、工作手册式教材全流程体现产教融合、校企合作，实现理论知识与企业岗位标准、技能要求的高度融合，为培养技术技能型人才提供支撑。本套教材部分建设为活页式、工作手册式教材。

编写出版本套高质量教材，得到了全国药品职业教育教学指导委员会和全国卫生职业教育教学指导委员会有关专家以及全国各相关院校领导与编者的大力支持，在此一并表示衷心感谢。出版发行本套教材，希望得到广大师生的欢迎，对促进我国高等职业教育药学类与食品药品类相关专业教学改革和人才培养作出积极贡献。希望广大师生在教学中积极使用本套教材并提出宝贵意见，以便修订完善，共同打造精品教材。

数字化教材编委会

主　编　孙祎敏　张其霞
副主编　丁晓红　孙丽娟　房　晓
编　者　（以姓氏笔画为序）

丁晓红（山东药品食品职业学院）

史正文（山西药科职业学院）

孙丽娟（福建生物工程职业技术学院）

孙祎敏（河北化工医药职业技术学院）

李　楠（河北化工医药职业技术学院）

宋晓玲（山东医学高等专科学校）

张　括（黑龙江民族职业学院）

张其霞（山东医学高等专科学校）

房　晓（山东商业职业技术学院）

胥国立（重庆医学高等专科学校）

前言 《

《药品微生物检验技术》教材自出版以来，得到了全国高职高专药学类专业广大师生的肯定与赞誉。此次修订旨在进一步贯彻《国家职业教育改革实施方案》文件精神，落实"立德树人"根本任务，深化职业教育"三教改革"，充分发挥教材建设在提高人才培养质量中的基础性作用，更好地体现本教材对药学类高素质技术技能人才培养的引领作用。

随着现代化信息化教学技术、教学手段的不断发展，课程教学资源不断完善和丰富，新形态教材不断出现，我们对本教材进行了修订，在保留原项目化教学体例和主要教学内容的基础上，突出以下特点。

1. 专业教学内容与思政教育相融合。从培养学生认真严谨的工作作风入手，将药品微生物检验岗位职业道德与创新精神融入到各个教学项目中，强化学生责任意识，培养精益求精的大国工匠精神，激发科技报国的家国情怀和使命担当。

2. 立体化数字资源与文本资源相结合。新版教材提供了与纸质教材内容配套的立体化数字教学资源，包括课件、重点难点微课、习题库等。教材采用二维码形式为读者提供"即学即练"、"岗位情景模拟"、"目标检测"的答案，使学生的学习方式更加动态化、立体化。

3. 校企结合共建教材。本教材编写过程中走访了制药企业质量控制部门，将企业岗位实践与理论知识有机结合，体现行业发展和新技术、新标准、新设备的使用，保证教材的正确性、实用性、先进性，使学生实现学习与岗位的对接。

本教材由河北化工医药职业技术学院孙祎敏教授、山东医学高等专科学校张其霞教授主编，内容包括微生物基础、医药工业洁净室（区）洁净度、实用药品微生物检验技术、附录四个模块，14个教学项目。其中孙祎敏编写了绪论、项目一、项目十四，并组织整个教材的编写和审稿工作；张其霞教授编写了项目三；山东药品食品职业学院丁晓红编写了项目二、项目十三；福建生物工程职业技术学院孙丽娟编写了项目十；山东商业职业技术学院房晓编写了项目八；山西药科职业学院史正文编写了项目九、项目十二；河北化工医药职业技术学院李楠编写了项目四；山东医学高等专科学校宋晓玲编写了项目十一；黑龙江民族职业学院张括编写了项目五、项目六；重庆医学高等专科学校胥国立编写了项目七。

由于编者水平所限，书中疏漏之处在所难免，恳请各位专家、读者提出宝贵意见。

编 者

2021 年 10 月

目录
CONTENTS

绪 论

学习引导

药品是用来治疗和预防疾病的制品，药品质量直接关系到人们的生命安全。药品质量检测是保证药品质量和用药安全的重要手段。微生物是自然界中的一大类群，与人类关系密切，有的微生物给人类带来好处，有的微生物给人类带来危害。微生物可以通过污染药品生产过程中的原材料、生产环境、生产设备、人员等给药品带来污染。药品微生物检验是按照药典规定的方法对药品进行微生物检验，验证药品是否受到微生物的污染。什么是微生物？微生物和人类的关系是怎样的？微生物如何污染药品？药品微生物检验的步骤有哪些？需要用到哪些仪器设备呢？

在绪论中，主要介绍微生物的基本概念，微生物与人类的关系，微生物对药品的污染，微生物检验的程序以及常用的仪器设施。

学习目标

1. **掌握** 药品微生物检验的程序。
2. **熟悉** 药品微生物检验的常用设备。
3. **了解** 微生物与人类的关系及微生物污染药品的途径。

一、微生物及其与人类的关系

微生物（microorganism，简称 microbe）是包括细菌、病毒、真菌以及一些小型的原生动物、显微藻类等在内的一大类生物群体，个体微小，却与人类生活关系密切。微生物在自然界中可谓"无处不在，无处不有"，涵盖了有益和有害的众多种类，广泛涉及健康、食品、医药、工农业、环保等诸多领域。

微生物对人类最重要的影响之一是导致传染病的流行。人类疾病中有 50% 是由病毒引起的。世界卫生组织公布资料显示：传染病的发病率和病死率在所有疾病中占据第一位。大量的广谱抗生素的滥用造成了强大的选择压力，使许多菌株发生变异，导致耐药性的产生，人类健康受到新的威胁。一些分节段的病毒之间可以通过重组或重配发生变异，最典型的例子就是流行性感冒病毒。每次流感大流行流感病毒跟前次导致感染的株型相比都发生了变异，这种快速的变异给疫苗的设计和治疗造成了很大的障碍，如耐药性结核杆菌的出现使原本已经控制住的结核感染又在世界范围内猖獗起来。

有些微生物能够造成食品、布匹、皮革等发霉腐烂，而食用已腐败变质的食品极易发生食物中毒。所以一般密封食物的目的都是要隔绝空气，达到防腐的功效。

虽然微生物能够致病、使物品腐烂，给人类带来危害，但微生物也有有益的一面。几千年前，人类就利用微生物酿酒、制醋、发面，利用牛痘预防天花，利用间作来提高土壤肥力。1928年，弗莱明发现了青霉素，这对医药界来讲是一个划时代的发现。在第二次世界大战中抗生素的使用挽救了无数人的生命。微生物会使物品腐烂变质，使得我们可以利用微生物降解塑料、处理废水废气等。

一些微生物被广泛应用于工业发酵，生产乙醇、食品及各种酶制剂等。如人们利用微生物加工食品，形成多种风味独特的食物，丰富我们的饮食生活，像酸奶、干酪、酒酿、泡菜、酱油、食醋、豆豉、腐乳、黄酒、啤酒、葡萄酒，甚至还可包括臭豆腐和臭冬瓜，这些都是颇具魅力而长期为人们喜爱的食品。

微生物间的相互作用机制是相当奥秘的。例如健康人肠道中有大量细菌存在，称正常菌群，其中包含的细菌种类高达上百种。在肠道环境中这些细菌相互依存，互惠共生。菌群在食物、有毒物质甚至药物的分解与吸收过程中发挥着作用，一旦菌群失调，就会引起腹泻或便秘。

工业微生物涉及食品、制药、冶金、采矿、石油、皮革、轻化工等多种行业。通过微生物发酵途径完成抗生素、丁醇、维生素C以及一些风味食品的制备等；某些特殊微生物酶参与皮革脱毛、冶金、采油采矿等生产过程，甚至直接作为洗衣粉等的添加剂；另外还有一些微生物的代谢产物可以作为天然的微生物杀虫剂广泛应用于农业生产。乳酸杆菌作为一种重要的微生态调节剂参与食品发酵过程，对其进行的基因组学研究将有利于找到关键的功能基因，然后对菌株加以改造，使其更适于工业化的生产过程。国内维生素C两步发酵法生产过程中的关键菌株氧化葡萄糖酸杆菌的基因组研究，将在基因组测序完成的前提下找到与维生素C生产相关的重要代谢功能基因，经基因工程改造，实现新的工程菌株的构建，简化生产步骤，降低生产成本，继而实现经济效益的大幅度提升。对工业微生物开展的基因组研究，不断发现新的特殊酶基因及重要代谢过程和代谢产物生成相关的功能基因，并将其应用于生产以及传统工业、工艺的改造，同时推动现代生物技术的迅速发展。

二、微生物检验概述

（一）微生物对生产环境和产品的污染

无处不在的微生物对产品的原料、生产环境和产品的污染，是造成生产失败、成品不合格，直接或间接造成对人类危害的重要因素。微生物对药品的污染一般从以下几个方面来考虑。①空气：药物制剂生产环境要求洁净，特别是在一些注射剂、眼科用药要严格要求无菌生产，且空气中微生物菌落数的含量每立方米不超过10个。②水：用于制药的水必须定期进行水质检查，且水中微生物菌落数每立方米不得超过100个。③操作人员：在制药过程中为了保持药物制剂的质量，要求操作人员要无传染病，操作前要消毒，穿专用的制服，带工作帽，操作时要减少流动和说话。④药物原材料。⑤制药设备与药物包装。

即学即练

造成药品污染的微生物主要来源于（　　）

答案解析　　A. 空气　　　　B. 水　　　　C. 操作人员　　　　D. 药物原材料、制药设备、药物包装

（二）微生物检验工作流程与质量控制

微生物在我们生活中无处不在，药品中除了有效成分外，还有淀粉、糊精、色素等其他辅料，这些物质多为有机物，易受微生物的污染。如果药品含有的成分适合微生物生长繁殖比如含有糖类、有机氮、有机碳等，则会造成菌体大量繁殖时原有的药品成分发生变化，还有微生物在生长过程中产生的代谢产物可能会对人体有害。为了保证产品的质量和人民的健康，我们必须要对产品的原料、生产过程、贮存和运输等过程进行微生物检测。

微生物检验是应用微生物学、生物化学和分析化学的理论和技术，检测食品、药品等产品在研制、生产、贮藏过程中是否受微生物污染，以评价产品的质量和安全性。

1. 微生物检验工作流程　微生物检验的基本工作流程与其他检定方法一样，包括取样、样品前处理、检验、记录和出检验报告等过程。

（1）取样　微生物检验的取样除了与药品的理化分析检查方法一样，遵循随机、客观、均匀、合理的抽样原则外，还必须对抽样过程实施有效防止各种污染的措施。无菌取样，以保证测定结果的代表性、真实性和有效性。因此，取样应由专门的无菌取样员进行取样或实施取样监管。

（2）样品前处理　抽检的样品要注意保持完整性和有效性。完整性是指检测样品的最小包装应完好无缺，没有任何破损和污染，可以用消毒液对其外表进行消毒处理而不会影响其内在状况。有效性是指检测样品编号、均浆、稀释等应具有唯一性和可追溯性，且能代表样品的原始状态和数量。

（3）检验前准备工作

①先进行无菌室空间的消毒，开启紫外灯 30~60 分钟。

②检验用的器材搬入无菌室前，必须分别进行灭菌消毒。

③操作人员必须将手清洗消毒，穿戴好无菌工作衣、帽和鞋，才能进入无菌室。

④进入无菌室后再一次消毒手部，然后才进行检验操作。

（4）微生物检验操作过程注意事项

①动作要轻，不能太快，以免搅动空气增加污染；玻璃器皿也应轻取轻放，以免破损污染环境。

②无菌操作应在近火焰区进行。

③接种环、接种针等金属器材使用前后均需灼烧，灼烧时先通过内焰，使残物烘干后再灼烧灭菌。

④使用吸管时，切勿用嘴直接吸、吹吸管，而必须用洗耳球操作。

⑤观察平板时不要开盖，如欲沾取菌落检查时，必须靠近火焰区操作，平皿盖也不能大开。

⑥进行可疑致病菌涂片染色时，应使用夹子夹持玻片，切勿用手直接拿玻片，以免造成污染，用过的玻片也应置于消毒液中浸泡消毒，然后再洗涤。

⑦工作结束，收拾好工作台上的样品及器材，最后用消毒液擦拭工作台。

（5）检验记录及检验报告书写　检验记录是出具检验报告书的依据，是进行科学研究和技术总结的原始资料。为保证药品检验工作的科学性和规范化，检验记录必须做到：记录原始、真实，内容完整、齐全，书写清晰、整洁。

药品微生物检验报告书是对药品质量作出技术鉴定，是具有法律效力的技术文件。药检人员应本着严肃、负责的态度，根据检验记录，认真填写检验卡。要求做到：依据准确，数据无误，结论明确，文字简洁、书写清晰，格式规范，每一张药品检验报告书只针对一个批号。

原始检验记录应用蓝黑墨水或碳素墨水书写，如用热敏纸打印的数据，为防止日久褪色难以识别，应将主要数据记录于记录纸上。

检验人员在检验前应注意检品标签与检验卡的内容是否相符，逐一查对检品的品名、规格、批号和有效期、生产单位或产地以及样品的数量和封装情况。

检验记录中应写明检验依据。

实验数据包括数据记录、计算和结果判断，均应及时、完整，严禁事后补记或转抄。如发现记录有误，可用短线划去，并保持原有的字迹可辨，不得擦抹涂改，并应在修改处签名或盖章，以示负责。检验或试验结果，无论成败（包括必要的复试）均应详细记录，保存。对废弃的数据或失败的实验，应及时分析其可能的原因，并在原始记录上注明。

无菌检查应记录培养基的名称和批号，对照用菌液的名称，供试品溶液的配制及预处理方法，供试品溶液的接种量，培养温度，培养期间逐日观察的结果。

微生物限度检查应记录供试液的制备方法（如预处理方法），再分别记录细菌数、霉菌数和酵母菌在各培养基中各稀释级的菌落数及空白对照中有无细菌、霉菌、酵母菌生长。

控制菌检查结果应记录供试液与阳性对照菌增菌培养的条件及结果，分离培养时所用的培养基，培养条件和培养结果（菌落形态），纯培养所用的培养基和革兰染色结果，生化试验的项目，名称及结果，结果判断；必要时应记录疑似菌进一步鉴定的详细条件和结果。

检测项目的书写：无菌检查要求在"标准规定"项下写"应符合规定"，在"检验结果"项下写"符合规定"或"不符合规定"；微生物限度检查要求在"标准规定"项下写"应符合规定"，在"检验结果"项下写"符合规定"；检验不合格时，在"标准规定"与"检验结果"项下均应写具体，如化药片剂，细菌数"标准规定"为100cfu/g，"检验结果"若为200cfu/g，检验结论为不符合规定。

检验报告书的结论内容应包括检验依据和检验结论。全检合格，结论写本品按《中国药典》（2020年版）微生物限度检查法检验结果符合规定；只要有一项不符合规定，即判为不符合规定，结论写：本品按×××（同上）检验，结果不符合规定；如部分检验品种，合格的写："本品按×××（同上）检验上述项目结果符合规定"，如有一项不合格时，则写"本品按×××（同上）检验上述项目，结果不符合规定。"

2. 微生物检验质量控制 为了防止微生物污染，应从以下方面加以控制。

（1）了解污染源 对药品生产全过程可能造成污染的来源，进行深入的了解研究，从而设计一个完好的生产工艺，制定规章制度和标准操作规程，从各个环节采取消毒和卫生措施来防止微生物污染，使产品达到所要求的卫生学质量，包括稳定性及各种微生物参数。

（2）进行微生物监测 在药品生产过程中，应按GMP要求定期进行各项微生物卫生学监测。例如：对洁净室空气中的浮游菌、沉降菌的监测；对无菌设备清洁灭菌的验证；对非无菌药品进行细菌和活菌数测定和病原菌的限制性检查等。

（3）生产人员卫生管理 新进人员的健康检查：药品生产企业在招收新职工时，一定要对新职工进行全面的健康检查，要确保新进厂的职工不患有急性或慢性传染病。另外，还要根据新进职工安排的具体岗位性质再确定其他具体检查的项目。

建立生产人员健康档案：药品生产企业应对职工建立个人健康档案，以便于检查、了解、追踪个人健康状况。

（4）实验室设备配备及维护 配备较完善的微生物实验室，如净化实验室、无菌实验室和生物安全实验室。净化实验室的吊顶及四壁采用彩钢板，地面采用环氧树脂自流平处理，其内要设置非净化区、更衣区、净化区，全室采用封闭过滤除菌。无菌室使用前需要紫外线灯消毒45分钟以上，定期进行紫外线空气消毒效果的测定。

　　检验人员进行岗前培训，熟悉器械操作，并定期保养维护。检验所用试剂必须是经过国家药品监督管理局审批，持有药字批号，尽量选择通过 ISO9001 标准的生产厂家购买，以保证样品质量合格。同时要对试剂进行定期检查。染色液、培养基、试剂过期必须淘汰。计量容器需校正后使用。各保温设备定期检查其性能。实验室中所有玻璃器皿常规消毒、灭菌，标本中如有致病菌、病毒，必须高压蒸汽灭菌，普通玻璃器皿干烤 160～170℃ 2h，含糖培养基 115℃ 30min，不含糖培养基 121℃ 20min。

三、微生物检测实验室的设施与设备

　　微生物检测实验室的设施与设备是开展微生物检测的物质基础和保证。因此开展微生物检测试验，离不开实验室设施与设备。微生物检测实验室的设施与设备主要包括有：

　　（1）保证检测的无菌环境　设施与器械如洁净室（无菌室）、无菌隔离系统、净化工作台等。

　　（2）保证检测用实验用品与用具的无菌（灭菌）　设施或设备，如高压蒸汽灭菌器（或手提高压蒸汽灭菌锅）、电热恒温干燥箱等。

　　（3）保证检测中微生物能恒温生长与菌种保存的恒温设备　如恒温培养箱、冰箱。

　　（4）各种实验操作所用仪器　全封闭薄膜过滤装置、电动匀浆仪、电热恒温水浴箱、离心机、天平、显微镜等。

　　（5）实验操作所用的玻璃器具　各种刻度吸管、移液管、容量瓶、试管、锥形瓶、双碟培养皿等常用玻璃器具。

　　（6）保证测量各类样品中微生物菌落数或抑菌直径的有关测量仪　如空气浮游菌采样器、空气悬浮粒子计数器、多功能微生物自动测量分析仪等。

　　（7）药厂还有保证检测细菌内毒素反应的器械用具　如用于细菌内毒素反应的仪器及鲎试剂。

模块一
微生物基础

学习引导

自然界中存在着种类繁多、数量庞大的微生物种群，有些微生物为人类带来好处，如我们使用酵母发酵制作美味的面包、馒头、啤酒；利用青霉生产抗生素青霉素，挽救了无数人的生命，微生物给人类带来的好处数不胜数。而同时，有些微生物给人类带来危害，甚至毁灭性的灾难，如使物品发生霉变的霉菌，引发流感的流感病毒，严重危害人类健康的乙肝病毒以及新型冠状病毒等。那么，微生物是什么样子的呢？微生物有哪些类型？

本项目主要介绍微生物的类型，微生物的形态结构以及如何使用显微镜来观察微生物的形态、结构。

学习目标

1. **掌握**　显微镜的使用、各种微生物的形态和结构、标本片的制备及染色技术。
2. **熟悉**　显微镜的结构、微生物的类型。
3. **了解**　常见各种典型的微生物、常用的微生物染色液。

微生物是一类个体微小、结构简单、人眼不能直接看见、必须借助显微镜才能看清外形的微小生物。微生物按照有无完整的细胞结构可以分为三种类型，即原核微生物、真核微生物、非细胞型微生物。原核微生物包括细菌、放线菌等，真核微生物包括霉菌、酵母菌等，非细胞型微生物包括各种病毒和亚病毒。

微生物用肉眼不能直接看到，只有借助各种类型的显微镜才能看到微生物的形态及其结构，显微镜是研究微生物的重要工具。随着科技的发展，显微镜的种类和用途也越来越多，如普通光学显微镜、电子显微镜、相差显微镜等，我们可根据观察对象的不同选用不同的显微镜。比如要观察细菌的形态、结构可以使用普通光学显微镜，观察细菌的生活状态、运动情况等可以用暗视野显微镜，要观察病毒则要选择电子显微镜。

PPT

一、普通光学显微镜

普通光学显微镜是微生物检验室最常用的仪器之一，借助普通光学显微镜我们可以进行原核微生物和真核微生物的观察，了解其形态和结构并进行进一步的鉴定。

（一）普通光学显微镜的结构

普通光学显微镜（图1-1）的构造可分为两大部分，即机械部分和光学部分。

1. 机械部分　显微镜的机械部分包括镜座、镜臂、镜筒、物镜转换器、载物台、调节器等部分。

（1）镜座　位于显微镜的底部，用以支持全镜。

（2）镜筒　位于显微镜的前上方。镜筒上接目镜，下接物镜转换器，形成目镜与接物镜（装在转换器下）间的暗室。有单筒和双筒两种，现在显微镜多为倾斜双筒的，观察时眼睛不易疲劳。

从物镜的后缘到镜筒尾端的距离称为机械筒长。因为物镜的放大率是对一定的镜筒长度而言的。镜筒长度变化，不仅放大倍率随之变化，而且成像质量也受到影响。因此，使用显微镜时，不能任意改变镜筒长度。国际上将显微镜的标准筒长定为160mm，此数字标在物镜的外壳上。

（3）镜臂　位于镜筒的后面，呈圆弧形，为支持镜身和搬移显微镜时的握持部位。

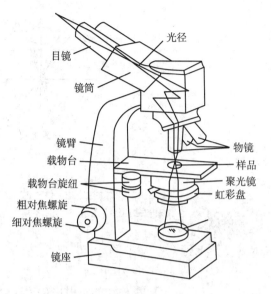

图1-1　光学显微镜的结构

（4）载物台　位于镜筒的下方的平台，呈方形或圆形，用以载放被检标本。载物台中央有一孔，为光线通路。在台上装有弹簧标本夹和载物台移动旋钮用来固定和前后移动标本的位置，使得镜检对象恰好位于视野中心。

（5）物镜转换器　位于镜筒下端，有3~4个圆孔，用于装配不同放大倍数的物镜。转动物镜转换器，可以按需要将显微镜的任何一个物镜和镜筒接通，和镜筒上面安装的目镜构成一个放大系统。

（6）调节旋钮　为了得到清晰的物像，必须调节物镜和标本之间的距离，使标本位于物镜的工作距离，这种操作称为调焦。调节旋钮就是通过上下调节载物台，使得待观察的标本处于可观察清晰的位置。调节旋钮包括粗调节螺旋和细调节螺旋两种，粗调节螺旋调节时载物台移动速度快，不能精细调节，只用于粗略的调焦，调到通过目镜能隐约看到物像为止，然后改用细调节螺旋进行精确调焦，使观察到的标本物像最清晰。在未用粗调节螺旋找到物像前，不要使用细调节螺旋，以免调节距离过大，磨损细调节螺旋。

2. 光学部分　显微镜的光学系统由物镜、目镜、聚光器、虹彩光圈、光源等组成，光学系统使物体放大，形成物体放大像。

（1）物镜　安装在镜筒前端转换器上的接物透镜利用光线使被检物体第一次成像，物镜成像的质量，对分辨力有着决定性的影响。不同的物镜上分别刻有放大倍数标记："10×""20×""40×""100×"。习惯上把放大倍数在10倍以下的物镜叫低倍镜，放大倍数在20倍左右的物镜叫中倍物镜，放大倍数在40~65倍的物镜叫高倍镜，低倍镜和高倍镜都属于干燥物镜。放大倍数为90~100倍的物镜使用时需要将镜头浸入香柏油中，称为油浸物镜，简称油镜。为了方便识别物镜的放大倍数，除了在物镜上标有其放大倍数，不同放大倍数的物镜镜头上还分别刻有黑色、绿色、白色、红色的凹环，油镜镜头上有的还刻有"油"或英文"HI""Oil"等字样。

油镜观察时使用的油是香柏油，香柏油的折射率（n=1.515）和玻璃折射率（n=1.52）相仿。不使用香柏油时，光线透过载玻片进入空气时发生折射，进入镜头的光线少，视野暗，难以观察。油镜镜头浸入香柏油后，光线穿过香柏油可以减少折射，进入油镜的光线多，视野亮，物象清晰，方便观察

（图1-2）。油镜还可以使用石蜡油或者甘油，因为大多显微镜的镜头都是经过镀膜的，使用其他的油的话，可能会损伤镜头。

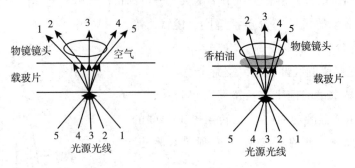

图1-2　油镜的使用原理

即学即练 1-1

使用油镜观察时需要滴加香柏油的原因是（　　　）

A. 香柏油有润滑作用　　　　　　　　　　B. 香柏油的透光率高

C. 香柏油的折射率接近玻璃　　　　　　　D. 香柏油的折射率接近空气

答案解析

（2）目镜　目镜的作用是把物镜放大了的实像再放大一次，并把物像映入观察者的眼中，放大倍数有"5×""10×""15×"三种，可根据需要换用。使用时一般用"10×"的目镜。为便于指示物像，目镜中常装有指针。

（3）聚光器　聚光器在载物台下面，是由聚光透镜、虹彩光圈和升降螺旋组成的。聚光器可分为明视场聚光器和暗视场聚光器。普通光学显微镜配置的都是明视场聚光器。聚光器的作用是将来自光源的光线聚焦于样品上以得到最强的照明，使物像获得明亮清晰的效果。聚光器的高低可以调节，使焦点落在被检物体上，以得到最大亮度。一般聚光器的焦点在其上方1.25mm处，而其上升限度为载物台平面下方0.1mm。因此，要求使用的载玻片厚度应在0.8~1.2mm之间，否则被检样品不在焦点上，影响镜检效果。

（4）虹彩光圈　虹彩光圈又叫可变光圈，安装在聚光器前透镜组下面。虹彩光圈由十几张金属薄片组成，中心部分形成圆孔（图1-3）。其作用是调节光强度和使聚光镜的数值孔径与物镜的数值孔径相适应，虹彩光圈开得越大，数值孔径越大（图1-4）。虹彩光圈开大和缩小影响着成像的分辨力和反差，若将虹彩光圈开放过大，照明的数值孔径超过物镜的数值孔径时，会使图像形成眩光；若收缩虹彩光圈过小，分辨力下降，反差增大。

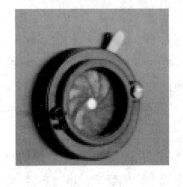

图1-3　虹彩光圈

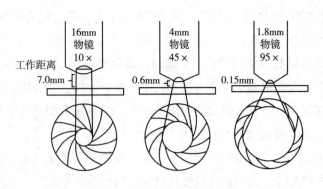

图1-4　虹彩光圈工作原理

（5）光源 较早的普通光学显微镜是用自然光或日光灯作为外部照明光源，现代的显微镜一般都配有控制度很高的集成式光源，一般采用安装在反射灯室内的卤钨灯作为照明光源。

（二）显微镜的成像原理

当把待观察物体放在物镜焦点外侧靠近焦点处时，在物镜后所成的实像恰在目镜焦点内侧靠近焦点处，经目镜再次放大成一虚像，观察到的是经两次放大后的倒立虚像。经过这样多次的放大就能观察到将微小物体放大到几百甚至上千倍的像（图1-5）。

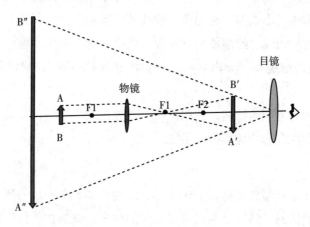

图1-5 光学显微镜成像原理

 知识链接

电子显微镜

电子显微镜，简称电镜，由镜筒、真空装置和电源柜三部分组成，是根据电子光学原理，用电子束和电子透镜代替光束和光学透镜，使物质的细微结构在非常高的放大倍数下成像的仪器。光学显微镜的分辨率为0.2μm，透射电子显微镜的分辨率为0.2nm，透射电子显微镜在光学显微镜的基础上放大了1000倍。在电子显微镜中样本必须在真空中观察，因此无法观察活样本。

电子显微镜按结构和用途可分为透射电子显微镜、扫描电子显微镜、分析电子显微镜和高压电子显微镜等。

透射电子显微镜常用于观察组织细胞内部的超微物质结构。

扫描电子显微镜主要用于观察固体表面的形貌，图像具有立体感，也能与X射线衍射仪或电子能谱仪相结合，构成电子微探针，用于物质成分分析。

分析电子显微镜简称分析电镜，可以在观察样品形貌的同时了解微小区域（如某一细微结构）内所含元素的种类及其含量，在细胞超微结构水平上对其内部的化学元素成分进行定位、定性、定量分析。从而获知结构变化与其组成的元素变化的关系，其分辨率很高，元素周期表上大部分元素都能分辨出来。

高压电子显微镜指加速电压在120kV以上的透射电子显微镜。高压电子显微镜的主要特点是分辨本领高，对样品的穿透能力强，可用于观察较厚的样品，整体培养的细胞不需超薄切片即可观察内部的三维微细结构，如微丝、微管等，在偏振镜下可呈现三维排列的图像特点。

经过五十多年的发展已成为现代科学技术中不可缺少的重要工具。病毒个体极其微小，绝大多数要在电子显微镜下才能看到。利用电镜技术可以对病毒形态结构、发展发育以及对靶细胞的作用进行研究，为病毒性疾病的病因分析及防治提供了形态学的依据。

二、微生物的类型及其形态结构

细菌　　　放线菌　　　酵母菌　　　霉菌　　　病毒

微生物种类繁多，至少有十万种以上。按照微生物有无细胞结构、化学组成、分化程度及生活习性等差异可分成原核微生物、真核微生物和非细胞型微生物三大类。

原核微生物由单细胞组成，细胞核分化程度低，仅有原始核和裸露的 DNA 分子，没有核膜与核仁；细胞器不很完善。这类微生物种类众多，有细菌、放线菌、蓝细菌、支原体、衣原体、立克次体等。

真核微生物大多由多细胞组成，细胞核的分化程度较高，有典型的细胞核结构（有核膜、核仁和染色体）；胞质内有多种完整的细胞器（如内质网、核糖体及线粒体等），酵母菌、霉菌等属于此类型微生物。

非细胞型微生物没有典型的细胞结构，体积微小，能通过细菌滤器，亦无产生能量的酶系统，只能在活细胞内生长繁殖，各种病毒属于此类型微生物。

（一）细菌

细菌是一类单细胞原核细胞型微生物，个体微小，结构简单。在一定的环境条件下，细菌有相对稳定的形态结构。了解细菌的形态、结构，对于研究细菌的生理、致病性、免疫性、细菌鉴别、细菌性疾病的诊断和治疗都有非常重要的意义。

1. 细菌的形态　细菌有球形、杆形、螺形三种基本形态，分别称为球菌、杆菌和螺形菌（图1-6）。

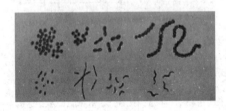

图1-6　细菌的各种形态

（1）球菌　球菌是细菌中的一大类，呈球形或近似球形，多数球菌直径约 1.0μm。根据菌体细胞的分裂方向和分裂后细胞的排列方式的不同，细菌可分为单球菌、双球菌、链球菌、葡萄球菌等。

①单球菌：细胞沿一个平面进行分裂，子细胞分散而单独存在，如脲微球菌。

②双球菌：细胞在同一个平面上分裂，分裂后菌体成双排列，如肺炎球菌、脑膜炎奈瑟菌、淋病奈瑟菌等。

③链球菌：细胞在一个平面上分裂，分裂后菌体呈链状排列，如溶血性链球菌。

④葡萄球菌：细胞在几个不规则的平面上分裂，分裂后菌体不规则的排列，堆积在一起似葡萄状，如金黄色葡萄球菌。

⑤四联球菌：细胞在两个相互垂直的平面上分裂，分裂后四个细胞呈正方形排列，如四联加夫基菌。

⑥八叠球菌：细胞在三个相互垂直的平面上分裂，分裂后八个细胞排列成立方体的形状，如藤黄八叠球菌。

（2）杆菌　杆菌菌体多数呈直杆状，不同的杆菌长短、粗细、两端差别较大。多数杆菌长 2～5μm，宽 0.3～1.0μm。根据外形可将杆菌分为球杆菌、棒状杆菌和分枝杆菌等。

①球杆菌：菌体短小，接近卵圆形，如布鲁氏菌。

②棒状杆菌：菌体末端膨大呈棒状，如白喉棒状杆菌。

③分枝杆菌：菌体有时呈分枝状生长，如结核分枝杆菌。

杆菌一般分散存在，偶有成对或链状、八字形、栅栏状排列。

（3）螺形菌　螺形菌菌体弯曲，可以分为两类。

①弧菌：菌体只有一个弯曲，呈弧形或逗点状，如霍乱弧菌。

②螺菌：菌体有多个弯曲，如鼠咬热螺菌；有的菌体细长弯曲呈螺旋形、S形，称为螺菌。

细菌的形态易受环境因素的影响。通常在最适条件下培养8～18h的细菌代谢旺盛，形态典型。当培养环境不适合细菌生长（如培养时间过长及有药物、抗体、抗生素、高盐、pH变化等情况）时，细菌可出现梨形、气球状、丝状等形态，表现为多形性。但是这种形态的变化是暂时的，当恢复其适宜的生长条件时，细菌又可恢复正常的形态。因此观察细菌形态对细菌进行分离和鉴定时，需选择最适培养条件下的典型形态进行观察。在实验室诊断时，应注意环境因素的影响可能导致的细菌形态的变化。

2. 细菌的结构　细菌的结构分为基本结构和特殊结构。基本结构是指各种细菌共有的结构，包括细胞壁、细胞膜、细胞质和核质；特殊结构是指某些细菌在特定条件下所形成的结构，包括芽孢、鞭毛、荚膜和菌毛（图1-7）。

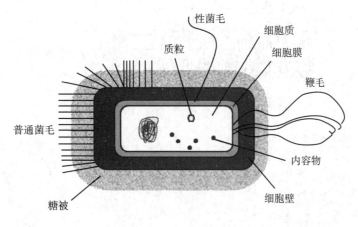

图1-7　细菌的结构

（1）细菌的基本结构

1）细胞壁 微课　细胞壁位于细菌细胞的最外面，是一层无色的坚韧而有弹性的网状结构。细胞壁的厚度为15～80nm，用高渗溶液处理可是壁膜分离，再经特殊的细胞壁染色后可以光学显微镜下观察到；也可以借助电子显微镜直接观察。

1884年丹麦医生汉斯·克里斯蒂安·革兰发明了革兰染色法，通过革兰染色证明了自然界中的细菌细胞壁存在两种类型。下面我们来看革兰染色的具体过程：

涂片 —— 火焰固定 —— 结晶紫初染 —— 水洗 —— 碘液媒染 —— 95%乙醇脱色

镜检 —— 自然干燥 —— 水洗 —— 沙黄复染 —— 吸水纸吸干 —— 水洗

通过以上操作过程，如果细菌最后被染为紫色，我们称之为革兰阳性细菌（G⁺），如果细菌被染成红色，我们称之为革兰阴性细菌（G⁻）。进一步的研究发现，革兰阳性细菌和革兰阴性细菌染色结果的不同在于其细胞壁结构的不同。

①革兰阳性细菌细胞壁的组成和结构：革兰阳性细菌的细胞壁由肽聚糖和磷壁酸组成（图1-8），肽聚糖占干重的50%～80%。肽聚糖又称黏肽、糖肽，是原核生物细胞所特有的物质。除了古细菌外，几乎所有的细菌细胞壁中都含有肽聚糖。肽聚糖的主要成分是由N-乙酰葡糖胺和N-乙酰胞壁酸以β-1，4-糖苷键连接形成的聚糖骨架，N-乙酰胞壁酸上连接着四肽侧链，每一个四肽侧链的第三个

氨基酸残基都可以通过五肽交联桥与临近的一个四肽侧链的第四个氨基酸残基连接。革兰阳性细菌细胞壁的肽聚糖有 15~50 层，形成厚而致密的三维立体结构，机械强度大（图 1-9、图 1-10）。

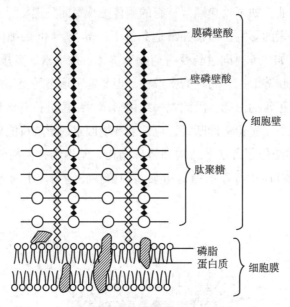

图 1-8　G⁺细菌的细胞壁

图 1-9　G⁺细菌肽聚糖的结构

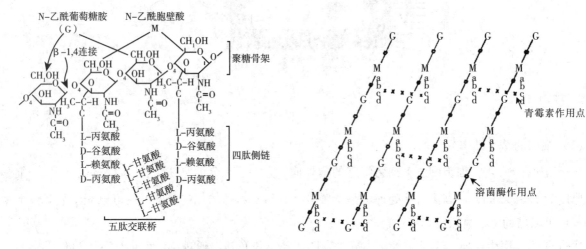

图 1-10　G⁺细菌肽聚糖连接方式

磷壁酸是 G⁺菌细胞壁特有的成分，是由多个（8~50 个）核糖醇或甘油通过磷酸二酯键连接而成的一种酸性多糖（图 1-11，图 1-12），约占细胞壁干重的 50%。根据磷壁酸结合的部位的不同，分为膜磷壁酸和壁磷壁酸两种。膜磷壁酸结合于细胞膜的磷脂上，壁磷壁酸结合于细胞壁聚糖骨架的 N-乙酰胞壁酸上，另一端均游离于菌体表面。磷壁酸对于 G⁺菌来说具有重要的生物学功能，如维持细胞膜上某些酶的活性；保证 G⁺致病菌（如 A 族链球菌）与其宿主间的粘连（膜磷壁酸）；是 G⁺菌特异的表面抗原物质；是某些噬菌体特异的吸附受体。

②革兰阴性细菌细胞壁的组成和结构：革兰阴性细菌的细胞壁由肽聚糖层和外膜组成（图 1-13）。革兰阴性细菌细胞壁的肽聚糖含量少，占干重的 5%~20%。其四肽侧链氨基酸的组成与连接方式与革兰阳性细菌不同，第三位是二氨基庚二酸（DAP），四肽侧链的第四个氨基酸残基直接与相邻四肽侧链的第三位的二氨基庚二酸连接。由于空间的关系，四肽侧链多数以游离状态存在，交联率低（图 1-14）。G⁻

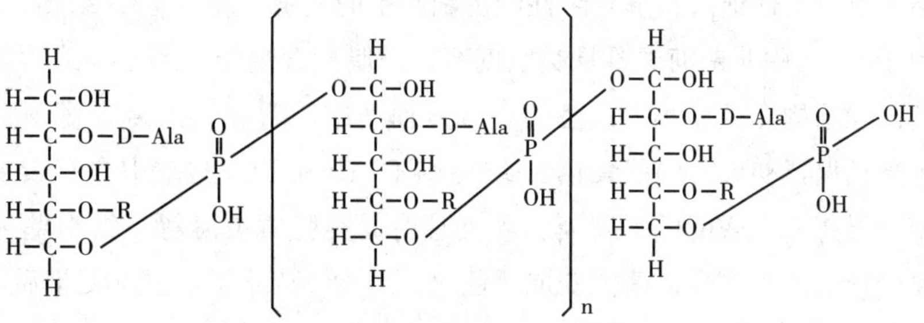

R：多糖；Ala：丙氨酸

图 1 - 11 核糖醇磷壁酸

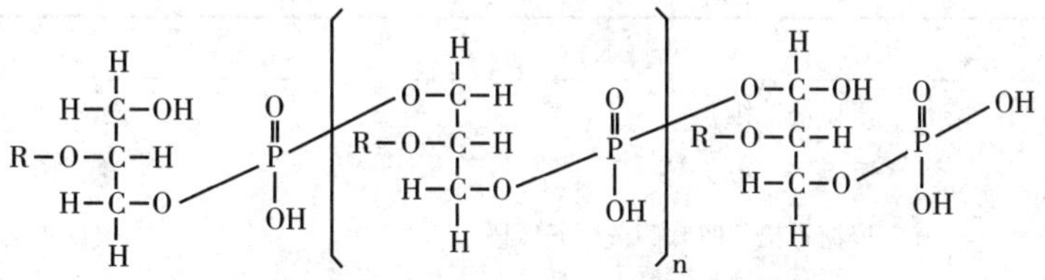

R 表示丙氨酸或糖类（葡萄糖、葡萄糖胺）或氢

图 1 - 12 甘油磷壁酸

细菌的肽聚糖仅有 1~3 层，形成薄而疏松的空间网状结构。

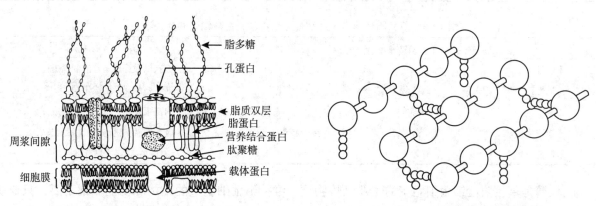

图 1 - 13 革兰阴性细菌的细胞壁结构　　　　图 1 - 14 革兰阴性细菌的肽聚糖

　　外膜是 G⁻菌细胞壁特有的成分，是肽聚糖层外面的一层较厚的膜，由脂蛋白、脂质双层和脂多糖三部分组成（图 1 - 13）。脂蛋白使外膜和肽聚糖层连接成一个整体；脂质双层是外膜的主要成分，具有运输营养物质、生物屏障的作用；脂多糖位于最外层，是革兰阴性菌内毒素的主要成分，由类脂 A、核心多糖和特异性多糖三种成分组成。其中类脂 A 是内毒素的活性中心，无种属特异性。核心多糖位于类脂 A 的外面，具有种属特异性，同属细菌的核心多糖结构相同。特异性多糖位于最外层，具有种的特异性。

即学即练 1 - 2

答案解析

革兰阴性菌内毒素的主要成分是（　　　　）

A. 脂蛋白　　　　　　B. 脂质双层　　　　　　C. 脂多糖　　　　　　D. 肽聚糖

以上我们介绍了革兰阳性细菌和革兰阴性细菌细胞壁的差别，那么是什么原因导致革兰染色出现不同的结果呢？由于 G⁺ 菌中肽聚糖层厚且交联度高，类脂质含量低，经乙醇或丙酮脱色时细胞壁脱水，使肽聚糖层的网状结构孔径缩小，透性降低，从而使结晶紫和碘的复合物不宜被洗脱而保留在细胞内，因而使细菌仍保留初染时的蓝紫色。G⁻ 菌则不同，由于细胞壁中含有较多易被乙醇溶解的类脂质，而且肽聚糖层薄、交联度低，故当脱色处理时，类脂质被溶解，细胞壁透性增大，使初染的结晶紫和碘的复合物被洗脱出来，菌体变成无色，再经番红或石炭酸复红复染后即成红色。

革兰阳性菌和革兰阳性菌细胞壁的结构存在明显的差别（表 1 – 1），导致这两类细菌在染色性、抗原性、致病性、对某些药物的敏感性等方面有很大的差异（表 1 – 2）。

表 1 – 1　革兰阳性菌与革兰阴性菌细胞壁结构的比较

细胞壁	革兰阳性菌	革兰阴性菌
强度	坚韧（三维）	疏松（三维）
厚度	厚，15 ~ 80nm	薄，10 ~ 15nm
肽聚糖组成	聚糖骨架，四肽侧链，五肽桥	聚糖骨架，四肽侧链
肽聚糖含量	占细胞壁干重 50% ~ 80%	占细胞壁干重 5% ~ 20%
肽聚糖层数	15 ~ 50 层	1 ~ 2 层
磷壁酸	有	无
外膜	无	有

表 1 – 2　革兰阳性菌和革兰阴性菌生物学特性与细胞壁的关系

项目	革兰阳性菌	革兰阴性菌	与细胞壁的关系
染色性	紫色	红色	细胞壁成分影响乙醇的通透性
抗原性	磷壁酸	脂多糖	细胞壁的化学组成不同
毒素	外毒素	内毒素	内毒素是阴性菌细胞壁的成分
青霉素作用	有效	无效	破坏四肽侧链与五肽桥的交联
溶菌酶作用	有效	效果差	破坏 β – 1，4 – 糖苷键

肽聚糖是革兰阳性细菌细胞壁的主要结构物质，维持细菌细胞壁的结构和功能非常重要，只要能够破坏肽聚糖的结构或抑制其合成的因素，都能损伤细胞壁而使细菌变形或杀死细菌。青霉素能够抑制 G⁺ 四肽侧链与五肽桥交联时转肽酶的活性，使肽聚糖合成最后阶段的交联受阻，细菌不能合成完整的肽聚糖，细菌因细胞壁合成不完整而死亡。因此青霉素能很好地杀死革兰阳性细菌，而由于革兰阴性细菌的细胞壁肽聚糖含量少，且有很厚的外膜，因而青霉素对革兰阴性细菌的杀伤作用不大。溶菌酶能够切断 N – 乙酰葡糖胺和 N – 乙酰胞壁酸之间的 β – 1，4 – 糖苷键，破坏聚糖骨架，从而杀死细菌。人和动物细胞没有细胞壁结构，不含有肽聚糖，因此青霉素和溶菌酶对人和动物细胞无破坏作用。

③细胞壁的功能：固定形态及保护作用：细胞壁坚韧并且富有弹性，使细菌能承受胞内巨大地渗透压（5 ~ 25 个大气压）而不被破坏，并能在相对低渗的环境中生存。

物质运输作用：细胞壁上有许多微孔，与细胞膜共同完成菌体内外的物质交换。

致病作用：革兰阳性菌的磷壁酸有助于菌体黏附在宿主细胞表面而引起感染；革兰阴性菌的脂多糖是重要的致病物质。

抗原性：细胞壁上有多种抗原决定簇，决定细菌的抗原性，细菌感染后可诱导机体产生免疫应答。

2）细胞膜　细胞膜是紧贴在细胞壁内侧的包绕在细胞质外的一层具有半透膜特性的生物膜。约占细胞干重的10%，主要由磷脂和分散在其中的蛋白质组成（图1-15）。

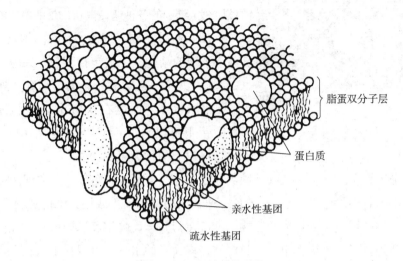

图1-15　细胞膜的结构

细胞膜的生物学功能主要包括：①进行物质转运。细胞膜上有许多的微孔，具有选择通透性，允许小分子可溶性物质通过；细胞膜上的载体蛋白可以转运特定的营养物质到细胞内；细胞内的代谢产物也可以通过细胞膜释放到细胞外。②参与菌体细胞的代谢。细胞膜上有许多合成酶，参与肽聚糖、蛋白质等物质的生物合成过程；细胞膜上的多种呼吸酶，参与细胞的呼吸及能量的代谢过程。③参与菌体细胞的分裂。在电子显微镜下，可以观察到细胞膜内陷、折叠、弯曲形成的囊状物，称为中介体（图1-16）。中介体参与细菌的分裂，并可为菌体细胞提供大量的能量。中介体多见于革兰阳性菌。

3）细胞质　细胞质又称为细胞浆或原生质，是细胞膜内包围的无色透明黏稠的胶状物，基本成分为水、蛋白质、脂质、核酸（RNA）及少量糖和无机盐。细胞质内含有多种酶系统，是细菌进行新陈代谢的重要场所。细胞质中还含有质粒、核糖体、胞质颗粒等多种重要的结构。

核糖体：又称核蛋白体，是游离于细胞质中的微小颗粒，一个细胞内可达数万个，是细菌细胞内唯一的细胞器。核糖体由RNA和蛋白质组成，是细胞中蛋白质合成的场所。核糖体是许多抗菌药物选择作用的靶位，如链霉素和红霉素能与核糖体结合，干扰细菌蛋白质的合成，导致细菌死亡。由于原核生物和真核生物的核糖体不同，链霉素和红霉素对人体细胞没有影响。

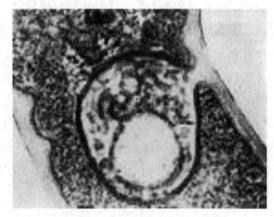

图1-16　中介体

质粒：是细菌染色体外的遗传物质，游离于细胞质中，是小型环状、闭合、双链的DNA分子。质粒是某些细菌所特有的成分，携带少量特殊的遗传信息，具有独立的自我复制能力，可在细菌间转移，并非细菌生存所必需的结构，可自行丢失或受理化因素影响而消除。

胞质颗粒：细胞质中常含有一些颗粒，大多数是细菌暂时储存的营养物质，包括多糖、脂类、多聚磷酸盐等。较为常见的是异染颗粒，主要成分为RNA和多偏磷酸盐，嗜碱性强，用特殊染色法可以清晰地观察到。根据异染颗粒的形态和位置，可以对细菌进行鉴别。

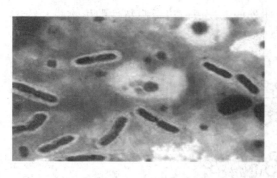

图 1-17 产气杆菌荚膜

4）核质 又称为拟核、类核，是一条环状细长的双链 DNA 分子反复回旋盘绕形成的超螺旋结构，无核膜和核仁。核质决定细菌的各种遗传性状，是细菌遗传变异的物质基础。

（2）特殊结构 细菌的特殊结构是某些细菌在特定条件下形成的结构，主要包括荚膜、芽孢、鞭毛和菌毛。

1）荚膜 荚膜是某些细菌细胞壁外包围的一层较厚的黏液状物质。厚度在 $0.2\mu m$ 以上的称为荚膜，在光学显微镜下可见，如产气杆菌荚膜（图 1-17）；厚度在 $0.2\mu m$ 以下的称为微荚膜。

荚膜的化学成分因菌种而异，多数细菌的荚膜是多糖（如肺炎球菌），少数细菌为多肽（如炭疽芽孢杆菌），个别细菌为透明质酸。荚膜不易着色，通常用墨汁负染色或用特殊的荚膜染色法染色后观察。荚膜的形成受遗传控制和周围培养环境的影响，一般在营养丰富的培养基中或动物体内易形成荚膜。

荚膜的生物学作用：①抗干燥作用。荚膜内储存有大量的水分，可保护细菌在干燥的环境中正常生存。②抗吞噬作用。荚膜能够保护细菌抵抗宿主细胞的吞噬和消化作用，是增强细菌致病性的重要的毒力因子。③黏附作用。荚膜多糖可使细菌彼此间粘连，也可黏附于宿主细胞或无生命物体表面，是引起感染的重要因素。如因有某些链球菌粘附于人的牙齿表面而引起龋齿。④抗有害物质的损伤作用：处于细菌细胞的最外层，荚膜犹如盔甲可有效保护菌体免受或少受多种杀菌、抑菌物质的损伤，如溶菌酶、补体等。⑤提供养料。当缺乏营养时，荚膜可被利用作碳源和能源，有的荚膜还可作氮源。

2）芽孢 有些细菌（多为杆菌）在一定条件下细胞质高度脱水浓缩在菌体内形成的一个球形或椭圆形的、折光性很强的特殊结构，称为芽孢。产生芽孢的细菌多是革兰阳性菌。芽孢用普通染色法不易着色，经特殊的芽孢染色法染色后可用显微镜观察。

芽孢多于菌体生长后期开始形成，与生活环境的变化有关，但是能否形成芽孢是由细菌的芽孢基因决定的。当环境合适时，芽孢可吸收水分和营养物质形成营养体细菌。一个芽孢萌发后只能形成一个菌体，因此，芽孢不是细菌的繁殖体，只是细菌处于代谢相对静止的一种休眠体。

芽孢有多层结构，从外到内依次为孢外壁、芽孢衣、皮层和核心（图 1-18）。

芽孢形成的意义：①鉴别细菌。芽孢的形状、大小和在菌体中的位置随菌种而异，可用于鉴别细菌（图 1-19）。②灭菌的参考指标。芽孢的抵抗力很强，对高温、干燥、辐射、化学消毒剂等理化因素均有很强的抵抗力。细菌繁殖体一般在 $80℃$ 下迅速死亡，有的芽孢可耐 $100℃$ 煮沸数小时。由于芽孢抵抗

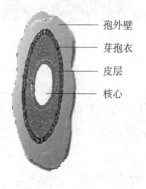

图 1-18 芽孢的结构

孢外壁
芽孢衣
皮层
核心

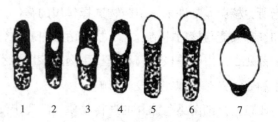

图 1-19 各种芽孢形态和位置

1. 芽孢球形，在菌体中心 2. 卵形，偏离中心不膨大
3. 卵形，近中心，膨大 4. 卵形，偏离中心，稍膨大
5. 卵形，在菌体极端，不膨大 6. 球形，在极端，膨大
7. 球形，在中心，特别膨大

力很强，进行灭菌时一般以杀灭芽孢作为指标。芽孢抵抗力强可能与下列因素有关：芽孢含水量少，蛋白质受热不易变性；芽孢有多层致密的结构，可阻止消毒剂等理化因素的渗入；芽孢内含有特殊物质2，6 – 吡啶二羧酸的钙盐（DPA – Ca），增强了芽孢对热的耐受性。

3）鞭毛　某些菌体细胞表面附有细长并呈波状弯曲的丝状物，少则 1～2 根，多则可达数百根，这些丝状物称为鞭毛，是细菌的运动器官。鞭毛长 5～20μm，超过菌体长度的数倍，直径仅为 10～30nm。未经染色的鞭毛需用电子显微镜观察（图 1 – 20）；经特殊鞭毛染色法染色使鞭毛增粗以后可以用普通光学显微镜观察（图 1 – 21）。

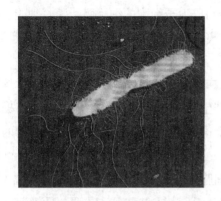

图 1 – 20　电镜下破伤风梭菌的鞭毛

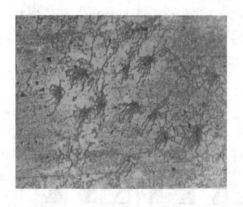

图 1 – 21　光镜下伤寒杆菌的鞭毛

细菌鞭毛的主要成分是蛋白质。根据鞭毛的数目、位置和排列不同可将鞭毛菌分为单毛菌、双毛菌、丛毛菌和周毛菌（图 1 – 22）。

鞭毛的生物学作用是：①是细菌的运动器官。鞭毛的运动具有化学趋向性，常向有高浓度营养物质的方向移动，而避开对菌体有害的物质。没有鞭毛的细菌只能在原地颤动。②是鉴别细菌的依据。鞭毛蛋白具有特殊的抗原性，称为鞭毛抗原（H 抗原），对某些细菌的鉴定及分类具有重要的意义。③与致病性有关。有些细菌的鞭毛与致病性有关，如霍

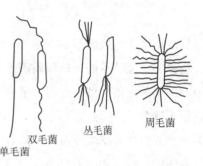

图 1 – 22　细菌鞭毛的数目、位置和排列

乱弧菌、空肠弯曲菌等细菌可通过活泼的鞭毛运动穿过小肠黏膜表面的黏液层，黏附于上皮细胞表面而引起病变。

4）菌毛　菌毛是某些细菌（许多 G⁻ 和少数 G⁺）表面生长的比鞭毛更细、更短而直的丝状物，又称为伞毛、纤毛。菌毛在光学显微镜下看不到而只能借助电子显微镜进行观察。菌毛的化学成分是蛋白质，具有抗原性。根据形态和功能的不同，菌毛可以分为普通菌毛和性菌毛两类。

普通菌毛：细、短、直，数目很多，遍布菌体表面（图 1 – 23），是细菌的黏附结构，与细菌的致病性有关。细菌可借助普通菌毛黏附在呼吸道、消化道和泌尿生殖道黏膜上皮细胞表面，进而侵犯黏膜。无菌毛的细菌易被黏膜细胞的纤毛运动、肠蠕动或尿液冲洗而排出体外。

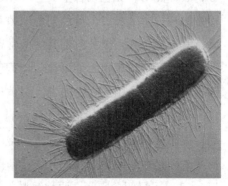

图 1 – 23　细菌的普通菌毛

性菌毛：比普通菌毛粗且长，中空呈管状，数目少，1～4根。性菌毛由F质粒编码。带有性菌毛的细菌称为F⁺菌或雄性菌，无性菌毛的细菌称为F⁻菌或雌性菌。性质粒可以通过性菌毛在细菌之间传递，将性质粒携带的遗传信息从F⁺菌传递给F⁻菌。细菌的毒性及耐药性等性状可通过此方式进行传递，这是某些肠道杆菌容易产生耐药性的原因之一。

3. 细菌的繁殖　细菌以无性繁殖方式产生下一代，以二分裂为主。繁殖过程大致分为三个阶段：①细菌DNA复制，随着细胞的生长而移向细胞的两极，形成两个核区。②细胞赤道附近的细胞质膜向内收缩，在两个核区之间形成一个垂直于长轴的细胞质隔膜，使细胞质和DNA均分为二。③细胞壁由四周向中心逐渐生长延伸，把细胞质隔膜分为两层，每层分别成为子细胞的细胞膜，随着细胞壁的向内收缩，每个子细胞便各自具备了完整的细胞壁。④子细胞分离。根据菌种的不同，子细胞形成不同的空间排列方式，如双球菌、双杆菌、链球菌等。

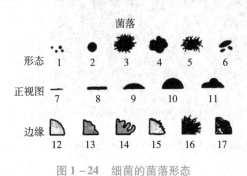

图1-24　细菌的菌落形态

4. 细菌的菌落特征　菌落是单个细菌在固体培养基上生长繁殖时，产生的大量细胞以母细胞为中心而聚集在一起，形成的一个肉眼可见的、具有一定形态结构的子细胞群（图1-24）。由一个单细胞发展而来的菌落称为克隆，它是一个纯种细胞群。

细菌的菌落特征是具有湿润、黏稠、易挑起、质地均匀、颜色一致等共性，但不同的细菌种类具有各自独特的特点，如菌落大小、形状、光泽、质地、边缘和透明度等，菌落特征取决于组成菌落的细胞结构和生长行为。无鞭毛、不能运动的细菌特别是球菌通常都形成较小、较厚、边缘圆整的半球状菌落；长有鞭毛的细菌一般形成大而平坦、边缘不齐整、不规则的菌落；有糖被的细菌菌落大型、透明、蛋清状，无糖被的细菌菌落表面粗糙，具芽孢的细菌菌落表面常有褶皱并且很不透明。

一个固体培养基表面由许多菌落连成一片成为菌苔。

菌落的形状、大小不仅决定于菌落中的细胞特性，也会受环境的影响。如菌落靠得太近，由于营养物质有限，代谢物积累，则生长受限制，菌落较小。

5. 药品微生物检测中涉及的细菌

（1）金黄色葡萄球菌　形态为球形，隶属于葡萄球菌属，是革兰阳性菌代表。菌落特征表现为圆形，表面光滑，无色或者金黄色。该菌最适宜生长温度为37℃，pH为7.4，耐高盐，可在盐浓度接近10%的环境中生长。金黄色葡萄球菌对高温有一定的耐受能力，在80℃以上的高温环境下30分钟才可以将其彻底杀死。金黄色葡萄球菌常寄生于人和动物的皮肤、鼻腔、咽喉、肠胃、痈、化脓疮口中，空气、污水等环境中也无处不在。金黄色葡萄球菌是一种常见的食源性致病微生物，在适当的条件下，能够产生肠毒素，引起食物中毒。金黄色葡萄球菌是仅次于沙门菌和副溶血杆菌的第三大微生物致病菌。

（2）大肠埃希菌　俗名大肠杆菌，短杆状，两端呈钝圆形，革兰阴性。周身鞭毛，能运动，无芽孢。大肠杆菌是动物肠道中的正常寄居菌，其中很小一部分在一定条件下引起疾病。大肠埃希菌的致病物质之一是血浆凝固酶，部分埃希菌菌株与婴儿腹泻有关，并可引起成人腹泻或食物中毒的暴发。

（3）铜绿假单胞菌　原称绿脓杆菌。菌体细长且长短不一，有时呈球杆状或线状，成对或短链状排列。菌体的一端有单鞭毛，革兰阴性。该菌为专性需氧菌，生长温度为25～42℃，最适生长温度为25～30℃，特别是该菌在4℃不生长而在42℃可以生长的特点可用以鉴别。该菌存在的重要条件是潮湿的环境。在自然界分布广泛，各种水、空气、正常人的皮肤、呼吸道和肠道等都有该菌存在。该菌含有 O 抗原（菌体抗原）以及 H 抗原（鞭毛抗原）。O 抗原包含两种成分：一种是其外膜蛋白，为保护性抗原；另一种是脂多糖，有特异性。铜绿假单胞菌是一种常见的条件致病菌，是医院内感染的主要病原菌之一。

（4）枯草芽孢杆菌 芽孢杆菌属的一种，广泛分布在土壤及腐败的有机物中，易在枯草浸汁中繁殖而得名。单个细胞 $(0.7 \sim 0.8)\mu m \times (2 \sim 3)\mu m$，无荚膜，周生鞭毛，能运动。革兰阳性菌，可形成内生抗逆芽孢，椭圆到柱状，位于菌体中央或稍偏，芽孢形成后菌体不膨大。生长、繁殖速度较快，菌落表面粗糙不透明，污白色或微黄色，在液体培养基中生长时，常形成菌醭，是一种需氧菌。枯草杆菌生长速度快，对营养要求比较低，能高效分泌许多蛋白及代谢产物，且其不会产生毒素，是一种无致病性的安全微生物。

（5）生孢梭菌 又译产孢梭菌，菌体直杆状或稍弯曲，细胞大小为 $(0.3 \sim 0.4)\mu m \times (1.4 \sim 6.6)\mu m$，能够产生孢子，革兰染色阳性，以周生鞭毛运动，严格厌氧。芽孢卵圆形，次端生。在固体培养基上菌落直径为 2 ~ 6mm，中部突起，白色至淡黄色，边缘假根状，半透明，表面无光泽，存在于土壤、伤口和肠道内。

（二）放线菌

放线菌是具有分枝状菌丝的丝状菌，其基本结构与细菌类似，属于原核微生物。放线菌在自然界中分布广泛，主要分布于土壤中，泥土中特有的"泥腥味"主要是由放线菌形成的。放线菌与人类关系密切，多数不致病，是抗生素的主要产生菌，氯霉素、红霉素、庆大霉素等都是放线菌产生的抗生素。

1. 放线菌的形态 放线菌的菌丝按照着生部位及功能的不同，可以分为基内菌丝和气生菌丝两大类（图 1-25）。

（1）基内菌丝 在培养基内部生长的菌丝即为基内菌丝，具有吸收营养物质和水分的功能，因此又称为营养菌丝。菌丝的直径一般在 $0.2 \sim 1.0\mu m$ 之间，没有隔膜，有些基内菌丝能合成色素，脂溶性色素使菌落底部呈现颜色，水溶性色素能使周围的培养基呈现颜色。

（2）气生菌丝 培养基表面向空间生长的菌丝是气生菌丝，气生菌丝直径较粗，直径为 $1.0 \sim 1.4\mu m$，颜色较深。气生菌丝逐渐成熟，在其顶端可分化成孢子丝。不同的放线菌其孢子丝的形态、颜色、螺旋方向、着生方向等各不相同，是放线菌鉴定的重要依据。

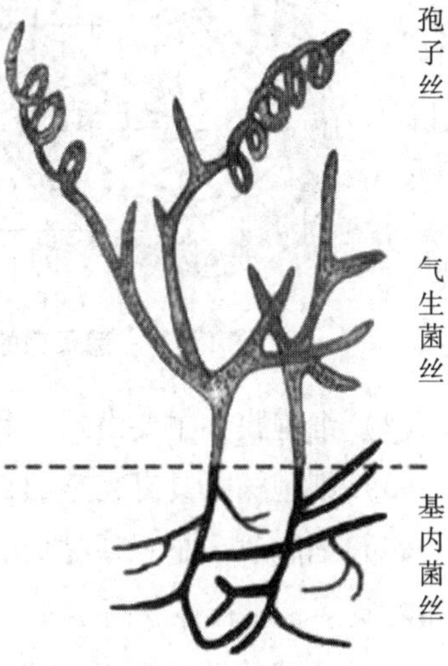

2. 放线菌的结构 放线菌基本结构与细菌相似，包括细胞壁、细胞膜、细胞质、拟核。

3. 放线菌的繁殖 多数放线菌以形成各种无性孢子进行繁殖。放线菌的孢子丝又名产孢丝或繁殖菌丝，孢子丝长到一定阶段可形成

孢子丝

气生菌丝

基内菌丝

图 1-25 放线菌的菌丝

分生孢子，孢子形态多样，有球形、椭圆形、杆状、圆柱状、瓜子状、梭形或半月形等形状。

放线菌的无性孢子主要有分生孢子和孢子囊孢子。有的放线菌生长发育到一定阶段，一部分气生菌丝发育成孢子丝，孢子丝成熟后分化形成分生孢子进行繁殖。有些放线菌如链孢囊菌和游动放线菌在气生菌丝或营养菌丝上形成孢子囊，或者在气生菌丝上和营养菌丝上均可形成。孢子囊可由孢子丝盘绕而成，有的由孢囊梗顶端蓬大而成。在孢子囊内形成孢子，孢子囊成熟后破裂，释放出大量的孢囊孢子。仅少数种类如诺卡菌属是以基内菌丝分裂形成孢子状细胞进行繁殖的。

4. 放线菌的菌落特征 放线菌在固体培养基上形成的菌落一般为圆形或近似于圆形，表面光滑或有皱褶、毛状、绒状或粉状，干燥，不透明。光学显微镜下观察，可见菌落周围有辐射状菌丝，菌落较小，类似细菌或略大于细菌，菌落形状随菌种不同而不同。菌落颜色多样，正面呈现孢子颜色，背面呈现菌丝颜色，培养基中往往分泌有水溶性色素。

（三）酵母菌

酵母菌是一类真核微生物，具有完整的细胞核和细胞器。真菌种类繁多，全世界有记载的真菌约10万种。多数真菌对人类无害，有的对人类还是有益的，如食用真菌香菇、平菇、木耳、灵芝等，还有的真菌可用于酿酒、发酵、抗生素生产等。

真菌比细菌大得多，是细菌的几倍甚至几十倍，形态多样，用普通光学显微镜可以观察到真菌的外形。真菌按照形态结构可以分为单细胞真菌（如酵母菌）和多细胞真菌（如霉菌）两大类。

1. 酵母菌的形态 酵母菌通常呈椭球形、腊肠形、藕节形等多种形态，直径一般是细菌的10倍左右。

2. 酵母菌的结构 酵母菌具有典型的真核细胞结构（图1-26）。

（1）细胞壁 酵母菌的细胞壁呈典型的"三明治"状结构（图1-27）。厚约25nm，占细胞干重的25%。

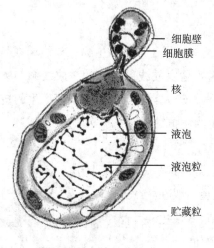

图1-26 酵母菌的结构

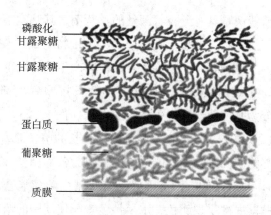

图1-27 酵母菌的细胞壁结构

（2）细胞膜 主要由磷脂和蛋白质组成，但有的酵母菌细胞膜中含有原核微生物中罕见的甾醇。

（3）细胞核 具有完整的细胞核结构，是细胞遗传信息的载体。

（4）细胞质 是一种黏稠的液体状成分，是细胞新陈代谢的主要场所。细胞质内具有完整的细胞器如内质网、线粒体、高尔基体等。另外，在成熟的酵母细胞中有一个大的液泡。

3. 酵母菌的繁殖方式 酵母菌的繁殖方式有无性繁殖和有性繁殖两大类。

无性繁殖是指不经过性细胞接合，由母体直接产生子代的生殖方式，包括出芽殖、裂殖和无性孢子繁殖等。

芽殖是酵母菌最常见的繁殖方式，存在于各属酵母，生产中常用的酵母以芽殖为主要繁殖方式（图1-28）。在营养良好的培养条件下，酵母菌生长迅速，这时，可以看到所有细胞上都长有芽体，而且芽体上还可形成新的芽体。芽体成熟脱落后形成新的酵母细胞，在母细胞上会留下出芽痕，子细胞上会留下蒂痕，通过母细胞的芽痕可以知道母细胞的出芽次数。

有性繁殖是指通过两个不同性别的细胞相互接合，形成新个体的繁殖方式。酵母菌以子囊和子囊孢子的形式进行有性繁殖。

4. **酵母菌的菌落特征**　酵母菌为单细胞微生物，细胞较粗短，细胞间充满着毛细管水，故其在固体培养基表面形成的菌落一般都湿润、较光滑、有一定的透明度、容易挑起、菌落质地均匀以及正反面和边缘、中央部位的颜色都很均一等。酵母菌的菌落较大、较厚、外观较稠和较不透明的。酵母菌菌落的颜色比较单调，多数都呈乳白色或矿烛色，少数为红色，个别为黑色。

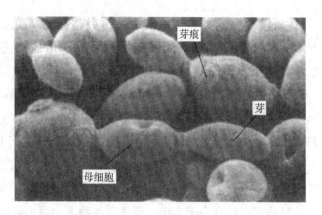

图 1-28　酵母菌的芽殖

5. **药品微生物检测中涉及的酵母菌**　白假丝酵母菌即白色念珠菌，为条件致病性真菌。白色念珠菌广泛存在于自然界，也存在于正常人口腔，上呼吸道，肠道及阴道，一般在正常机体中数量少，正常情况下呈卵圆形酵母相，与机体处于共生状态，不引起疾病。当机体免疫功能或一般防御力下降或正常菌群相互制约作用失调，白色念珠菌由酵母相转为菌丝相，在局部大量生长繁殖，引起皮肤、黏膜甚至全身性的假丝酵母菌病。

（四）霉菌

霉菌是形成分枝状菌丝的真菌的统称，是一群低等丝状真菌。在营养基质上能形成绒毛状、网状或絮状菌丝体。霉菌一般由菌丝和孢子构成，细胞的基本结构和酵母菌相似。

1. **霉菌的菌丝**　霉菌的孢子在合适的条件下吸收营养成分发芽并逐渐生长成丝状，称为菌丝（图 1-29）。大量菌丝交织成团，称为菌丝体。根据菌丝的生长部位和生物学功能可以将菌丝分为基内菌丝（或营养菌丝）和气生菌丝；根据菌丝内有无横隔将菌丝分为有隔菌丝（单核有隔菌丝、多核有隔菌丝）和无隔菌丝。

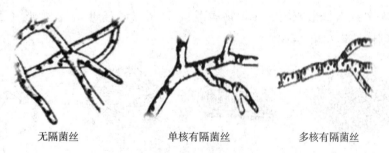

无隔菌丝　　　　　　单核有隔菌丝　　　　　多核有隔菌丝

图 1-29　霉菌的菌丝

2. **霉菌的繁殖方式**　霉菌通过形成孢子来进行繁殖，有无性孢子和有性孢子两大类。无性孢子是由菌丝细胞直接分化或出芽形成，主要有分生孢子、芽生孢子、节孢子、厚垣孢子、孢子囊孢子等；有性孢子是由同一菌体或不同菌体上的性别不同的两个细胞经过减数分裂形成，主要包括卵孢子、接合孢子、子囊孢子、担孢子等。

3. **霉菌的菌落特征**　霉菌在固体培养基上生长繁殖形成由菌丝聚集而成的菌落。霉菌菌落呈蛛网状、棉絮状和丝绒状等，直径一般为 1～2cm 或更大。质地疏松，外观干燥，不透明。菌落与培养基之间连接紧密，不易挑起；菌落的边缘与中心、正面与反面的颜色往往不一致，越接近中心的气生菌丝的生理年龄越大，发育分化成熟也越早，颜色一般也越深。由于孢子丝或菌核的形成，而使有些菌落表面呈颗粒状；有的霉菌如根霉、毛霉、链孢霉生长很快，菌丝在固体培养基表面蔓延，以至菌落没有固定大小。有的孢子的水溶性色素也会使周围的菌丝染色，会使菌落和培养基变色。同一种霉菌在不同成分的培养基上形成的菌落特征可能会有所变化，但各种霉菌在一定培养基上形成的菌落的大小、形状、颜色、纹饰及结构等相对稳定。

4. 药品微生物检测中涉及的霉菌 黑曲霉，子囊菌亚门，丝孢目，丛梗孢科中的一个常见种。菌丛发达呈黑褐色，菌丝有隔，多分枝，多核。黑曲霉生孢子梗由特化了的厚壁而膨大的菌丝细胞（足细胞）上垂直生出，长短不一。顶部形成球形顶囊，其上全面覆盖一层梗基和一层小梗，小梗上长有成串褐黑色的球状分生孢子，孢子呈黑、黑褐色，平滑或粗糙。对紫外线以及臭氧的耐性强。黑曲霉菌落蔓延迅速，初为白色，后变成鲜黄色直至黑色厚绒状。背面无色或中央略带黄褐色。

黑曲霉广泛分布于土壤、空气和谷物上，可引起食物、谷物和果蔬的霉腐变质，有的可产生致癌性的黄曲霉毒素。

（五）病毒

病毒属于非细胞型微生物，广泛分布于自然界，动物（包括人）、植物、细菌、真菌等细胞内均有病毒寄生。病毒的基本特点包括：①病毒个体微小，能通过细菌滤器，需要借助电子显微镜才能观察到。②病毒结构简单，没有细胞结构，主要由核酸和蛋白质组成。③病毒只含有一种类型的核酸（DNA或RNA）。④严格活细胞内寄生。病毒缺乏完整的酶系统，不能进行独立的代谢活动，只能寄生于活细胞内依靠宿主细胞提供的原料和酶系统进行繁殖。⑤以复制方式繁殖。以病毒的基因组为模板，在宿主细胞内复制出完整的新的病毒颗粒。⑥一般病毒对抗生素不敏感，对干扰素敏感。

病毒与人类的关系密切，是引起人类多种疾病的重要病原体。病毒感染引起的传染病数量多（约占传染病的80%），病情严重，一般没有特效药治疗，病死率高，如艾滋病、狂犬病、病毒性肝炎、SARS、新冠肺炎等。

1. 病毒的形态 各种病毒的大小差别很大，形态多种多样。大多数病毒的形态为球形或近球形（多数动物病毒），另外还有杆形或丝形（植物病毒）、砖形（痘病毒）、子弹形（狂犬病毒）、蝌蚪形（细菌病毒或称噬菌体）等（图1-30）。

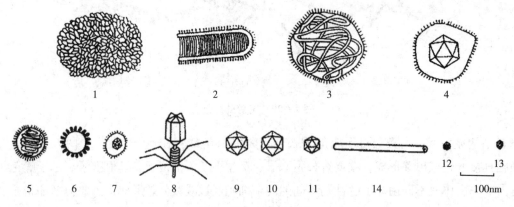

图1-30 病毒的形态

1. 痘病毒 2. 弹状病毒 3. 副黏病毒 4. 疱疹病毒 5. 正黏病毒 6. 冠状病毒

7. 包膜病毒 8. 2T噬菌体 9. 腺病毒 10. 呼肠病毒 11. 乳多空病毒

12. 小核糖核酸病毒 13. 脱氧核糖核酸病毒 14. 烟草花叶病毒

2. 病毒的结构 病毒的结构简单，主要结构包括核心和衣壳，二者组成核衣壳。有的病毒核衣壳外面还有包膜（图1-31）。

（1）核心　病毒的核心由核酸及少量的功能性蛋白质如核酸多聚酶、转录酶或反转录酶等组成。一种病毒的核酸只有一种类型即 DNA 或 RNA。核酸是病毒的遗传物质，携带与病毒的生物学功能相关的如遗传、变异、感染、复制等遗传信息。

（2）衣壳　衣壳是包围在病毒核心外面的一层蛋白质，由许多蛋白质亚基组成，这些蛋白质亚基称为衣壳粒。不同病毒的核酸结构不同，衣壳粒的数目和排列方式也不相同。根据衣壳粒的排列方式，病毒颗粒主要呈现三种对称型。①螺旋对称型（图1-32）：由于病毒的核酸呈盘旋状，衣壳粒沿着核酸呈螺旋对称结构排列。如弹状病毒、烟草花叶病毒等。②二十面体对称型（图1-33）：病毒的核酸浓集在一起呈球形或近似球形，衣壳粒围绕核酸呈立体对称排列。如腺病毒、脊髓灰质炎病毒等。③复合对称型（图1-34）：病毒衣壳粒的排列既有螺旋对称又有立体对称的形式。如 T₄ 噬菌体的头部是二十面体对称型，尾部是螺旋对称型。病毒衣壳的排列除了以上三种形式外还有的病毒的衣壳粒排列方式并不规则，如冠状病毒，没有任何的对称轴或对称中心。

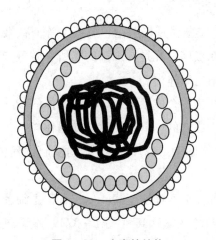

图1-31　病毒的结构

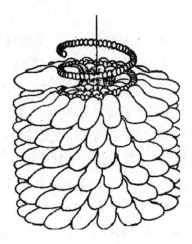

图1-32　螺旋对称型

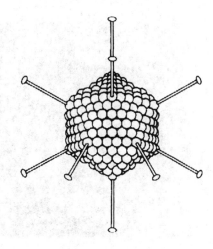

图1-33　二十面体对称型

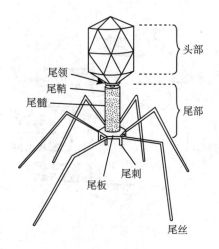

图1-34　复合对称型

（3）包膜　包膜是包围在病毒核衣壳外面的一层膜状结构，是病毒在成熟的过程中病毒的核衣壳穿过宿主细胞的细胞膜以"出芽"方式向细胞外释放过程中获得的（图1-35）。包膜的化学成分主要包括脂质、蛋白质和糖类，其中蛋白质是由病毒基因编码的，脂质和糖类来自宿主的细胞膜。有些病毒的包膜表面有钉状或柱状突起，称为包膜粒子或刺突，赋予病毒一些特殊的功能。

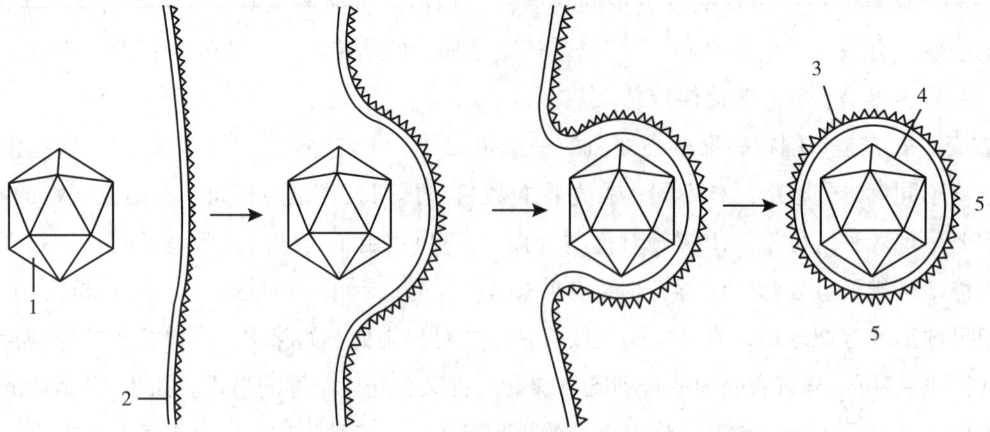

图 1 - 35　病毒包膜形成示意图

1. 病毒粒子　2. 细胞膜　3. 包膜　4. 核衣壳　5. 包膜病毒

3. 病毒的繁殖方式及噬菌斑（以 T₄ 噬菌体为例）　噬菌体是以细菌、放线菌等原核微生物为寄主的病毒，侵染菌体后，常常把菌体细胞裂解。噬菌体分布极广，凡是有细菌的场所，就可能有相应噬菌体的存在。噬菌体有严格的宿主特异性，只寄居在易感宿主菌体内。

噬菌体的繁殖是在感染寄主细胞后，利用宿主细胞的生物合成系统，合成噬菌体的核酸和蛋白质等结构成分，然后在宿主细胞的细胞质或细胞核内装配成为成熟的、具感染性的噬菌体粒子，再释放到细胞外，感染其他细胞。噬菌体的这种增殖方式称为复制（图 1 - 36）。噬菌体的复制过程包括：吸附、侵入与脱壳、生物合成、装配和释放四个过程。

细菌液体培养过程中感染病毒，由于菌体裂解，培养液会由浑浊变清。生长有宿主细菌的固体培养基平板感染噬菌体，噬菌体使菌体裂解而形成的空斑，称之为噬菌斑（图 1 - 37）。噬菌斑的形态多数会形成晕圈，有的是多重同心圆。一个噬菌斑中含有约 10^7 个噬菌体。

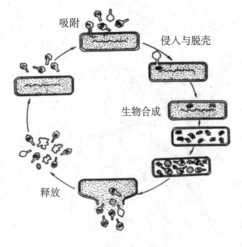

图 1 - 36　噬菌体的繁殖过程

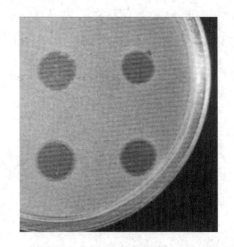

图 1 - 37　噬菌斑

三、染色观察技术

染色技术在微生物的检查及鉴定中具有非常重要的作用。微生物细胞含有大量的水分（一般在

75%～90%以上），与周围背景没有明显的色差，所以除了观察活体微生物细胞的运动性和菌体计数外，绝大多数情况下都需要经过染色后在显微镜下进行观察。

（一）染色的基本原理

微生物染色的基本原理是借助物理因素和化学因素的作用进行的。物理因素即细胞和细胞物质对染料的毛细现象、渗透、吸附作用等；化学因素则是根据细胞物质和染料的不同性质而发生的各种化学反应。酸性物质对碱性染料较易吸附，并且吸附作用稳固；同样碱性物质对酸性染料吸附较容易。

影响染色的其他因素还有菌体细胞的构造和其外膜的通透性，如细胞膜的通透性、膜孔的大小和细胞结构完整与否，在染色上都起一定的作用。此外，培养基的组成、菌龄、染色液中的电解质含量和pH、温度、药物的作用等，也都能影响细菌的染色结果。

（二）常用染料

染料可分为天然染料和人工染料两大类。天然染料有胭脂虫红、石蕊、地衣素等。现在微生物染色使用的染料基本都是人工合成的含苯环的有机物或苯的衍生物，多数为带色的有机酸或碱类，难溶于水，易溶于有机溶剂。为了使染料易溶于水，通常将其制成盐类。

按电离后染料离子所带电荷的性质可以分为酸性染料、碱性染料、复合（中性）染料和单纯染料四类。

1. 碱性染料　染料电离后带色离子带正电荷，易与带负电荷的物质结合。常用的碱性染料包括结晶紫、美蓝、碱性复红、中性红、孔雀绿等。

2. 酸性染料　染料电离后带色离子带负电荷，易与带正电荷的物质结合。一般情况下，微生物都带负电荷，不易着色。酸性染料一般用于细胞质染色，很少用于菌体染色。如果降低菌液的pH值使菌体带正电荷则可以被染色。当培养基因糖类分解产酸使pH值下降时，菌体所带的正电荷增加，这时选择酸性染料易被染色。常用的酸性染料包括伊红、刚果红、苦味酸、酸性复红等。

3. 复合（中性）染料　复合（中性）染料是指酸性染料和碱性染料的结合物。如瑞脱氏（Wright）染料的伊红亚甲蓝、吉姆萨染料中的伊红天青等。

4. 单纯染料　这类染料的化学亲和力低，不能和被染的物质生成盐，其染色能力视其能否溶于被染物而定，因为它们多数都属于偶氮化合物，不溶于水，但是溶于脂肪溶剂中，常用于脂肪组织的染色，如苏丹类染料。

（三）染色的一般程序

微生物的染色方法很多，各种方法所用的染料也不尽相同，但是染色一般都需要以下的基本程序。

涂片──→干燥──→固定──→染色──→媒染──→脱色──→复染

1. 涂片　涂片的方法和标本的性质及种类有关。固体培养基上的菌体，用无菌接种环从菌苔表面沾取少许菌体混入载玻片上预先滴好的生理盐水中，研磨均匀并涂抹成直径1.0cm左右的均匀薄层菌膜。若用菌液涂片，则不加生理盐水，直接用无菌接种环取菌液涂抹于载玻片上。

2. 干燥　涂片可以置于室温下自然干燥或者借助于火焰烘干，但是距离火焰不能太近，以防烤焦菌体。

3. 固定　标本在染色前必须进行固定，固定的目的是：①杀死菌体，固定细胞结构，使染料易于着色。②改变菌体细胞的通透性，以利于染料进入细胞内。③使菌体附着于载玻片上，防止水洗时被水冲洗掉。

固定时手持载玻片的一端，涂有菌体的一面向上，在酒精灯外焰层（温度最高部分）来回快速通过 3~4 次。固定时温度不能太高，以手背皮肤触及载玻片时不感觉过烫为宜，放置至冷后进行染色。

微生物实验室中普遍用这种方法进行固定。但是该方法不适用于对微生物进行细胞结构的研究，此时应采用化学固定法。化学固定法常用的固定剂包括：乙醇（95%）、乙醇和醚各半的混合物、丙酮、1%~2% 的锇酸等。锇酸能快速地固定细胞但不改变其结构，因此比较常用。

4. 染色　固定后在标本上滴加相应的染料进行染色。染色时间各不相同，视标本与染料的性质而定，有的染料染色时还需要加热，但是在所有的染色时间内，整个涂片（或有菌体的部分）应该浸在染料之中，并且染色完成时染料不能干涸在涂片上，以免水洗时不能洗去涂片表面的染料，影响观察。

5. 媒染　能够增加染料与被染物的亲和力或使染料固定于被染物及能使细胞膜通透性改变的物质，均称之为媒染剂。常用的媒染剂有碘液、明矾、鞣酸、苯酚等。一般用于初染后复染前，也可在固定之后或混于染液中。

6. 脱色　凡是能使已经着色的被染物脱去颜色的化学试剂均称为脱色剂。脱色剂有很多种，有的起溶媒作用如醇类、丙酮等；有的通过影响蛋白质的电离程度，改变其电荷性质或数量，从而影响菌体与染料的结合程度，如酸类能减少细菌的负电荷，可做碱性染料的脱色剂，而碱可作为酸性染料的脱色剂。常用的脱色剂有 95% 的乙醇和 3% 的盐酸乙醇溶液。

7. 复染　脱色后再用一种染料进行染色，与不被脱色的部位形成鲜明的对照，便于观察。复染液颜色不能太深，以免遮盖住初染的颜色。常用的复染液有酸性复红、亚甲蓝、苦味酸等。

（四）常用染色法

微生物的染色方法一般分为单染色法和复染色法两类。

1. 单染色法　只用一种染料对微生物进行染色的方法称为单染色法。经单染色后，可以观察微生物的形态、大小、排列简单的结构，但不能鉴别微生物。

一般细菌菌体多带负电荷，易与带正电荷的碱性染料结合而被染色，因此常用碱性染料进行单染色，如美蓝、结晶紫、孔雀绿、碱性复红等。

单染色一般包括涂片、干燥、固定、染色四个步骤，染色时间一般是 1min，染色后水洗并置于显微镜下观察染色结果。菌体被染成的颜色和使用的染料有关，若用美蓝染色则菌体呈蓝色；若用复红染色则菌体被染成红色。

2. 复染色法　用两种或两种以上的染料进行染色的方法称为复染色法。此种方法既可观察菌体的形态结构，又可根据染色的结果鉴别细菌，因此又称为鉴别染色法。常用的方法包括革兰染色法和抗酸染色法。

（1）革兰染色法　革兰染色法是丹麦医生 Christian Gram 于 1884 年创立的一种细菌染色方法，是细菌学中最常用的一种鉴别染色法。通过染色，可以把细菌分为革兰阳性菌（G^+）和革兰阴性菌（G^-）两大类。

革兰染色原理：通过结晶紫初染和碘液媒染后，在细胞壁内形成了不溶于水的结晶紫与碘的复合物，革兰阳性菌由于其细胞壁较厚、肽聚糖网层次较多且交联致密，故遇乙醇或丙酮脱色处理时，因失水反而使网孔缩小，再加上其不含类脂，故乙醇处理不会出现缝隙，因此能把结晶紫与碘复合物牢牢留在壁内，使其仍呈紫色；而革兰阴性菌因其细胞壁薄、外膜层类脂含量高、肽聚糖层薄且交联度差，在遇脱色剂后，以类脂为主的外膜迅速溶解，薄而松散的肽聚糖网不能阻挡结晶紫与碘复合物的溶出，因此通过乙醇脱色后仍呈无色，再经沙黄等红色染料复染，就使革兰阴性菌呈红色。

革兰染色过程：①细菌涂片、干燥、固定后，在标本上滴加适量的结晶紫，初染 1min；之后用细水流冲洗掉染色剂至流下的水接近无色，甩干残留的水滴。②加碘液适量，媒染1min，同样的方法水洗并甩干。③脱色。用95%的乙醇滴洗至流出的乙醇刚刚不出现紫色时为止，20～30秒，立即用水冲净乙醇。④复染。滴加适量的稀释复红染色1min，用水冲洗至流下的水接近无色，甩干残留的水滴。吸干后镜检。

革兰染色结果：被染成紫色的细菌称为革兰阳性菌（G⁺），如葡萄球菌、枯草杆菌等；被染成红色的细菌称为革兰阴性菌（G⁻），如大肠杆菌、铜绿假单胞菌等。

革兰染色注意事项：①染色后的染料要用细水流冲洗掉；②水洗后标本片上积水不能太多，以免稀释染料；③脱色时间视标本片菌膜的厚度灵活掌握，一般以流下的脱色剂接近无色为宜；染色剂不宜长期存放，以免影响浓度和染色效果。

革兰染色的意义：①鉴别细菌：通过革兰染色可以区分待检细菌是革兰阳性菌还是革兰阴性菌。②了解细菌的致病性：革兰阳性菌的致病物质主要是外毒素，而革兰阴性菌的致病物质主要是内毒素，二者的致病机制不同。③为临床选择药物提供参考：革兰阳性菌和革兰阴性菌在细胞壁等结构上有很大的差别，对抗生素等药物的敏感性不同。如多数革兰阳性菌对青霉素等抗生素敏感，而多数革兰阴性菌对链霉素、氯霉素等抗生素敏感。

即学即练 1-3

革兰染色的关键步骤是（　　　）

答案解析　　A. 初染　　　　　　B. 媒染　　　　　　C. 脱色　　　　　　D. 复染

（2）抗酸染色法　抗酸染色法是1882年由 F. Ehrlich 首创并经 F. Ziehl 改进而创造出的细菌染色方法。染色后可以鉴别抗酸性细菌和非抗酸性细菌。抗酸性细菌种类比较少，大多数细菌为非抗酸性，因此该法仅在有目的的检查抗酸性细菌时应用。

抗酸染色法原理：抗酸性菌体内含脂类物质较多（含水量可高达40%），如结核杆菌体内含有分枝菌酸（是脂类），此物质具有抗酸的性质。染色时，其与石炭酸复红结全牢固，能抵抗酸性乙醇的脱色作用，同时脂类又不易透过细胞膜，不能被脱色，因此抗酸菌能保持复红的颜色。非抗酸性菌体内含脂类少，易被酸性乙醇脱色，脱色时又易从细胞膜渗出而脱掉，最后被复染成蓝色。

抗酸染色法过程：①细菌涂片、干燥、固定后，用玻片夹夹持住标本片，滴加石炭酸复红2～3滴，在火焰高处徐徐加热，切勿沸腾，出现蒸汽即暂时离开，若染液蒸发减少，应再加染液，以免干涸，加热3～5分钟，待标本冷却后用水冲洗。②脱色，用3%盐酸乙醇冲洗菌膜至流下的乙醇接近无色为止。用水把残留的乙醇洗掉。③复染，用碱性美兰溶液复染1分钟，水洗，用吸水纸吸干后镜检。

抗酸染色法结果：抗酸性细菌如结核杆菌被染成红色，非抗酸性细菌染成蓝色。

抗酸染色法注意事项：加热染色时温度应缓慢上升，切不可煮沸，染液因蒸发而减少时应及时补充以免因干涸而使玻片断裂；玻片冷却后再用水冲洗。

3. 特殊染色法　细菌的特殊结构如芽孢、荚膜、鞭毛等和一些基本结构如细胞壁、核质等用上述的单染色法或复染色法均不易着色，必须用相应的特殊染色法才能够染上颜色。

（1）芽孢染色法　将细菌涂片固定后，加苯酚复红染色液，用微火加热5min。加热时使染液微沸，有蒸汽冒出，同时适时少量多次滴加染料，以免使染液被蒸干。加热时间从染液冒蒸汽时开始计时。冷却后用水洗掉染液。接下来用95%的乙醇脱色2min，水洗后用碱性亚甲蓝复染30s，水洗后吸干镜检。

芽孢呈红色，菌体呈蓝色。

（2）细胞壁染色法　细菌涂片固定后，滴加100g/L的鞣酸染色15min，水洗后用5g/L结晶紫染液染3~5min，水洗后吸干镜检。有细胞壁的细菌仅菌体的周围细胞壁部分被染成紫色，菌体内部基本无色；细胞壁缺陷型的细菌如L型细菌由于染料可渗入菌体内部，整个菌体都被染成紫色。

岗位情景模拟

情景描述　某微生物检验室从样品中分离出细菌菌落，检验人员需对培养基平板上的菌落进行观察，还要通过显微镜观察分离出的细菌形态、是否具有芽孢、革兰阴性或阳性，并报告检验结果。如果您是检验人员，如何完成以上检验？

讨论　1. 细菌的菌落有哪些特点？

2. 革兰染色有哪些步骤？关键步骤是哪一步？

答案解析

实践实训

实训项目一　普通光学显微镜的使用及标本片观察

【实训目的】

1. 熟悉普通光学显微镜的构造及各部分的功能。

2. 掌握普通光学显微镜的使用方法。

3. 掌握标本片观察及正确绘图的方法。

【实训要求】

1. 遵守实训室的规章制度。

2. 认真完成实训任务并如实记录实训结果。

【实训用品】

1. 仪器用品　普通光学显微镜、擦镜纸、葡萄球菌示教片、大肠杆菌示教片、黑曲霉示教片、革兰染色示教片、单鞭毛示教片、周鞭毛示教片、荚膜示教片、芽孢示教片等。

2. 溶液或试剂　香柏油、二甲苯。

【实训过程】

1. 观察前的准备

（1）显微镜从显微镜柜或镜箱内拿出时，要用右手紧握镜臂，左手托住镜座，平稳地将显微镜搬运到实验桌上。

（2）将显微镜放在自己身体的左前方，离桌子边缘10cm左右，右侧可放记录本或绘图纸。

（3）调节光照　没有自带光源的显微镜，可利用灯光或自然光通过反光镜来调节光照，但不能用直射阳光，直射阳光会影响物像的清晰程度并刺激眼睛。自带光源的显微镜，打开电源开关，调节亮度最低。

（4）将低倍镜转入光孔，将聚光器上的虹彩光圈打开到最大位置，观察目镜中视野的亮度，调节亮度使视野的光照达到明亮且不刺眼为止。光线较强时，没有自带光源的显微镜通过平面反光镜调节亮度，光线较弱时，用凹面反光镜调节亮度。自带光源的显微镜，可通过亮度调节旋钮来调节光照强弱。

（5）调节光轴中心 在观察时，显微镜光学系统中的光源、聚光器、物镜和目镜的光轴及光阑的中心必须跟显微镜的光轴同在一直线上。

2. 低倍镜观察 镜检任何标本都要养成先用低倍镜观察的习惯。因为低倍镜视野较大，易于发现目标和确定检查的位置。

将标本片放置在载物台上，用标本夹夹住，使用载物台推动器前后左右移动标本，使被观察的标本处在物镜正下方。眼睛注视镜头位置，以免镜头触碰载玻片损伤镜头，转动粗调节螺旋，将物镜调至接近标本处。然后用目镜仔细观察，同时转动粗调节旋钮慢慢下降载物台，直至物像出现，再缓慢转动细调节旋钮使物像清晰为止。

用推动器移动标本片，找到合适的观察对象并将其移到视野中央进行观察。

3. 高倍镜观察 通过低倍镜观察，将观察对象移动到视野中心后，转换高倍物镜。较好的显微镜，低倍、高倍镜头是同焦的，在正常情况下，高倍物镜的转换不应碰到载玻片或其上的盖玻片。若使用不同型号的物镜，在转换物镜时要从侧面观察，避免镜头与玻片相撞。然后从目镜观察，调节光照，使亮度适中，缓慢调节粗调节旋钮，使载物台上升（或镜筒下降），直至物像出现，再调节细调节旋钮至物像清晰为止，找到要观察的部位，并移至视野中央进行观察。

4. 油镜观察 如果观察对象是细菌、放线菌等原核微生物，还需要用油镜进一步放大，以便观察。油镜的工作距离（指物镜前透镜的表面到被检物体之间的距离）很短，一般在 0.2mm 以内，再加上一般光学显微镜的油浸物镜没有"弹簧装置"，因此使用油浸物镜时要特别细心，避免由于"调焦"不慎而压碎标本片并使物镜受损。使用油镜按下列步骤操作。

（1）油镜浸入香柏油 当观察对象上没有覆盖盖玻片时，可以旋转物镜转换器，移开高倍镜，露出观察部位，滴上一滴香柏油，然后转动转换器，将油镜转入光路，这样油镜就直接浸入香柏油中了。当观察对象上面覆盖盖玻片时，先旋转粗调节旋钮，降下载物台，然后在观察部位滴上一滴香柏油，转动转换器，将油镜转入光路，眼睛从侧面注视油镜镜头，用粗调节旋钮将载物台缓缓地上升，使油浸物镜浸入香柏油中。此时镜头几乎与标本接触。

滴加香柏油时，油不要过多，也不要把油涂开，油滴应呈凸起状，方便油镜浸入。滴油时，要尽量避免气泡的形成，如果形成了气泡，可用解剖针尖将气泡排在一边，以免影响观察。

（2）目镜观察 油镜浸入香柏油中后，为避免镜头碰撞玻片，不允许再使用粗调节旋钮调节。眼睛通过目镜仔细观察，同时缓缓转动细调节旋钮，直至视野中出现清晰物像为止。如油镜已离开油面而仍未见到物象，必须再重复（1）的操作。

（3）清洁油镜 观察完毕，降下载物台，将油镜头转出，先用擦镜纸擦去镜头上的油，再用擦镜纸蘸少许二甲苯，擦去镜头上残留油迹，最后再用干净的擦镜纸擦拭干净即可（注意清洁镜头时擦镜纸向同一个方向擦拭，不能来回擦，以免沾了沙尘的擦镜纸划伤镜头）。

（4）还原显微镜 转动物镜转换器，使物镜镜头不与载物台通光孔相对，而是成八字形位置，再将镜筒下降至最低，降下聚光器，调节电源亮度最低，关闭电源。用一个干净绸布将目镜罩好，以免目镜头沾污灰尘。最后用柔软纱布清洁载物台等机械部分，然后将显微镜放回柜内或镜箱中。

【注意事项】

显微镜是一种精密的光学仪器，在正确使用的同时，做好显微镜的日常维护与保养是非常重要的。注重显微镜的维护与保养可以延长显微镜的使用寿命并确保显微镜始终处于良好的工作状态中。

（1）移动显微镜时，要一手握镜臂，一手托镜座。切勿一手斜提，前后摆动，以防镜头或其他零件跌落。

（2）观察标本时，显微镜离实验台边缘应保持一定的距离（5～10cm），以免显微镜翻倒落地而损坏。

（3）使用时要严格按步骤操作，熟悉显微镜各部件性能，掌握粗、细调节螺旋的转动方向与载物台升降关系。

（4）观察带有液体的临时标本时要加盖盖玻片，以免液体污染镜头和显微镜。

（5）粗、细调节螺旋要配合使用，细调节螺旋不能单方向过度旋转，调节焦距时，要从侧面注视镜筒下降，以免压坏标本和损坏镜头。

（6）用单筒显微镜观察标本时，应双眼同时睁开，左眼观察物像，右眼用以绘图，左手调节焦距，右手移动标本或绘图。

（7）禁止随意拧开或调换目镜、物镜和聚光器等零件。

（8）显微镜光学部件有污垢，可用擦镜纸或绸布擦净，切勿用手指、粗纸或手帕去擦，以防损坏镜面。擦拭镜头的擦镜纸只能用一次，以免沾染灰尘的擦镜纸再次使用时擦伤镜头。擦拭镜头必须朝一个方向，不能来回擦拭或者转圈擦拭。

（9）凡有腐蚀性和挥发性的化学试剂和药品，如碘、乙醇溶液、酸类、碱类等都不可与显微镜接触，如不慎污染时，应立即擦干净。不要任意取下目镜，谨防灰尘落入镜筒。

（10）使用油镜观察样品后，随即用二甲苯将油镜镜头和载玻片擦净，以防其他的物镜镜头上沾上香柏油。二甲苯有毒，使用后马上洗手。

（11）使用完毕，要将标本片取下，用擦镜纸将镜头擦拭干净后将镜头转成"八"字形，镜头不能与通光孔相对。用镜罩盖好，放回镜箱。切不可把显微镜放在直射光线下曝晒，也不可长时间置于潮湿的环境中。

【实训结果】

如实记录、绘制实训现象。

【实训评价】

普通光学显微镜的使用操作要点及考核标准如下。

评价指标	操作要点	考核标准	分值	得分
实训准备（10分）	检查实训用品是否齐备，摆放整齐，不影响操作	是否认真检查	10	
实训过程（58分）	拿取显微镜	操作是否规范	2	
	显微镜摆放	操作是否规范	2	
	光源调节	操作是否规范	2	
	标本片安放	操作是否规范	2	
	物镜观察顺序（低倍镜—高倍镜—油镜）	操作是否规范	5	
	低倍镜使用（清洁、调焦、观察位置确定）	操作是否规范	10	
	高倍镜使用（清洁、调焦、观察位置确定）	操作是否规范	10	
	油镜使用（加油、调焦、清洗镜头）	操作是否规范	20	
	显微镜复位、清洁	操作是否规范	5	

续表

评价指标	操作要点	考核标准	分值	得分
实训结果（10分）	是否清晰观察到标本片标本	是否清晰	10	
清场（12分）	清洗实训用品	是否干净	5	
	打扫清理实训室	是否整洁	4	
	关好门、窗、水、电	是否完成	3	
讨论与报告（10分）	实训中遇到的问题及解决方法	是否积极参与	5	
	认真书写实训报告	是否符合要求	5	
合计				

实训项目二　细菌的简单染色观察

【实训目的】

1. 掌握普通光学显微镜的使用方法。

2. 熟悉细菌的基本形态和特殊结构的观察技术。

3. 能够进行无菌操作。

4. 能够自己制备标本片。

【实训要求】

1. 严格遵守实训室的管理制度。

2. 按照实训步骤进行操作。

3. 认真完成实训任务。

【实训用品】

1. 材料　大肠杆菌18~24h的琼脂斜面培养物（或液体培养物）、金黄色葡萄球菌18~24h的琼脂斜面培养物（或液体培养物）。

2. 试剂　吕氏美蓝染液、复红染液、结晶紫染液、卢戈氏碘液、95%乙醇、香柏油、二甲苯。

3. 其他　标本片夹、载玻片、生理盐水、擦镜纸、接种环、酒精灯、吸水纸、香皂等。

【实训过程】

1. 涂片　取一块洁净的载玻片在其上滴一小滴生理盐水，用无菌接种环取一环大肠杆菌或金黄色葡萄球菌转移至生理盐水中。

2. 干燥　自然风干或借助火焰烤干。水分蒸发后可看到载玻片上有一层白色的菌膜。

3. 固定　用标本片夹夹住载玻片，在酒精灯外焰中来回通过3~5次即可。

4. 染色　在菌膜上滴1~2滴美蓝（或其他染料）染色液，染料的量覆盖住菌膜即可。染色1~2min。

5. 水洗　用细水流把染料冲洗掉，直到洗下的水接近无色为止。

6. 镜检　晾干后置于显微镜下观察并记录现象。

【注意事项】

1. 显微镜属于精密的光学仪器，移动显微镜时一定要右手握镜臂，左手托镜座。

2. 显微镜使用时一定严格遵守仪器的操作方法。

3. 观察标本片时，注意双眼要同时睁开，一般是左眼观察，右眼绘图。

4. 注意观察不同标本片中显示的细菌形态的差别并如实绘图；注意观察鞭毛的数目及位置、芽孢的位置并记录观察结果。

5. 制备标本片时，注意染料不要滴在实验台上，否则很难清洗干净。

【实训结果】

如实记录、绘制实训现象。

【实训评价】

细菌的简单染色观察操作要点及考核标准如下。

评价指标		操作要点	考核标准	分值	得分
实训准备 （10分）		检查实训用品是否齐备，摆放整齐，不影响操作	是否认真检查	10	
实训过程 （58分）	显微镜的使用	拿取显微镜	操作是否规范	2	
		显微镜摆放	操作是否规范	2	
		光源调节	操作是否规范	2	
		标本片安放	操作是否规范	2	
		物镜观察顺序（低倍镜—高倍镜—油镜）	操作是否规范	5	
		低倍镜使用（清洁、调焦、观察位置确定）	操作是否规范	5	
		高倍镜使用（清洁、调焦、观察位置确定）	操作是否规范	5	
		油镜使用（加油、调焦、清洗镜头）	操作是否规范	10	
		显微镜复位、清洁	操作是否规范	5	
	染色观察	涂片	水滴小 取菌适量 分散均匀	3	
		干燥	自然干燥、干燥时间适当	2	
		固定	温度适宜	2	
		染色	染料不干涸、覆盖整个菌膜	3	
		水洗	小水流从菌膜上方冲洗	3	
		干燥	干燥方式正确	2	
		镜检	视野是否清晰	5	
实训结果 （10分）		染色情况，是否清晰观察到染色菌体	着色良好 视野清晰	10	
清场 （12分）		清洗实训用品	是否干净	5	
		打扫清理实训室	是否整洁	4	
		关好门、窗、水、电	是否完成	3	
讨论与报告 （10分）		实训中遇到的问题及解决方法	是否积极参与	5	
		认真书写实训报告	是否符合要求	5	
合计					

实训项目三　细菌的革兰染色观察

【实训目的】

1. 掌握革兰染色标本片的制备技术。

【实训要求】

1. 严格遵守实训室的管理制度。

2. 按照实训步骤进行操作。

3. 认真完成实训任务。

【实训用品】

1. 材料　大肠杆菌18~24h的琼脂斜面培养物（或液体培养物）、金黄色葡萄球菌18~24h的琼脂斜面培养物（或液体培养物）

2. 试剂　结晶紫染液、卢戈氏碘液、95%乙醇、复红染液、香柏油、二甲苯。

3. 其他　标本片夹、载玻片、生理盐水、擦镜纸、接种环、酒精灯、吸水纸等。

【实训过程】

1. **涂片**　取一块洁净的载玻片在其上滴一小滴生理盐水，用无菌接种环取一环大肠杆菌或金黄色葡萄球菌转移至生理盐水中，涂成直径1cm左右的均匀菌膜。

2. **干燥**　自然晾干，水分蒸发后可看到载玻片上有一层白色的菌膜。

3. **固定**　用标本片夹夹住载玻片，在酒精灯外焰中来回通过3~5次即可。

4. **结晶紫染色**　于载玻片上滴加适量（覆盖细菌涂面）的结晶紫染色液，染色1~2min。

5. **水洗**　用细水流把染料冲洗掉，直到洗下的水接近无色为止，甩干载玻片上的水滴。

6. **媒液**　滴加卢戈氏碘液，覆盖菌膜处，1min后水洗，甩干。

7. **脱色**　将玻片倾斜，用95%乙醇脱色20~30s至流下的液体无色，马上水洗，甩干。

8. **复染**　在菌膜处滴加用番红染色液，复染约2min，水洗，用滤纸条吸干载玻片上的水分。

9. **镜检**　依次从低倍镜到高倍镜到油镜观察。

【注意事项】

1. 涂片时滴加的一滴水应尽量少，以免晾干时间太长。

2. 取菌要适量，涂片务求均匀，以免菌膜太厚，菌密度大影响染色结果和观察。

3. 要用活跃生长期的适龄菌，老龄菌因体内核酸减少或菌体死亡，会使阳性菌被染成阴性菌，故不要用。

4. 每一步染色液应覆盖整个菌膜，以免有漏染的位置，染色液滴加量应保证染色结束时染色液不会干涸在菌膜上。

5. 革兰染色成败的关键步骤是乙醇脱色。脱色过度，阳性菌被染成阴性菌；脱色不足，阴性菌被染成阳性菌。脱色时要注意观察，等流下的酒精没有颜色，马上停止脱色。

【实训结果】

如实记录、绘制实训现象。

【实训评价】

细菌的革兰染色观察操作要点及考核标准如下。

评价指标		操作要点	考核标准	分值	得分
实训准备 （5分）		检查实训用品是否齐备，摆放整齐，不影响操作	是否认真检查	5	
实训过程 （63分）	显微镜的使用	拿取显微镜	操作是否规范	2	
		显微镜摆放	操作是否规范	2	
		光源调节	操作是否规范	2	
		标本片安放	操作是否规范	2	
		物镜观察顺序（低倍镜—高倍镜—油镜）	操作是否规范	3	
		低倍镜使用（清洁、调焦、观察位置确定）	操作是否规范	5	
		高倍镜使用（清洁、调焦、观察位置确定）	操作是否规范	5	
		油镜使用（加油、调焦、清洗镜头）	操作是否规范	10	
		显微镜复位、清洁	操作是否规范	5	
	染色观察	涂片	水滴小 取菌适量 分散均匀	5	
		干燥	自然干燥、干燥时间适当	2	
		固定	温度适宜	2	
		结晶紫初染、水洗	染料不干涸、均匀覆盖整个菌膜，水洗操作正确	2	
		碘液媒染、水洗	碘液均匀覆盖整个菌膜	2	
		脱色	脱色正确	5	
		复染、水洗	染料不干涸、均匀覆盖整个菌膜，水洗操作正确	2	
		干燥	操作规范	2	
		镜检	视野是否清晰	5	
实训结果 （10分）		染色情况，是否清晰观察到染色菌体	着色良好 视野清晰	10	
清场 （12分）		清洗实训用品	是否干净	5	
		打扫清理实训室	是否整洁	4	
		关好门、窗、水、电	是否完成	3	
讨论与报告 （10分）		实训中遇到的问题及解决方法	是否积极参与	5	
		认真书写实训报告	是否符合要求	5	
合计					

实训项目四　放线菌的形态观察（印片法）

【实训目的】

1. 熟悉放线菌培养及观察的基本方法。

2. 熟悉放线菌的形态结构。

3. 学习制作放线菌的标本片。

【实训要求】

1. 遵守实训室的规章制度。

2. 认真完成实训任务。

【实训用品】

1. **材料**　链霉菌的新鲜平板培养物。
2. **试剂**　美蓝、香柏油、二甲苯。
3. **其他**　载玻片、盖玻片、显微镜、小镊子、擦镜纸等。

【实训过程】

1. 用小镊子取一块洁净的盖玻片，在链霉菌菌苔表面轻轻按压一下。
2. 在载玻片上滴加一小滴美蓝，将盖玻片印有链霉菌的一面朝下平置于染色液中。
3. 用油镜观察放线菌孢子及孢子丝的形态。

【注意事项】

1. 链霉菌菌种要用新鲜的培养物，否则可能观察不到典型的孢子丝形态。
2. 美蓝染色剂不能滴加太多，否则可能会污染显微镜。
3. 制备标本片时，盖玻片和载玻片之间不要有气泡，否则会影响观察效果。

【实训结果】

如实记录、绘制实训现象。

【实训评价】

放线菌的形态观察操作要点及考核标准如下。

评价指标		操作要点	考核标准	分值	得分
实训准备 （10分）		检查实训用品是否齐备，摆放整齐，不影响操作	是否认真检查	10	
实训过程 （58分）	显微镜的使用	拿取显微镜	操作是否规范	2	
		显微镜摆放	操作是否规范	2	
		光源调节	操作是否规范	2	
		标本片安放	操作是否规范	2	
		物镜观察顺序（低倍镜—高倍镜—油镜）	操作是否规范	5	
		低倍镜使用（清洁、调焦、观察位置确定）	操作是否规范	5	
		高倍镜使用（清洁、调焦、观察位置确定）	操作是否规范	5	
		油镜使用（加油、调焦、清洗镜头）	操作是否规范	10	
		显微镜复位、清洁	操作是否规范	5	
实训过程 （58分）	放线菌观察	盖玻片、载玻片	操作是否规范	3	
		按压菌苔	操作是否规范	5	
		滴加亚甲蓝	滴加量是否合适	2	
		盖盖玻片	是否有气泡	5	
		镜检	视野是否清晰	5	
实训结果 （10分）		镜检结果	是否看到清晰的放线菌形态	10	

续表

评价指标		操作要点	考核标准	分值	得分
清场 （12分）		清洗实训用品	是否干净	5	
		打扫清理实训室	是否整洁	4	
		关好门、窗、水、电	是否完成	3	
讨论与报告 （10分）		实训中遇到的问题及解决方法	是否积极参与	5	
		认真书写实训报告	是否符合要求	5	
合计					

实训项目五　霉菌的结构观察（水浸片观察法）

【实训目的】

1. 熟悉霉菌的培养及观察的基本方法。

2. 熟悉霉菌的形态结构。

3. 学会制作霉菌的标本片。

【实训要求】

1. 遵守实训室的规章制度。

2. 认真完成实训任务并做好记录。

【实训用品】

1. 材料　产黄青霉、黑曲霉、根霉、毛霉培养平板。

2. 试剂　乳酸石炭酸棉蓝染色液、蒸馏水、50%的乙醇。

3. 其他　载玻片、无菌盖玻片、接种钩、显微镜、小镊子、酒精灯、擦镜纸等。

【实训过程】

1. 在载玻片上加一滴乳酸石炭酸棉蓝染色液或蒸馏水。

2. 点燃酒精灯，灼烧接种钩，晾凉。在酒精灯附近无菌区内打开菌种平板，用解剖针从长有霉菌的平板中挑取少量带有孢子的霉菌菌丝，先置于50%的乙醇中浸一下，再用蒸馏水水洗一下，以洗去脱落的孢子，然后放入载玻片的液滴中。

3. 用接种钩仔细地将菌丝分散开，完毕后灼烧接种钩。

4. 盖上盖玻片（勿使产生气泡，且不要再移动盖玻片），先用低倍镜，必要时换高倍镜观察。

【注意事项】

1. 使用显微镜时严格按照显微镜的操作方法进行操作。

2. 盖盖玻片时注意不要有气泡。

【实训结果】

如实记录、绘制实训现象。

【实训评价】

霉菌的结构观察操作要点及考核标准如下。

评价指标		操作要点	考核标准	分值	得分
实训准备 （5分）		检查实训用品是否齐备，摆放整齐，不影响操作	是否认真检查	5	
实训过程 （63分）	显微镜的使用	拿取显微镜	操作是否规范	2	
		显微镜摆放	操作是否规范	2	
		光源调节	操作是否规范	2	
		标本片安放	操作是否规范	2	
		物镜使用顺序（低倍镜—高倍镜）	操作是否规范	2	
		低倍镜使用（清洁、调焦、观察位置确定）	操作是否规范	3	
		高倍镜使用（清洁、调焦、观察位置确定）	操作是否规范	3	
		显微镜复位、清洁	操作是否规范	5	
	霉菌观察	盖玻片、载玻片	是否洁净	2	
		滴加乳酸石炭酸棉蓝染色液或蒸馏水	滴加量是否合适	5	
		挑取霉菌菌丝	操作是否规范	10	
		菌丝分散	操作是否规范	10	
		盖盖玻片	是否有气泡	10	
		镜检	视野是否清晰	5	
实训结果 （10分）		看到清晰的霉菌各种形态	是否看到清晰的霉菌 形态	10	
清场 （12分）		清洗实训用品	是否干净	5	
		打扫清理实训室	是否整洁	3	
		关好门、窗、水、电	是否完成	4	
讨论与报告 （10分）		实训中遇到的问题及解决方法	是否积极参与	5	
		认真书写实训报告	是否符合要求	5	
合计					

实训项目六　酵母菌的形态结构观察

【实训目的】

1. 熟悉酵母菌培养及观察的基本方法。

2. 熟悉酵母菌的形态结构。

3. 学会制作酵母菌的标本片。

【实训要求】

1. 严格遵守实训室的制度。

2. 认真完成实训任务。

【实训用品】

1. 材料　啤酒酵母的新鲜斜面（平板）培养物。

2. 试剂　碘液。

3. 其他　载玻片、盖玻片、接种环、显微镜、小镊子、酒精灯、擦镜纸等。

【实训过程】

1. 取一洁净载玻片，在载玻片中央滴加一小滴碘液。

2. 以无菌方法用接种环取少量啤酒酵母菌与碘液混匀。

3. 用小镊子取一洁净盖玻片，使其一侧与碘液接触，慢慢将盖玻片放在液滴上。

4. 将标本片置于显微镜下用低倍镜、高倍镜观察，并记录观察结果。

【注意事项】

1. 不要将碘液涂得太分散。

2. 制备标本片时，盖玻片与载玻片之间不要有气泡，否则影响观察效果。

3. 使用显微镜时严格遵守显微镜的操作规范。

【实训结果】

如实记录、绘制实训现象。

【实训评价】

酵母菌的形态结构观察操作要点及考核标准如下。

评价指标		操作要点	考核标准	分值	得分
实训准备 （10分）		检查实训用品是否齐备，摆放整齐，不影响操作	是否认真检查	10	
实训过程 （58分）	显微镜的使用	拿取显微镜	操作是否规范	2	
		显微镜摆放	操作是否规范	2	
		光源调节	操作是否规范	2	
		标本片安放	操作是否规范	2	
		物镜使用顺序（低倍镜—高倍镜）	操作是否规范	2	
		低倍镜使用（清洁、调焦、观察位置确定）	操作是否规范	3	
		高倍镜使用（清洁、调焦、观察位置确定）	操作是否规范	3	
		显微镜复位、清洁	操作是否规范	5	
	霉菌形态观察	盖玻片、载玻片	是否洁净	2	
		滴加碘液	滴加量是否合适	5	
		取菌并涂布均匀	操作是否规范	10	
		盖盖玻片	是否有气泡	10	
		镜检	视野是否清晰	10	
实训结果 （10分）		看到清晰的酵母菌形态	是否看到清晰的酵母菌形态	10	
清场 （12分）		清洗实训用品	是否干净	5	
		打扫清理实训室	是否整洁	3	
		关好门、窗、水、电	是否完成	4	
讨论与报告 （10分）		实训中遇到的问题及解决方法	是否积极参与	5	
		认真书写实训报告	是否符合要求	5	
合计					

目标检测

一、填空题

1. 细菌的基本形态包括_____、_____、_____三种。

2. 细菌的基本结构包括_____、_____、_____、_____，特殊结构包括_____、_____、_____、_____。

3. 革兰染色的主要步骤包括涂片_____、_____、_____、_____、_____，其中初染用的染料是_____。

4. 简单的病毒由_____和_____两部分组成，复杂的病毒还包括_____。

5. 显微镜的种类有_____、_____、_____、_____等。

6. 显微镜的结构可以分成_____和_____两大部分，其中前者包括_____、_____、_____、_____、_____和调节器等，后者主要包括_____、_____、_____、_____。

7. 显微镜的放大倍数在_____以下的叫低倍镜，放大倍数为_____左右的称为高倍镜。

8. 革兰阳性菌细胞壁的特殊成分是_____，革兰阴性菌细胞壁的特殊成分是_____，由_____、_____、_____三部分组成。

9. 放线菌的菌丝按照生长的位置不同可以分为_____和_____两类。

10. 酵母菌细胞壁的结构是典型的_____状，其中中间是_____，外层是_____，内层是_____。

11. 霉菌的无性孢子包括_____、_____、_____，有性孢子包括_____、_____、_____等。

12. 病毒的形态有_____、_____、_____、_____等几种，病毒的基本结构包括_____和_____，复杂的病毒外面还有_____包围着。

二、选择题

1. 革兰阴性菌的细胞壁不具有的成分是（   ）

   A. 肽聚糖　　　　　　B. 外膜　　　　　　C. 磷壁酸　　　　　　D. 脂多糖

2. 与细菌的致病性无关的结构是（   ）

   A. 芽孢　　　　　　　B. 荚膜　　　　　　C. 鞭毛　　　　　　　D. 菌毛

3. 基内菌丝的作用是（   ）

   A. 产生孢子　　　　　B. 吸收营养　　　　C. 形成线粒体　　　　D. 形成隔膜

4. 除（   ）之外，下面所有微生物都被认为是原核生物

   A. 大肠埃希菌　　　　B. 酵母菌　　　　　C. 链霉菌　　　　　　D. 枯草杆菌

5. 下列选项中不属于细胞壁的功能的是（   ）

   A. 维持细胞的形态　　　　　　　　　　　B. 抗吞噬作用

   C. 保护细胞抵抗低渗环境　　　　　　　　D. 参与物质交换

三、简答题

1. 普通光学显微镜主要包括哪些部件？

2. 革兰染色的原理、步骤和注意事项分别是什么？

书网融合……

知识回顾　　　　微课　　　　习题

学习引导

微生物在生长过程中需要不断地从外界环境吸收所需要的营养物质，通过新陈代谢将其转化成自身的细胞物质或代谢物，从中获取生命活动必需的能量，同时将代谢产物排出体外。凡是能够满足微生物生长、繁殖和进行各种生理活动所需的物质称为营养物质。培养基是人工配制的适合微生物生长繁殖或产生代谢产物的营养基质。生产实践中，配制合适的培养基是一项最基本的工作，它是培养微生物进行科学研究、微生物检验、发酵生产微生物制品等方面重要的基础。

本项目主要介绍培养基的营养要素及其功能、培养基的类型和制备方法，为今后从事这些岗位的工作奠定基础。

学习目标

1. **掌握**　培养基的制备流程和要求，有较强的微生物和无菌意识，防止染菌物品污染环境和交叉污染。

2. **熟悉**　微生物限度检查、无菌检查、抗生素效价测定等岗位使用的培养基的类型。

3. **了解**　培养基的作用。

一、培养基的营养要素及其功能

培养基含有微生物生长需要的营养要素，包括碳源、氮源、无机盐类、生长因素及水。

PPT

（一）碳源

微生物能利用的碳源有两大类。即有机碳，如糖类、醇类、有机酸及其他碳水化合物；无机碳，如碳酸盐、二氧化碳等。碳源的功能主要是构成细胞物质和代谢产物，并为机体提供整个生理活动所需的能量。目前实验室中最常利用的碳源物质是葡萄糖和蔗糖。

（二）氮源

微生物能利用的氮源也可分为两类。即有机氮，如蛋白质、蛋白胨、各种氨基酸和尿素等；无机氮，如铵盐、硝酸盐、分子氮等。氮源的主要功能是合成细胞基本物质，如核酸、蛋白质以及含氮代谢物。实验室中常用的有机氮源包括蛋白胨、牛肉浸膏、酵母浸膏等。

（三）无机盐类

微生物生长所需的无机盐类包括氯化物、硫酸盐、磷酸盐和含钠、钾、镁、铁等元素的化合物。

微生物对它们的需求量较大，没有它们微生物就无法生长，称为"主要元素"。其主要功能是为微生物的细胞生长提供除碳源、氮源以外的其他重要元素。在配制培养基时，首选磷酸氢二钾和硫酸镁为微生物生长提供无机盐。微生物生长还需要一些"微量元素"，如硼、钼、锌、锰、钴、镍和铀等。这些元素对微生物的生长发育有很大的刺激作用。不过微生物对这些元素的需要量是极微小的，而且这些元素常混杂于其他化学试剂中，因此不需另外添加。

（四）生长因子

某些微生物生长时不可缺少但自身又不能合成的微量有机物质称为生长因素，主要包括氨基酸、维生素、嘌呤、嘧啶碱等。通常在培养基中加入酵母浸液或肉浸液，以满足微生物对生长因子的需要。

（五）水

水是微生物生长必不可少的基本条件。水在细胞中起到溶剂与运输介质的作用，营养物质的吸收与代谢产物的分泌必须以水为介质才能完成；参与细胞内一系列化学反应；维持蛋白质、核酸等生物大分子稳定的天然构象；有效地吸收代谢过程中产生的热并及时地将热迅速散发出体外，从而有效地控制细胞内温度的变化；细胞维持自身正常形态等。

制备培养基常用蒸馏水，因为蒸馏水不含杂质。自来水、井水、河水等，因常含有钙、镁离子，易与蛋白胨或牛肉浸液中磷酸盐生成不溶性磷酸钙或磷酸镁，经高压灭菌后，析出较多沉淀。

二、培养基的分类

（一）按物理性状划分

分为液体培养基、半固体培养基、固体培养基三种。

1. 液体培养基　按照培养基配方配制，未加任何凝固剂、呈液态的培养基称为液体培养基。由于液体培养基中营养物质分散均匀，使微生物生长更快，因此液体培养基一般供增菌培养和生化试验用。

2. 半固体培养基　在液体培养基中加入 0.2% ～0.5% 琼脂，使培养基呈半固体状态，多用于观察微生物的生长状态、运动性，生化反应以及短期的菌种保藏。

3. 固体培养基　在液体培养基中加入 1.5% ～2.0% 琼脂，使培养基变成固体培养基。固体培养基一般是加入平皿或试管中，制成培养微生物的平板或斜面。固体培养基一般用于分离、纯化、研究菌落形态、计数及制作菌苗等。

常用的凝固剂有琼脂、明胶和硅胶。对绝大多数微生物而言，琼脂是最理想的凝固剂。

（二）按用途划分

分为基础培养基、增菌培养基、选择和鉴别培养基。

1. 基础培养基　含有微生物生长所需的基本营养物质，适合大多数细菌的生长，多用于细菌计数和纯培养。牛肉膏蛋白胨培养基是最常用的基础培养基。

2. 增菌培养基　根据待检菌的特征和营养要求配制，专一性强，有时为防止其他菌生长，加入选择菌抑制剂，使目的菌优势生长。

3. 选择和鉴别培养基　根据微生物在培养基上的生长情况、菌落特征、动力、产硫化氢、产酸产气及生化反应等特征，在培养基中加入某种化学物质，达到选择或鉴别微生物的目的。

三、培养基的配制方法

岗位情景模拟

情景描述　制药企业的检测中心一般都设有专门的培养基配制岗位，假如今天要配制微生物限度检查计数用培养基。

讨论　你是该岗位的实验员，应如何完成今天的工作？请设计工作步骤。

答案解析

培养基的制备，可按处方配制，也可使用按处方生产的符合规定的脱水培养基。化学试剂要求使用化学纯（CP）以上的规格。

（一）容器要求 🅴 微课

应使用玻璃器皿或搪瓷器皿配制，禁用金属容器，以免金属离子与培养基成分结合成有害物质，影响微生物生长。容器使用前应洗净，纯化水涮洗，烘干后再用。

（二）配制方法

1. 称量、溶解　按培养基配方称取各组分，加蒸馏水溶解，补充水到所需的总体积。

2. 校正 pH　不同的培养基要求的 pH 不同，故培养基配制后，如与所需的 pH 不符，在分装灭菌前，可用酸液（盐酸、硫酸等）或碱液（氢氧化钠）进行校正。干燥培养基也必须对 pH 进行验证，高压蒸汽灭菌前的 pH 应比最终 pH 高 0.2 ~ 0.3。

3. 分装　根据需要可把培养基分装于锥形瓶、试管、培养皿等容器中，因灭菌过程水分蒸发，若装量要求精确或灭菌后还要加入其他成分，应在灭菌后再分装于灭菌容器中。各种培养基的分装要求如下。

（1）液体培养基　一般灭菌前根据试验需要的培养基量分装，制备菌悬液的一般分装于试管，装量约为试管容积的 1/3。

（2）半固体培养基　一般灭菌前根据试验需要的培养基量分装于试管，装量约为试管容积的 1/3。

（3）固体培养基　一般分装于 250ml、500ml 的锥形瓶中，分装量不得超过容器的 2/3，以免灭菌时溢出。包装时，塞子必须塞紧，以免松动或脱落造成染菌。灭菌后根据需要倾注于平皿中，倾注时培养基的温度应不超过 45℃，温度太高能杀灭微生物或使琼脂平板表面产生冷凝水。

4. 灭菌　培养基配制后应在 2h 内灭菌，避免细菌繁殖。不同培养基灭菌方法不同，多用高压蒸汽灭菌：121℃，20min 或 115℃，30min。

5. 储存　制备好的培养基应保存在 2 ~ 25℃、避光环境，且放置时间不宜过长，以免水分散失及染菌。需氧菌、厌氧菌培养基半个月内用完，其他培养基 1 个月内用完。保存于密闭容器中的培养基，可在 1 年内使用。

📱 **知识链接**

培养基的质量控制试验

实验室配制或商品化的培养基的质量依赖于其配制过程，采用不适宜的方法制备的培养基将影响微生物的生长或复苏，从而影响实验结果的可靠性。

所有配制好的培养基均应进行质量控制试验，实验室配制的培养基的常规检查项目是 pH、适用性试验、定期的稳定性检查以确定其有效期。

除另有规定外，在实验室中若采用已验证的配制和灭菌程序制备培养基并且过程受控，那么同一批脱水培养基的适用性检查试验可只进行一次，如果培养基的制备过程未经验证，那么每一批制备的培养基均要进行适用性检查试验。任何不符合要求的培养基均不得使用。

✍ 实践实训

实训项目七　配制硫乙醇酸盐流体培养基

【实训目的】

1. 学会硫乙醇酸盐流体培养基的制备方法。
2. 掌握培养基的制备与分装技术。

【实训要求】

1. 课前查阅硫乙醇酸盐流体培养基的制备方法，设计操作流程，关注注意事项。
2. 按照操作流程进行制备。
3. 独立完成硫乙醇酸盐流体培养基的制备，并填写配制记录。

【实训用品】

1. **仪器与用具**　AE－100 电子天平、PHS－3C 酸度计、电炉子、试管、三角烧瓶、漏斗、量筒、吸管、烧杯、纱布、棉花、玻璃棒、pH 试纸、铁架台、漏斗架、硫酸纸、药匙、牛皮纸、线绳、标签纸、剪刀、小刀、镊子、白瓷盘、铁丝筐。

2. **材料**　硫乙醇酸盐流体脱水培养基。

【实训过程】

1. **配制培养基**　称取硫乙醇酸盐流体脱水培养基 29.2g，加 1000ml 蒸馏水，加热煮沸使其完全溶解，摇匀后分装到试管中，每根试管装量为 12ml［装量不超过容器的 2/3，其装量与容器高度的比例应符合培养基结束后培养基的氧化层（粉红色）不超过培养基深度的 1/2］，保存备用。

2. **灭菌**

①需灭菌的物品（分装在试管、三角烧瓶中的固、液体培养基），加上棉塞、硅胶泡沫塞等用防潮纸包好（防止锅内水气把棉塞淋湿），放入灭菌锅内的套筒中。摆放要疏松，不可太挤，否则阻碍蒸汽流通，影响灭菌效果。

②关闭灭菌锅盖，旋紧螺栓，切勿漏气。

③打开灭菌锅电源开关，设定灭菌温度 121℃，时间 20~30min，开始灭菌。97℃ 左右时灭菌锅自动排气 5~10min，排除灭菌锅内的冷空气。

④排气结束后，锅内压力和温度都上升，当温度升至 121℃，压力达 0.1MPa 时，保持 20~30min，即达到灭菌目的。

⑤灭菌完毕，待压力表上压力读数自然降至"0"时，打开放气阀。注意不能打开过早，否则突然

降压致使培养基冲腾，使棉塞、硅胶泡沫塞沾污，甚至冲出容器以外。

⑥打开灭菌锅盖，取出已灭菌的器皿及培养基，待用。

【实训评价】

培养基制备技能考核标准如下。

操作步骤	岗位操作及考核要点	分值	得分	备注
基本素质 （20分）	1. 要熟悉工作流程及注意事项	5		
	2. 按要求穿戴好工作服	2		
	3. 实验室用电用气等的安全意识强	5		
	4. 无菌意识强，菌液、培养基等废弃物处理得当	3		
	5. 对整个工作安排的统筹性、计划性	5		
培养基的配制 （40分）	1. 称量前认真看好瓶上标签，防止错配	5		
	2. 称量要准确、快速，及时盖好盖子，防止吸潮	2		
	3. 称完后及时归位，防止混淆出错。桌面台面清洁	3		
	4. 熟悉天平的称量要求，规范称量	2		
	5. 按要求加热煮沸或溶解，不断用玻璃棒搅拌	3		
	6. pH的校验：若与所需pH不符，用酸或碱液校正至比最终pH高0.2左右	3		
	7. 培养基应澄明。如有沉淀，于熔化后趁热过滤	2		
	8. 按使用要求分装，装量不得超过容器的2/3	5		
	9. 塞子必须塞紧，以免松动或脱落造成染菌	2		
	10. 培养基配制后在2小时内灭菌，避免细菌繁殖	2		
	11. 按规定要求及时填写培养基配制记录	3		
	12. 及时贴好标签	5		
	13. 使用电炉时不可离开，严禁易燃物品靠近	3		
灭菌及储存 （40分）	1. 灭菌物品的装载要松紧适宜，不能超载	5		
	2. 要按照灭菌器的使用操作规程正确规范操作	5		
	3. 灭菌温度和时间要严格按照使用要求来执行	5		
	4. 灭菌完毕，关闭灭菌器，填写仪器使用记录	5		
	5. 检查标签是否脱落，弃去溢出的或爆沸的	5		
	分类保存在2~25℃，并且要有明显标志	10		

答案解析

目标检测

一、填空题

1. 培养基的分装量不得超过容器的_____，以免灭菌时溢出，包装时，塞子必须塞紧，以免松动或脱落造成染菌。

2. 培养基配制后应在_____小时内灭菌，避免细菌繁殖。

3. 灭菌后的培养基应保存在_____℃，防止被污染，可在_____周内使用。

4. 每批培养基应有配制记录，配制记录内容至少应包括_____、配制量、_____、_____、_____以及性能等。

二、判断题

1. 称取培养基时称量可以不必准确。 （　　）

2. 配制培养基时，需加热煮沸的应加热煮沸，需加热溶解的应加热溶解，在溶解过程中要不断地用玻璃棒搅拌。 （　　）

3. 干燥培养基一般已校正过 pH，配制时可以不用再管 pH。 （　　）

4. 配制的培养基不应有沉淀。如有沉淀，应于熔化后趁热过滤。 （　　）

5. 使用电炉时不可离开，严禁易燃物品靠近（酒精、棉衣等），使用完毕应立即拔下电源。 （　　）

书网融合……

知识回顾　　　　微课　　　　习题

学习引导

许多微生物能够给人类带来危害，引起疾病发生，甚至带来毁灭性的灾难，如导致物品发生霉变，对人类造成严重伤害的鼠疫、伤寒、霍乱等疾病在历史上都曾发生多次大流行。自从荷兰生物学家列文·虎克用他发明的第一台显微镜发现微生物以来，人们对微生物的认识逐渐深入，如巴斯德的著名"曲颈瓶"试验，由此他创立了巴氏消毒法，使新生产的酒类、奶制品等保质期得以延长。什么是消毒和灭菌？如何进行消毒灭菌？

本项目主要介绍消毒、灭菌的概念，常用的消毒灭菌方法，药品微生物检验过程中常用物品、环境等消毒灭菌的操作规程。

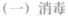 **学习目标**

1. **掌握**　消毒、灭菌的概念和药品微生物检验中常用的消毒、灭菌方法。
2. **熟悉**　药品微生物检验中常用物品的消毒、灭菌方法并能够实施。
3. **了解**　常用灭菌设备。

消毒与灭菌是微生物操作技术中最基本的技术。在我们周围的生活、工作环境中，微生物无处不在。其中有一些是对人类有害的微生物，也有一些是虽然对正常人体没有危害，但是在各种操作中会造成污染的微生物。必须采取有效措施来杀灭或抑制这些微生物。药品微生物检验必须在无菌的条件下进行，所用的仪器、设备、操作环境要求达到无菌状态，必须采取适当的消毒灭菌手段。

一、基本概念

PPT

（一）消毒

消毒是指杀灭病原微生物的繁殖体但不能杀死细菌芽胞等全部微生物的方法。

（二）灭菌

灭菌是用适当的物理或化学方法将物品中的微生物全部杀灭或除去的方法。经过灭菌以后的物品都是无菌的。

二、常用消毒剂

用化学试剂浸泡或擦拭物品可以达到消毒效果，这些化学试剂称为消毒剂。消毒剂的种类很多，消毒剂不仅能杀死微生物，对人体组织细胞也有损害作用，主要用于物体表面、环境及人体表消毒，根据实际需要选择安全有效的消毒剂。消毒剂的活性受到温度、浓度、酸碱度、微生物种类和数量、有机物质及其他物理化学多种因素的影响。

常用的消毒剂见表 3-1。用于消毒的药液应染菌量 <100cfu（菌落形成单位），不得含有致病菌，用于浸泡无菌器材的消毒液不能有菌。

表 3-1 常用消毒剂

类型	名称及浓度	作用机制	应用范围
重金属盐类	0.05%~0.1%升汞	与蛋白质巯基结合	非金属物品、器皿
	2%红汞	与蛋白质巯基结合	皮肤、黏膜、小伤口
	0.01%~0.1%硫柳汞	与蛋白质巯基结合	皮肤、手术部位、生物制品防腐
	0.1%~1% $AgNO_3$	蛋白质变性，沉淀	皮肤、新生儿眼结膜
	0.1%~0.5% $CuSO_4$	与蛋白质巯基结合	杀致病真菌
酚类	3%~5%石炭酸	蛋白质变性，损伤细胞膜	地面、家具、器皿
	2%甲酚皂溶液（来苏儿）	蛋白质变性，损伤细胞膜	皮肤
醇类	70%~75%乙醇	蛋白质变性，损伤细胞膜，脱水，溶解类脂	皮肤、器械
酸类	5~10ml/m³醋酸	破坏细胞膜和蛋白质	房间空气
醛类	0.5%~10%甲醛（pH8 左右）	破坏蛋白质氢键或氨基	物品、接种箱、接种室
	2%戊二醛	破坏蛋白质氢键或氨基	精密仪器
气体	600mg/L 环氧乙烷	有机物烷化，酶失活	手术器械、毛皮、食品、药品
氧化剂	0.1% $KMnO_4$	氧化蛋白质活性基团	皮肤、尿道、水果、蔬菜
	3% H_2O_2	氧化蛋白质活性基团	污染物品
	0.2%~0.5%过氧乙酸	氧化蛋白质活性基团	皮肤、塑料、玻璃
	1mg/L 臭氧	氧化蛋白质活性基团	食品
卤素及其化合物	0.2~0.5mg/L 氯气	破坏细胞膜、酶和蛋白质	饮水、游泳池水等
	10%~20%漂白粉	破坏细胞膜、酶和蛋白质	厕所、地面
	0.5%~1%漂白粉	破坏细胞膜、酶和蛋白质	饮水、空气、体表
	0.2%~0.5%氯胺	破坏细胞膜、酶和蛋白质	室内空气、物体表面
	4mg/L 二氯异氨尿酸钠	破坏细胞膜、酶和蛋白质	饮水
	2.5%碘酒	破坏细胞膜、酶和蛋白质	皮肤
表面活性剂	0.05%~0.1%苯扎溴胺	蛋白质变性，破坏细胞膜	皮肤、黏膜、手术器械
	0.05%~0.1%度米芬	蛋白质变性，破坏细胞膜	皮肤、金属、棉制品、塑料
染料	2%~4%龙胆紫	与蛋白质羧基结合	伤口

三、灭菌方法 微课

常用的灭菌方法有湿热灭菌法、干热灭菌法、辐射灭菌法、气体灭菌法和过滤除菌法。可根据灭菌物体的特性采用一种或多种方法组合灭菌。只要物品允许，应尽可能选用彻底灭菌方法灭菌。

（一）湿热灭菌法

通过蒸汽或沸水等热水分子进入细菌内部使菌体蛋白质变性而杀灭微生物的方法称湿热灭菌法。该法灭菌能力强，为热力灭菌中最有效、应用最广泛的灭菌方法。

1. 高压蒸汽灭菌法　高压蒸汽灭菌法是一种利用高温（而不是压力）进行湿热灭菌的方法，优点是操作简便、效果可靠，故被广泛使用。药品、容器、培养基、无菌衣、胶塞以及其他遇高温和潮湿不发生变化或损坏的物品，均可采用本法灭菌。接种及培养后的培养基也需高压蒸汽灭菌后再弃去。湿热灭菌常用设备为高压蒸汽灭菌锅（图3-1），分为小型手提式、立式或卧式。手提式高压蒸汽灭菌器多为人工手动控制温度和灭菌时间，立式或卧式高压蒸汽灭菌器多为半自动或全自动型，使用时可根据需要设置灭菌温度和时间。湿热灭菌的灭菌温度一般为121.3℃，持续20min，即可达彻底的灭菌效果。不能耐受121.3℃的含糖培养基或注射液等可用115℃持续30min或更长时间可达灭菌效果。灭菌器皿在灭菌前，必须正确包扎，灭菌之后取出才不会被污染，并且灭菌后物品只有在使用之前才能按要求拆开。

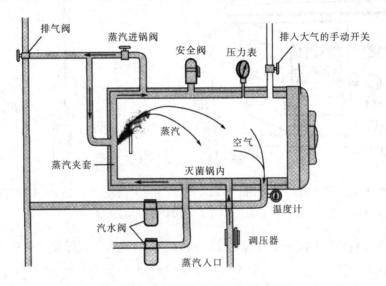

图3-1　高压蒸汽灭菌锅结构示意图

即学即练 3-1

最有效、最彻底的灭菌措施是（　　　）

答案解析　A. 高压蒸汽灭菌法　　B. 紫外线消毒法　　C. 巴氏消毒法　　D. 微波灭菌法

　　2. 煮沸消毒法　加热使水沸腾而杀灭细菌的方法，适用于一般食品、衣物、瓶子、器材（器皿）等不适合用高压蒸汽灭菌的物品。在沸水中处理约30min，欲杀死细菌的芽胞，则需要处理2~3h。

　　3. 间歇灭菌法　又称分段灭菌法，是利用常压蒸汽反复数次进行灭菌的方法。具体方法是将待灭菌物品常压下蒸30~60min，以杀死其中的微生物繁殖体，冷却后置于一定温度（28~37℃）下一天，使第一次蒸煮中未被杀死的芽胞或孢子萌发成营养细胞，再用同样的方法处理，如此反复三次，可杀灭所有微生物的繁殖体和芽胞、孢子，达到彻底灭菌的目的。此方法适用于不宜用高压蒸汽灭菌的物品，如某些含糖、明胶及牛奶等物品。

　　（二）干热灭菌法

　　干热灭菌法包括烘箱热空气灭菌、火焰烧灼和焚烧灭菌三种方法。适用于耐高温、怕潮湿的物品灭菌，如玻璃器具、金属容器、纤维制品、固体试药、液状石蜡、凡士林等。

　　1. 烘箱热空气灭菌　烘箱热空气灭菌常用设备是恒温干燥箱或干热灭菌箱（图3-2）。不同物品灭菌的温度和时间不同。①玻璃器皿、瓷器、金属等，用160~170℃持续灭菌2h，不宜超过170℃，以免包装用纸张或棉布等焦化；②注射器、安瓿等器皿用180℃持续灭菌45min；③纸张、棉花、凡士林等用140℃持续灭菌3h。采用干热灭菌时，被灭菌物品应有适当的装载方式，不能排列过密，以保证灭菌的有效性。

2. 火焰烧灼法　将待灭菌物品在酒精灯火焰上灼烧以杀死其表面或其中微生物的灭菌方法（图3-3）。该方法操作简便、快捷，也是最彻底的灭菌方法，因其破坏力强，故应用范围仅限于体积较小的接种环、接种针等金属小工具或试管口、吸管口、三角烧瓶口等玻璃仪器的灭菌。

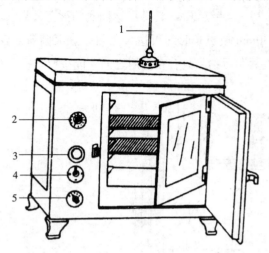

图3-2　干热灭菌箱示意图

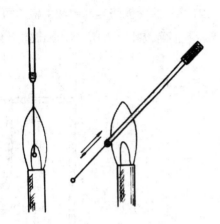

图3-3　取菌环烧灼灭菌示意图

1. 温度计与排气扎　2. 温度调节旋钮　3. 指示灯　4. 温度调节器　5. 鼓风旋钮

3. 焚烧法　用于带病原菌的废弃纸张等物品、动物尸体的烧毁，进行彻底灭菌。

（三）辐射灭菌法

1. 紫外线杀菌　紫外线能干扰遗传物质 DNA 的复制，轻则导致微生物发生变异，重则导致其死亡。波长为200~300nm 的紫外线都有杀菌能力，其中波长在265~266nm 的紫外线杀菌力最强，但紫外线穿透力弱，常用于无菌室、缓冲间、接种箱、微生物室的内空气和试验台、桌面等物品表面的消毒。紫外线对眼睛与皮肤等体表组织有损伤作用，使用时应注意防护。

即学即练3-2

答案解析

室内空气和物体表面杀菌常选用（　　　）

A. 高压蒸汽灭菌法　B. 紫外线消毒法　C. 巴氏消毒法　D. 微波灭菌法　E. 滤过除菌法

---

2. ^{60}Co 灭菌　^{60}Co 灭菌是将物品置于 ^{60}Co 辐射的 γ 射线中进行电离辐射而达到杀灭微生物的目的。医疗器械、容器、生产辅助用品、不受辐射破坏的原料药及成品等均可用本法灭菌。射线辐射灭菌所控制的参数主要是辐射剂量（指灭菌物品的吸收剂量）。吸收剂量的制定应考虑灭菌物品的适应性及可能污染的微生物最大数量及最强抗辐射力，事先应验证所使用的剂量不影响被灭菌物品的安全性、有效性及稳定性。常用的辐射灭菌吸收剂量为25kGy。对最终产品、原料药、某些医疗器材应尽可能采用低辐射剂量灭菌。灭菌时，应采用适当的化学或物理方法对灭菌物品吸收的辐射剂量进行监控，以充分证实灭菌物品吸收的剂量是在规定的限度内。如采用与灭菌物品一起被辐射的放射性剂量计，剂量计要置于规定的部位。在初安装剂量计时应用标准源进行校正，并定期进行再校正。^{60}Co 灭菌需要有专门的辐射源和相应的防护安全设备，要按有关规定建造使用基地并由专门技术人员操作。

（四）气体灭菌法

气体灭菌法是用化学消毒剂形成的气体杀灭微生物的方法。常用的化学消毒剂有环氧乙烷、气态过氧化氢、甲醛、臭氧（O_3）等，本法适用于气体中稳定的物品灭菌。采用气体灭菌时，应注意灭菌气体的易燃易爆性、致畸性和残留毒性。

气体灭菌法最常用的气体是环氧乙烷，一般与80%～90%的惰性气体混合使用，在充有灭菌气体的高压腔内进行。该法可用于医疗器械、塑料制品等不能用高温灭菌的物品灭菌。含氯的物品及能吸附环氧乙烷的物品则不宜使用本法灭菌。采用环氧乙烷灭菌时，灭菌柜内的温度、湿度、灭菌气体浓度、灭菌时间是影响灭菌效果的重要因素。可采用（54 ± 10）℃的温度、60%±10%的相对湿度、8×10^5Pa的灭菌压力和90min的灭菌时间。

> **》》 岗位情景模拟**
>
> **情景描述** 气溶胶是以固体或液体微粒分散于空气中的分散体系。其中的气体是分散介质，固体或液体微小颗粒如尘埃、飞沫、飞沫核等称为分散相，悬浮于分散介质中，形成气溶胶。常见气溶胶粒子大小不一，直径多为0.001～100μm，能作为微生物的载体。混有微生物的气溶胶称为微生物气溶胶。微生物气溶胶无色无味，且能长期悬浮于空气中，并能远距离传播，是人类呼吸道疾病病原体传播的重要方式。
>
> **讨论** 1. 当取人体皮肤表面拭子标本培养出细菌时，可否判断有感染发生？
> 2. 举例说出熟悉的呼吸道传染病。

答案解析

（五）过滤除菌法

过滤除菌法是利用细菌不能通过致密具有小孔滤材的原理以除去气体或液体中的微生物，常使用细菌过滤器（图3-4）。常用于气体、热不稳定的药品溶液或原料的除菌。供除菌用的滤器，要求能有效地从溶液中除净微生物，溶液能顺畅地通过，容易清洗，操作简便。常用的过滤材料有玻璃棉、陶瓷、

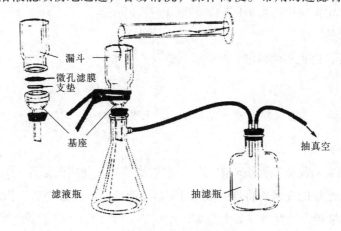

(a)薄膜细菌过滤器结构

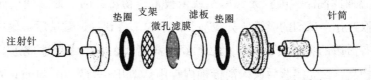

(b)薄膜细菌过滤器元件

图3-4 薄膜细菌过滤器示意图

石棉等，目前常用直径为 0.2~0.45nm 的醋酸纤维滤膜。

📱 **知识链接** ··

生物指示剂

生物指示剂是一类特殊的、活的微生物制品，用于确认灭菌设备的性能、灭菌程序的验证、生产过程灭菌效果的监控等。国际上采用无菌保证水平（sterility assurance level，SAL）的概念进行灭菌效果判断，SAL 为产品经灭菌（除菌）后微生物残存的概率，国际上一致规定 SAL 不得大于 10。生物指示剂就是为了保证整个灭菌过程达到 SAL 水平而采用的，能综合反映影响灭菌效果的各种因素。无菌产品的无菌保证不能完全依据最终产品的无菌抽查结果，而需要通过生物指示剂的挑战试验进行监控。目前常用的生物指示剂有环氧乙烷、湿热灭菌、干热灭菌、过氧化氢低温等离子、甲醛等灭菌用生物指示物。

✏️ **实践实训**

实训项目八　玻璃仪器干热灭菌

【实训目的】

掌握干热灭菌技术的操作步骤。

【实训要求】

1. 严格遵守实训室管理规章制度。

2. 按照实训计划进行操作。

3. 认真分析和讨论实训中出现的问题。

4. 尊重实训结果的科学性。

5. 完成实训任务，达到实训目的。

【实训用品】

仪器设备：电烘箱、试管、移液管、培养皿、牛皮纸。

【实训过程】

1. 清洗　玻璃器皿药品微生物检验中用到许多玻璃器皿，使用前需要进行清洗与消毒灭菌。

（1）新购的玻璃器皿的洗涤　将器皿放入 2% 盐酸溶液中浸泡数小时，以除去游离的碱性物质，最后用流水冲洗。对容量较大的器皿，如大烧瓶、量筒等，洗净后注入浓盐酸少许，转动容器使其内部表面均沾有盐酸，数分钟后倾去盐酸，再以流水冲洗干净，倒置于洗涤架上晾干，即可使用。

（2）常用旧玻璃器皿的洗涤　确实无病原菌或未被带菌物污染的器皿，使用前后，可按常规用洗衣粉水进行刷洗。吸取过化学试剂的吸管，先浸泡于清水中，待到一定数量后再集中进行清洗。凡实验室用过的菌种以及带有活菌的各种玻璃器皿，必须经过高温灭菌或消毒后才能进行刷洗。①带菌培养皿、试管、三角瓶等物品，做完实验后放入消毒桶内，用 0.1MPa 灭菌 20~30min 后再刷洗。含菌培养皿的灭菌，底盖要分开放入不同的桶中，再进行高压灭菌。②带菌的吸管、滴管，使用后不得放在桌子上，立即分别放入盛有 3%~5% 甲酚皂或 5% 石炭酸或 0.25% 苯扎溴铵溶液的玻璃缸（筒）内消毒 24h

后，再经 0.1MPa 灭菌 20min 后，取出冲洗干净。③带菌载玻片及盖玻片，使用后不得放在桌子上，立即分别放人盛有 3%～5% 甲酚皂或 5% 石炭酸或 0.25% 苯扎溴胺溶液的玻璃缸（筒）内消毒 24h 后，用夹子取出经清水冲干净。④用于细菌染色的载玻片，要放 50g/L 肥皂水中煮沸 10min，然后用肥皂水洗刷，再用清水洗干净。最后将载玻片浸入 95% 乙醇中片刻，取出用软布擦干，或晾干，保存备用。若用皂液不能清洗干净的器皿，可用洗液浸泡适当时间后再用清水洗净。

（3）含油脂带菌器材的清洗　用 0.1MPa 灭菌 20～30min→趁热倒去污物→倒放在铺有吸水纸的篮子上→用 100℃ 烘烤 0.5h→用 5% 的碳酸氢钠水煮两次→再用肥皂水刷洗干净。

2. 晾干或烘干　玻璃器材：把器材放在托盘中（大件的器材可直接放入烘箱中），再放入烘箱内，用 80～120℃ 烘干，当温度下降到 60℃ 以下再打开取出器材使用。也可放在实验室中自然晾干。

3. 包扎　器皿灭菌后的器皿仍保持无菌状态，因此需要在灭菌前进行包扎。

（1）培养皿的包扎　清洗干净的玻璃培养皿烘干后每 10 套（或根据需要而定）叠在一起，一般为使得包扎平整，顶端不易破损，顶端的两个培养皿应使平皿盖朝向外侧。然后用牢固的纸卷成一筒，或装入特制的铁桶中，然后进行灭菌（图 3－5）。

（2）移液管的包扎　洗净、晾干后的移液管，在吸口的一端塞入少许脱脂棉花，可以防止在使用时造成污染。塞入的棉花量要适宜，不得塞的太多、太紧，多余的棉花可用酒精灯火焰烧掉。每支移液管用一条宽约 45cm 的纸条，以 30°～50° 的角度螺旋形卷起来，移液管的尖端在头部，另一端用剩余的纸条打结，以防散开，标上容量，若

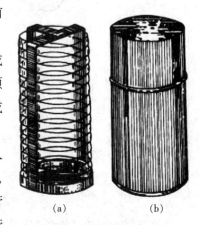

(a)　　　　(b)

图 3－5　培养皿的包扎方法

干支移液管包扎成束进行灭菌（图 3－6）。使用时，从移液管中间拧断纸条，抽出移液管即可。

（3）试管和三角瓶的包扎　试管和三角瓶都需要做合适的棉塞（图 3－7），棉塞可起过滤作用，避免空气中的微生物进入容器。制作棉塞时，要求棉花紧贴玻璃容器壁，没有皱纹和缝隙，松紧适宜。过紧则容易挤破管口和不易塞入，过松容易掉落和造成污染。棉塞的长度不小于管口直径的 2 倍，约 2/3 塞进管口。

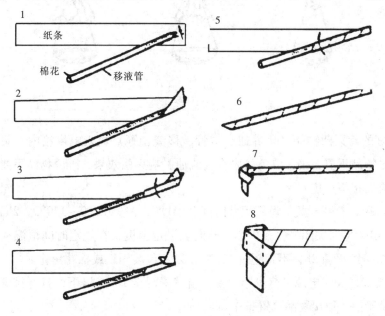

图 3－6　移液管的包扎方法

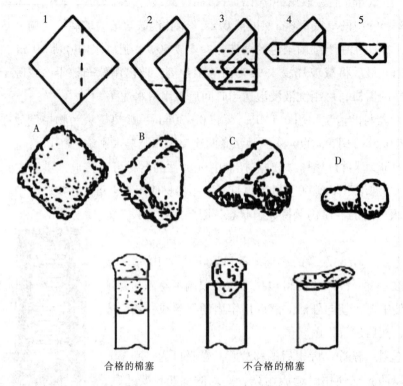

合格的棉塞　　　　　不合格的棉塞

图 3 - 7　棉塞的制作与使用方法

也可根据所用的试管的规格和试验要求来选择和采用合适的塑料试管塞。若干支试管用绳捆扎在一起，在棉花部分外包裹油纸、牛皮纸或玻璃纸，再用线绳或皮筋扎紧。三角烧瓶口塞入棉塞后单个用油纸或玻璃纸包扎（图 3 - 8）。

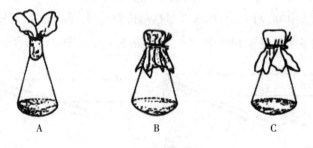

图 3 - 8　三角烧瓶口的包扎方法

4. 装箱　将包好的待灭菌物品（培养皿、试管、移液管等）放入电烘箱内，关好箱门，检查烘箱密封情况。注意箱内物品不要太挤，以免妨碍空气流通影响灭菌效果，灭菌物品不要接触电烘箱内壁的铁板，以防包装纸或棉布等烤焦起火。

5. 灭菌　接通电源，打开开关，设定灭菌时间和温度（一般为 160 ~ 170℃，2h）。打开电烘箱排气孔，当温度升至 80 ~ 100℃时关闭排气孔，继续升温至设定温度，在规定时间恒温灭菌。玻璃器皿的灭菌温度为 160 ~ 170℃持续灭菌 2h，不宜超过 170℃，以免包装用纸或棉花焦化。

6. 降温　灭菌结束，关闭电源，待烘箱内温度自然降至 100℃以下，打开排气孔促使降温，降到 60℃以下，打开电烘箱门，取出物品放置备用。

【注意事项】

1. 放入电烘箱内的物品在各层纵横间均应留有一定空隙，便于热空气扩散流通。

2. 严禁将易燃、易爆、易挥发的物品放入干烤箱内灭菌。

3. 灭菌物品的外包装纸及棉塞均应距离箱壁一定距离，不得靠拢接触，以免燃烧。电烘箱内底板不得放物品，以免温度过高烤坏物品或引起燃烧。

4. 灭菌过程要经常注意观察温度变化，以免降温不能灭菌或温度骤然升高出现意外。

【实训结果】

准确记录实训的过程及结果。

【实训评价】

微生物检验用玻璃器皿干热灭菌操作要点及考核标准如下。

评价指标	操作要点	考核标准	分值	得分
实训准备（10分）	电烘箱、玻璃器皿	是否准备齐全	10	
实训过程（45分）	装箱	操作是否规范	15	
	灭菌	操作是否规范	15	
	降温	操作是否规范	15	
实训结果（10分）	检查玻璃器皿是否在规定条件下完成热灭菌	是否无菌	10	
清场（15分）	清洗实训用品	是否干净	5	
	打扫清理实验室	是否规范	5	
	关好水、电、门、窗	是否完整	5	
讨论（10分）	实训中遇到的问题及解决方法	是否积极参与	10	
实训报告（10分）	认真书写实训报告	是否符合要求	10	
合计				

实训项目九 培养基高压蒸汽灭菌

【实训目的】

掌握高压蒸汽灭菌的操作步骤。

【实训要求】

1. 严格遵守实训室管理规章制度。

2. 按照实训计划进行操作。

3. 认真分析和讨论实训中出现的问题。

4. 尊重实训结果的科学性。

5. 完成实训任务，达到实训目的。

【实训用品】

1. 仪器设备 手提式高压蒸汽灭菌锅。

2. 材料 已包扎好的装有培养基的三角烧瓶、纯化水。

【实训过程】

1. 手提式高压蒸汽灭菌锅灭菌 手提式高压蒸汽灭菌锅以其结构简单，效果可靠，操作简便，广泛应用于医疗卫生、食品药品生产等行业。

（1）加水 使用前将内层锅取出，向外层锅内加入适量的水，使水面与三角搁架相平为宜。

（2）装锅 将待灭菌且已包扎好的装有培养基的三角瓶放入内层锅中，不要过满或太挤，以免妨碍蒸汽流通，影响灭菌效果。盖好锅盖，旋紧四周固定螺栓，打开排气阀。

（3）加热排气 加热至锅内沸腾，并有大量蒸汽自排气阀冒出时，维持3~5min以排出冷空气，然后关闭排气阀。

（4）保温保压 当压力升至103.4kPa，温度达到121.3℃时，应控制热源，保持压力和温度。灭菌20~30min，切断热源。

（5）出锅 当压力表降至"0"处，温度降到100℃以下时，打开排气阀，松开螺栓，打开盖子，取出灭菌物品。

（6）保养 灭菌完毕，取出物品，将锅内余水倒出，以保持内壁及搁架干燥，盖好锅盖。

2. 智能型立式高压蒸汽灭菌锅灭菌 智能型立式高压蒸汽灭菌锅灭菌配备电子控制面板，当达到设定的灭菌压力、温度时能自动进行恒压恒温，当灭菌温度升至预设温度时，计时器自动计时。

（1）通电与加水 接通电源，将控制面板上的电源开关按至"ON"处，缺水位和低水位灯均亮。低水位亮，蒸发锅内属断水状态。缺水位亮，显示电源已正常输入本机。打开锅盖，将纯化水加入蒸发锅内，同时观察控制面板上的水位灯，当加水至低水位灯和缺水位灯相继熄灭时，继续加水至高水位灯亮停止加水，关闭水阀门。

（2）装锅 将待灭菌培养基放入内层锅中，不要过满或太挤，盖好锅盖，将螺旋柄旋紧。

（3）设定温度与时间 通电后控制面板上的数显窗灯亮，上层红色的数显可显示温度及工作状态，下层绿色的数显是温度时间的设定数显示。一般温度有效可调范围为50~128℃，当超出范围，将由安全阀控制灭菌室内的泄压及恒温。时间可调范围为0~99h，时间运行采用倒计时形式，当灭菌锅内达到所设定的温度时，计时器开始倒计时。

（4）灭菌程序控制 当所需温度、时间设定完毕，即进入自动灭菌循环程序，控制面板上的加热灯亮，显示灭菌锅在正常加热升温升压，当显示正在保温状态的同时，自动控制系统开始进行灭菌倒计时，并在控制面板上的设定窗内显示出所需灭菌时间。

（5）断电与泄压 灭菌完成，电控装置将自动关闭加热系统，并伴有蜂鸣提醒。同时将保温时间自动切换成"End"显示，此时，应将控制面板上电源开关按至"OFF"，关闭电源。待压力表指针回落零位后，观察箭头所示位置，开启安全阀或排汽水总阀，放净高压锅内余汽。

（6）出锅 排气完毕，即可扭动盖上螺旋柄，使锅盖松动。此时将锅盖提高1~2cm但不必推开锅盖，目的是借锅内余热将棉塞、包装纸烘干。等待15~20min后推开锅盖，取出灭菌物品。

【注意事项】

1. 在高压蒸汽灭菌锅内放置灭菌物品时，严禁堵塞安全阀和放汽阀，必须留出空位保证锅内空气畅通，否则安全阀和放汽阀因出汽孔堵塞不能工作，造成事故。

2. 液体灭菌时，应将液体灌装在硬质的耐热玻璃瓶中，以不超过3/4体积为好。瓶口选用棉塞塞住，切勿使用未打孔的橡胶或软木塞。

3. 灭菌结束时，若压力表指针已回复零位，而盖不易开启时，则可将放气阀置于放气方位，使外界空气进入灭菌器内，真空状态消除后，锅盖即可打开。

【实训结果】

准确记录实训的步骤及结果。

【实训评价】

培养基高压蒸汽灭菌操作要点及考核标准如下。

评价指标	操作要点		考核标准	分值	得分
实训准备（10分）	手提式高压蒸汽灭菌锅、智能型立式高压蒸汽灭菌锅、培养基、纯化水		是否准备齐全	10	
实训过程（60分）	手提式高压蒸汽灭菌锅	加水	操作是否规范	5	
		装锅	操作是否规范	5	
		加热排气	操作是否规范	5	
		保温保压	操作是否规范	5	
		出锅	操作是否规范	5	
		保养	操作是否规范	5	
	智能型立式高压蒸汽灭菌锅	通电、加水	操作是否规范	5	
		装锅	操作是否规范	5	
		设定温度、时间	操作是否规范	5	
		灭菌程序控制	操作是否规范	5	
		断电、泄压	操作是否规范	5	
		出锅	操作是否规范	5	
实训结果（10分）	检查培养基是否按规定要求高压蒸汽灭菌完毕			5	
清场（10分）	清洗实训用品		是否干净	4	
	打扫清理实训室		是否整洁	4	
	关好门、窗、水、电		是否完成	3	
讨论与报告（10分）	实训中遇到的问题及解决方法		是否积极参与	5	
	认真书写实训报告		是否符合要求	5	
合计					

实训项目十　微生物检验实训室消毒灭菌

【实训目的】

掌握无菌室和超净工作台的灭菌方法。

【实训要求】

1. 严格遵守实训室管理规章制度。

2. 按照实训计划进行操作。

3. 认真分析和讨论实训中出现的问题。

4. 尊重实训结果的科学性。

5. 完成实训任务，达到实训目的。

【实训用品】

1. 仪器设备 超净工作台。

2. 试剂 2%~3%的甲酚皂液、乳酸。

【实训过程】

1. 无菌室的消毒灭菌 无菌室应保持清洁，定期用2%~3%的甲酚皂液擦洗台面及墙壁，用乳酸或甲酸熏蒸。无菌室每次使用前，先开启无菌空气过滤系统及紫外灯照射杀菌1h。

2. 超净工作台的消毒灭菌 使用超净工作台前，应先处理操作区内表面的微生物，再开启紫外线灯杀菌。紫外线灯具有一定的使用寿命，在使用一段时间后要及时更换，以免影响杀菌效果。紫外线杀菌完成后，所有进入操作区内的物品必须是无菌的，操作前工作人员的手臂和手要进行消毒，常用75%的乙醇棉球擦拭消毒。

【注意事项】

1. 在紫外灯开启时间较长时，可激发空气中的氧分子缔合成臭氧分子，这种气体成分有很强的杀菌作用，可以对紫外线没有直接照到的角落产生灭菌效果。

2. 臭氧有损健康，在使用之前应先关掉紫外线灯，10余分钟后再进入操作。

【实训结果】

详细记录实训步骤及结果。

【实训评价】

无菌室、超净工作台消毒和灭菌操作要点及考核标准如下。

评价指标	操作要点	考核标准	分值	得分
实训准备（10分）	无菌室、超净工作台、2%~3%的甲酚皂液、75%的乙醇	是否准备齐全	10	
实训过程（45分）	无菌室的消毒灭菌	操作是否规范	25	
	超净工作台的消毒灭菌	操作是否规范	20	
实训结果（10分）	检查无菌室、超净工作台是否按要求灭菌完毕	是否无菌	10	
清场（15分）	清洗实训用品	是否干净	10	
	打扫清理实验室	是否规范	5	
	关好水、电、门、窗	是否完整	5	
讨论（10分）	实训中遇到的问题及解决方法	是否积极参与	10	
实训报告（10分）	认真书写实训报告	是否符合要求	10	
合计				

实训项目十一　自来水过滤除菌

【实训目的】

1. 掌握过滤除菌的方法。

2. 熟悉过滤除菌的仪器。

【实训要求】

1. 严格遵守实训室管理规章制度。

2. 按照实训计划进行操作。

3. 认真分析和讨论实训中出现的问题。

4. 尊重实训结果的科学性。

5. 完成实训任务，达到实训目的。

【实训用品】

1. 仪器设备　超净工作台、玻璃滤菌器、0.45μm 醋酸纤维滤膜、无油真空泵。

2. 试剂　营养肉汤培养基。

【实训过程】

1. 清洗过滤器　拆开过滤器，用水洗净各部件，清洗干净后用蒸馏水浸泡数小时。

2. 灭菌　抽气瓶的抽气口内塞有棉花（或棉塞），滤菌器的上部全部用纱布包好，然后各自用牛皮纸包好，高压蒸汽灭菌。

3. 安装过滤器　将玻璃滤菌器的各个部件及滤膜在超净工作台里组装好，备用。

4. 过滤　将待过滤的取自自来水管的自来水倒入滤菌器中过滤。

5. 拆卸过滤器　拆开过滤装置，取出滤液，清洗过滤器。

6. 培养与观察　用无菌操作的方法分别取 0.1ml 过滤后的自来水和直接取自水管的自来水，分别接种于 2 支肉汤培养基中，置 35~37℃恒温培养箱中培养 3 天，观察结果。

7. 结果　肉汤混浊，判定有菌生长；肉汤澄清，判定无菌生长。

【注意事项】

1. 整个操作应在无菌环境中进行，防止空气中的微生物污染水样，造成测定结果不准确。

2. 为发挥滤膜的最大过滤效率，应注意让水样过滤时覆盖整个滤膜表面。

【实训结果】

详细记录实训步骤及结果。

【实训评价】

自来水的过滤除菌操作要点及考核标准如下。

评价指标	操作要点	考核标准	分值	得分
实训准备（5分）	恒温培养箱、玻璃滤菌器、0.45μm 醋酸纤维滤膜、无油真空泵、营养肉汤培养基	是否准备齐全	5	
实训过程（60分）	清洗过滤器	操作是否规范	10	
	灭菌	操作是否规范	10	
	安装过滤器	操作是否规范	10	
	过滤	操作是否规范	10	
	拆卸过滤器	操作是否规范	10	
	培养与观察	操作是否规范	10	

续表

评价指标	操作要点	考核标准	分值	得分
实训结果（10分）	直接接种自来水的肉汤培养基混浊，而接种过滤后自来水的肉汤培养基澄清，过滤有效	是否符合	10	
清场（5分）	清洗实训用品	是否干净	2	
	打扫清理实验室	是否规范	2	
	关好水、电、门、窗	是否完整	1	
讨论（10分）	实训中遇到的问题及解决方法	是否积极参与	10	
实训报告（10分）	认真书写实训报告	是否符合要求	10	
合计				

目标检测

答案解析

一、填空题

1. 消毒与灭菌的不同是_____。

2. 干热灭菌的适用范围是_____。

3. 高压蒸汽灭菌通常使用的温度应为_____。

4. 常用杀菌紫外线的波长是_____。

二、单项选择题

1. 不能采用高压蒸汽灭菌的物品是（　　　）

   A. 培养基　　　　　　　　　B. 液状石蜡　　　　　C. 5%葡萄糖注射液

   D. 注射用尿激酶　　　　　　E. 手术辅料

2. 不能采用干热灭菌的物品是（　　　）

   A. 金属容器　　　　　　　　B. 手术器械　　　　　C. 无菌衣

   D. 玻璃容器　　　　　　　　E. 液体石蜡

3. 微生物检验中常用的过滤介质是（　　　）

   A. 活性炭　　　　　　　　　B. 超细纤维过滤纸　　　C. 醋酸纤维滤膜

   D. 棉花　　　　　　　　　　E. 陶瓷

4. 常用的灭菌方法包括（　　　）

   A. 干热灭菌法、湿热灭菌法、辐射灭菌法、气体灭法和过滤除菌法

   B. 干热灭菌法、煮沸灭菌法、辐射灭菌法、气体灭菌法和过滤除菌法

   C. 干热灭菌法、湿热灭菌法、巴氏灭菌法、气体灭菌法和过滤除菌法

   D. 干热灭菌法、湿热灭菌法、辐射灭菌法、气体灭菌法和渗透压除菌法

   E. 湿热灭菌法、干热灭菌法、辐射灭菌法、气体灭菌法和压力灭菌法

5. 气体灭菌法中常用的化学气体有（　　　）

   A. 环氧乙烷、气态过氧化氢、甲醛、臭氧（O_3）

   B. 环氧乙烷、气态过氧化氢、乳酸、臭氧（O_3）

   C. 环氧乙烷、气态过氧化氢、甲醛、高锰酸钾

D. 环氧乙烷、气态过氧乙酸、甲醛、臭氧（O_3）

E. 环氧乙烷、气态过氧化氢、甲醛、乙醇

书网融合……

知识回顾　　　　微课　　　　习题

项目四　微生物分离纯化及培养技术

学习引导

微生物在自然界中呈混杂状态存在，要获得纯的目标微生物，必须从混杂的微生物群体中将其分离出来，获得只含有某一种或某一株微生物的过程称为微生物的分离与纯化。微生物分离和纯化的方法很多，但基本原理却是相似的，即将待分离的样品进行一定倍数的稀释，并使微生物的细胞（或孢子）尽量以分散状态存在，培养后使其长成一个个纯种的单菌落。然而上述工作过程又离不开接种，即将一种微生物转接到另一培养基上的过程。微生物的分离培养和接种是微生物学中的重要技术。整个过程需要严格的无菌操作。通过本项目的学习，学生应掌握无菌操作，微生物菌种的分离纯化、接种、培养等微生物检测基本技术。

学习目标

1. **掌握**　微生物接种、菌种分离及纯化的操作流程。
2. **熟悉**　微生物常见的培养方法。
3. **了解**　菌种分离的基本知识和操作原理。

微生物个体微小，在研究工作中常以微生物群体作为研究对象，研究微生物的生长、繁殖和生理特性。自然界中的微生物种类繁多，大都以混杂方式生长在不同的环境中，而在微生物的研究工作中，则需要获得规定的微生物种类，这就需要把特定的微生物从混杂的群体中分离出来。微生物学中，将在规定实验条件下，从一个细胞或同种细胞所繁殖得到的后代称为纯培养。纯培养物在微生物研究工作之中应用广泛，使用分离纯化技术获得和保存纯培养是进行微生物研究的基础。

从混杂微生物群体中获得微生物的单一菌株纯培养的方法就叫做分离，纯培养的分离可以通过固体培养基分离，也可以通过液体培养基分离，包括平板划线法、稀释法、单细胞分离法等。

一、微生物的分离纯化技术

PPT（一）　　PPT（二）　　PPT（三）

（一）倾注平板法

该方法通过倾注法充分混合待测样品，使菌体在培养基中充分分散。首先将已熔化的琼脂培养基冷却至46℃左右；将待分离的材料用无菌水作系列梯度稀释（如$1:10$，$1:10^2$，$1:10^3$；$1:10^4\cdots$），取一定体积的不同浓度稀释液注入到无菌空平皿，再将提前准备好的培养基倾注到平皿中，与加入的待测液充分混合，摇匀，待冷却凝固后，置于适宜条件下培养。待出现单菌落后，挑取单菌落。取单个菌落制成悬液，重复上述操作数次，便可得到纯培养物（图4-1）。值得注意的是，倾注培养法可能会使一些严格需氧微生物因被固定在琼脂中缺乏氧气而影响其生长。

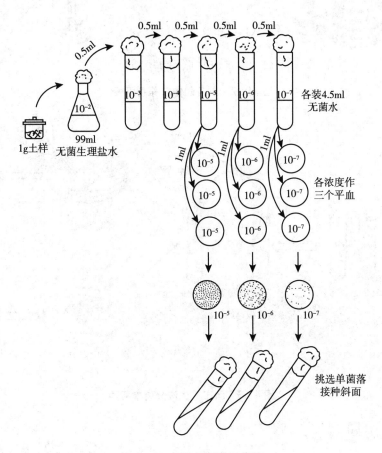

图4-1　倾注平板法示意图

即学即练4-1

在倾注平板法中，将已熔化的琼脂培养基冷却至（　　　），才能与供试品进行倾注混合

答案解析

A. 60℃　　　　　　B. 40℃　　　　　　C. 46℃　　　　　　D. 80℃

（二）涂布平板法

对于某些热敏感菌或好氧菌来说，采用倾注平板法会影响菌体的活性，此时就可以选用稀释平板涂布法。将待分离的材料用上述方法进行梯度稀释。先将已熔化的液态琼脂培养基，在无菌操作条件下制备成琼脂平板（图4-2），待凝固后，用无菌吸管吸取一定体积不同稀释度的菌悬液，加入对应平板中，采用无菌玻璃涂布器在培养基表面轻轻涂布均匀，置于适宜条件下培养，出现分散菌落后，再挑取单个菌落（图4-3）。

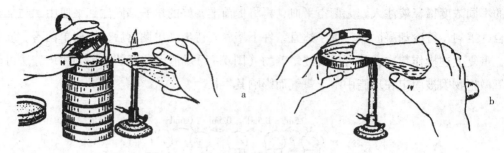

a. 皿加法　b. 手持法

图 4-2　制备固体培养基平板

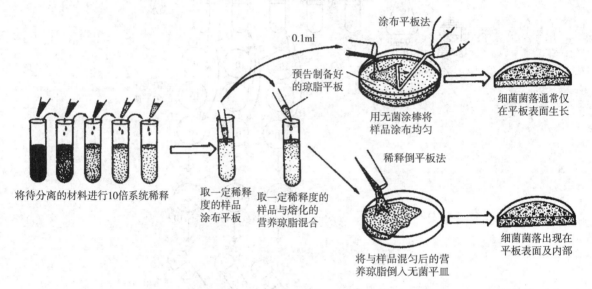

图 4-3　涂布平板法分离单菌落

（三）平板划线法 🅔 微课1

平板划线法最常采用培养皿来进行，在培养皿上倾倒适量固体培养基，凝固后即成平板。操作过程中用无菌操作技术，以接种环沾取少许待分离的材料，在已经制备好的无菌平板表面进行"之"字划线、分区划线或其他形式的连续划线（图 4-4、图 4-5），微生物菌体数量将随划线长度或次数的增加而递减，直到分散程度达到单个细胞依次排列并散开，经适宜条件培养后，可在平板表面得到单菌落，获得纯培养。

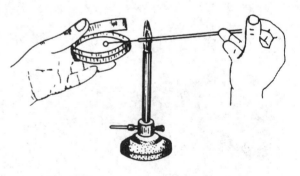

图 4-4　平板划线分离操作

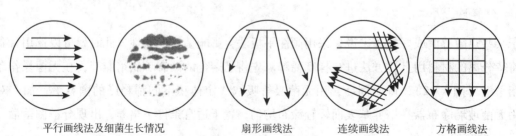

平行画线法及细菌生长情况　　　扇形画线法　　　连续画线法　　　方格画线法

图 4-5　划线方法

（四）单孢子或单细胞分离法

采取显微分离法从混杂群体中直接分离单个细胞或单个个体进行培养以获得纯培养，称为单细胞（单孢子）分离法。单细胞分离法的难度与细胞或个体的大小成反比，较大的微生物如藻类、原生动物较容易，个体较小的细菌则较难。在显微镜下使用单孢子分离器进行机械操作，挑取单孢子或单细胞进行培养。也可以采用特制的毛细管在载玻片的琼脂涂层上选取单孢子并切割下来，然后移到合适的培养基进行培养。单细胞分离法对操作技术有比较高的要求，多限于高度专业化的科学研究中采用。

（五）利用选择性培养基分离法

不同的微生物其营养需求和代谢方式均有差异，可利用微生物的这一特性，配置相应的培养基，该培养基可以抑制其他微生物的生长，或者可以使目的微生物形成生长优势。这种方法适用于在混杂群体中含量较少的微生物的分离培养。主要有以下两种方式。

1. 利用选择培养基直接分离　此方法需要了解待分离微生物的典型特性，如耐高温、抗性、运动性等特性。针对微生物的特性通过高温加热，或加入抗生素等方法制备培养基，抑制其他微生物的生长，从而达到分离相应微生物的目的。如分离霉菌时，可在培养基中加入抗生素，抑制细菌的生长；分离芽孢杆菌时，可利用芽孢耐高温的特性，将样品在高温下水浴来抑制其他微生物的生长。这些操作方法都能有效地抑制杂菌，分离目的微生物。

应用这种选择性培养基可以有效地达到初步分离，这样分离出来的微生物还要进行多次单菌落分离，以达到完全纯化的目的。

2. 富集培养　对于一些有特殊营养需求的微生物，可通过特定的环境条件，使之仅适用于该条件的微生物生长旺盛，从而形成生长优势，更容易分离出特定的微生物。富集培养的条件可根据所需分离的微生物的特点，从物理、化学、生物及综合因素等多个方面进行选择，如温度、pH 值、紫外线、压力、光照、氧气、营养等方面。

二、接种工具及操作方法　微课2

接种技术是微生物研究过程中最基本的操作技术。所谓接种指的是利用接种工具在无菌操作条件下，将微生物纯种由一个容器，如培养皿、试管等，转移至另一个培养容器中进行下一步的培养。由于在接种操作中，微生物会处于开放环境下，因此所有的接种操作均应在无菌条件下进行。在转接过程中可通过或利用无菌室、超净工作台、酒精灯火焰周围的无菌区、化学除菌等设备或方法创造符合要求的接种条件，防止微生物培养物在接种过程中受到污染。常用的接种方法有斜面接种、液体接种、固体接种和穿刺接种等，接种方法不同，采用的接种工具也有区别，如固体斜面培养转接时用接种环，穿刺接种时用接种针，液体转接用移液管等。

（一）接种工具

1. 接种环（针）　接种环是最常用的微生物接种工具（图 4-6）。是将一段镍铬丝或铂金丝，长约 8cm，前段弯成环状，固定在长 20cm 左右的金属柄上，操作简便实用。接种环可用于固体培养基上菌落的挑取，如细菌、酵母菌、有孢子的放线菌及霉菌的接种；前端的金属环，可使液体培养物形成菌膜，亦可用于液体培养物的接种，如液体接种及划线接种，也可用来定量稀释菌液。

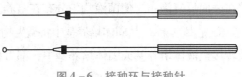

图 4-6　接种环与接种针

根据不同用途，也可将前端的环状调整为针状或钩状，用于半固体培养基的穿刺接种或霉菌菌丝体的挑取。

2. 接种圈 将接种针的末端卷起数圈成为盘状。专用于沙土管中移植菌种。

3. 接种铲或接种锄 将不锈钢细丝末端砸扁成刀刃，即成接种铲，用来切取真菌菌丝，如食用真菌的接种，效果最佳。接种锄是将接种针的末端弯曲双折如接种钩，双折部分再弯成直角，然后把内侧砸扁磨薄，即成扁锄形，常用于刮取真菌的菌丝和孢子等。

4. 玻璃涂布器 前端被弯成三角形的普通玻璃制品，直径 3 ~ 5mm，长约 20cm（图 4 - 7）。用于将菌液均匀涂抹在琼脂平板表面，后端连接手柄。涂布器在使用时需进行灭菌，可通过高压蒸汽灭菌；也可浸泡在酒精中，使用之前灼烧灭菌。

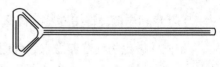

图 4 - 7 玻璃刮铲

5. 微量移液器 微量移液器是可用来量取 0.1μl ~ 10ml 液体体积的精密仪器，在微生物研究工作中已成为样本采集和移取的必备工具。包括气垫式活塞移液器和外置活塞式移液器。其中气垫式活塞移液器使用广泛。通过内置活塞系统以及调节轮控制螺杆结构，配合弹簧的伸缩性特点来操作，可以很好地控制移液的速度和力度，从而实现高效和准确的移液操作。具有精准度高、适用范围广、操作简单的特点。

（二）常用的接种方法

1. 穿刺接种 用接种针蘸取少量菌种，沿半固体培养基中心向管底做直线穿刺，穿刺针沿原路拔出（图 4 - 8）。如目的微生物能运动，除了沿穿刺线生长外，还可以向穿刺线周围生长。在保藏厌氧菌种或研究微生物的运动性时常用此法。

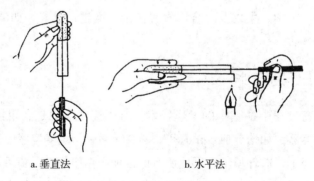

a. 垂直法　　　　　　　b. 水平法

图 4 - 8 穿刺接种的两种方法

2. 划线接种 该法最常用，即在固体培养基表面做来回直线形的移动，就可达到接种目的。多用于微生物的分离培养和纯化培养。

3. 倾注接种 用移液管或胶头滴管吸取目的微生物的稀释液注入无菌的平板内，再倒入冷却至 50℃ 左右的普通琼脂培养基，迅速轻摇，使菌液与培养基混匀。待平板凝固后，倒置于适宜环境中培养，可长出单个菌落。多用于微生物的分离培养及微生物数量的检测。

4. 涂布接种 与倾注接种略有不同，先倒好平板让其凝固，再把菌液注入平板表面，迅速用玻璃刮铲在表面反复涂布，使菌液均匀分布在培养基表面，培养后可长出单个菌落。用途同倾注接种（图 4 - 9）。

5. 液体接种 从固体培养基中将微生物洗下，接入液体培养基中进行培养，或从液体培养物中将微生物液转接至液体培养基或固体培养基中，都可称为液体接种。此法常用到移液管和胶头滴管（图 4 - 10）。

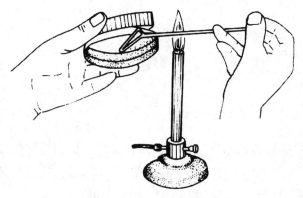
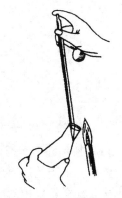

图4-9 涂布操作示意图　　　　　　图4-10 移液管的使用

 岗位情景模拟

　　情景描述　某检验部门需要检测三种消食口服液中可能含有的好氧微生物数量，并对口服液中可能含有的微生物进行初步分离、纯化。如果你是检验员，请思考怎么做。

　　讨论　1. 需要配制哪几种培养基？

　　　　　　2. 选用何种方法进行微生物的分离和纯化？

答案解析

三、微生物的培养

　　微生物培养，是指通过人工配制的培养基和人为创造的培养条件（如培养温度、时间等），使某些（种）微生物在该环境下快速生长繁殖。微生物培养既可以对已纯化的单一菌种进行培养和利用，即纯培养；也可以对混合菌种或自然样品（如土壤、中药饮片等）中的微生物进行培养，然后根据培养基上所生长微生物的种类和数量，可在一定程度上估算样品中微生物的多样性与数量。自然界中的微生物种类繁多，各种微生物有不同的营养需求。在不同的培养条件下，微生物呈现的生长群落也不同；在培养微生物的过程中，有时需要扩大微生物的菌体数量，有时则需要在微生物生长的同时积累大量代谢产物。因此，如何通过适宜的培养设施和培养方法来获取符合要求的种类或数量的微生物菌体具有重要的意义。

　　适宜微生物生长的条件包括很多，根据目标微生物的生长规律和营养要求进行科学的设计，提供丰富而充足的营养物质是获得目标微生物的基本保证。除此之外，还要为微生物提供一个适宜的物理化学条件，如温度、湿度、通气等。在培养环境中还要严防杂菌的污染，保证微生物的生长。

　　在培养微生物的过程中，除大规模的反应器培养外，在孢子及种子制备阶段也常常需要进行实验室培养。以下一些微生物培养法进行简要介绍。

（一）固体培养法

　　固体培养法是将微生物接种在固体培养基表面使其进行生长繁殖的方法，广泛用于好氧微生物的分离、纯化、培养、保藏。

　　1. 好氧菌的固体培养　如果培养的微生物属于好氧菌，可通过涂布、划线等常用方法将微生物接种到固体培养基表面。常用培养皿琼脂平板或试管斜面（图4-11）。前者适合微生物菌落的形态观察和计数；后者较适于菌种的保藏。为了增大培养表面积，实验室常采用较大型的克氏瓶、茄子瓶进行培养，以获得更多菌体，提高培养效率。

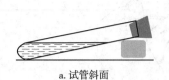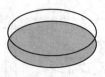

a. 试管斜面　　　　　　　　b. 培养皿琼脂平板

图 4－11　试管斜面和固体平板

2. 厌氧菌的固体培养　培养厌氧菌需要特殊的培养装置或器皿，并且应配制特殊的培养基。在厌氧菌培养基中要加入适当的还原剂，降低培养基的氧化还原电位，或在培养基表面用灭菌的液体石蜡隔绝与外界空气的接触，可采用高层琼脂柱、厌氧培养皿等技术进行厌氧菌的固体培养。

常用的厌氧培养设备如下。

（1）韦荣氏管高层琼脂柱　韦荣氏管是一根长 25cm、内径 1cm，两端可用橡皮塞封闭的玻璃管，把含有还原剂的固体或半固体培养基装入试管中，经灭菌后，除表层尚有一些溶解氧外，越是深层，其氧化还原势越低，故有利于厌氧菌的生长，可作稀释、分离厌氧菌并对其进行菌落计数。

（2）厌氧培养皿

①Brewer 皿（图 4－12）：利用特制皿盖形成一个狭窄空间，再加上还原性培养基的配合使用而达到厌氧培养的目的。

②Spray 皿或 Bray 皿（图 4－12）：利用特制皿底有两个相互隔开的空间，其一是放焦性没食子酸，另一则放 NaOH 溶液，待在皿盖的平板上接入待培养的厌氧菌后，立即密闭，经轻摇动，上述两试剂因接触而发生吸氧反应，于是造成无氧环境。

③亨盖特滚管技术：亨盖特滚管技术是利用除氧铜柱（玻璃柱内装有大量密集铜丝，加温至 350℃时，可使通过柱体的不纯氮中的 O_2 和铜反应而被除去）来制备高纯氮，再用高纯氮驱除培养基配制、分装过程中各种容器和小环境中的空气，使培养基的配制、分装、灭菌和贮存，以及菌种的接种、稀释、培养、观察、分离、移种和保藏等操作的全过程始终处于严格无氧条件下，从而保证了各类严格厌氧菌的存活（图 4－13）。该试管用密封性极好的丁基橡胶塞严密塞紧后平放，置于冰浴中均匀滚动，使含菌培养基布满在试管内表面上，培养后，即可长出许多单菌落。

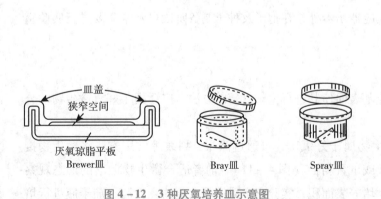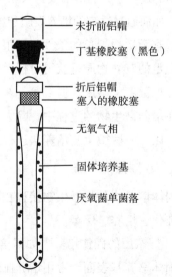

图 4－12　3 种厌氧培养皿示意图　　　　图 4－13　用于 Hungate 滚管技术中的

厌氧试管剖面图

④厌氧手套箱技术：厌氧手套箱箱体结构严密、不透气，其内充满成分为 N_2：CO_2：$H_2 = 85$：5：10（V/V）的惰性气体，并用钯催化剂维持箱内处于严格无氧状态。通过箱体上安装的橡胶手套可对箱内进行各种操作。箱内还设有恒温培养箱，进行厌氧菌的培养（图 4 – 14）。外界物品进出箱体可通过计算机控制的有密闭和抽气换气装置的交换室进行。厌氧手套箱用于培养、研究严格厌氧菌。

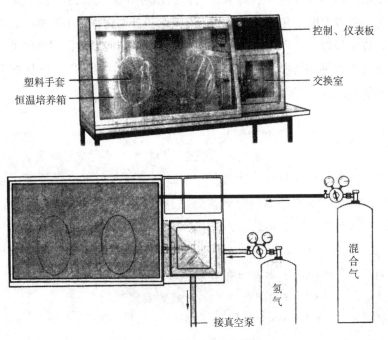

图 4 – 14 厌氧手套箱外观图

（二）液体培养法

将微生物直接接种于液体培养基中，通过持续振荡或搅拌，使微生物在液体培养基中获得均匀的生长繁殖。液体培养多用于好氧微生物的培养，可获得菌体的大量扩增。因此液体中的溶氧含量直接制约微生物的生长速度。可以通过不断振荡或搅拌，使无菌空气进入培养容器，提高液体培养基的溶氧量，满足微生物的生长需求。

1. 好氧菌的液体培养

（1）试管液体培养 试管中培养微生物装样量小，简单方便，但是通气效果较差，适用于兼性厌氧的微生物，如大肠杆菌等；为了保证微生物生长所需的氧气，试管中应加少量液体培养基（一般 3～5ml），并放在摇床上摇培。

（2）三角瓶液体培养 在三角瓶中培养可根据微生物的需氧量进行静置培养或振荡培养。在静置状态下，其通气量与装液量和通气塞的状态有密切的关系。此法一般仅适用于兼性厌氧菌的培养。振荡培养是将装有培养液的三角瓶的瓶口用 8 层纱布包扎，以利于通气和防止杂菌污染，同时减少瓶内装液量，将其放在往复式或旋转式摇床上作振荡，以达到提高溶氧浓度的目的。此法广泛用于菌种筛选以及生理生化鉴定、发酵液指标测定等研究工作中。

（3）台式发酵罐培养 目前实验室中还广泛应用台式发酵罐。这种发酵罐体积通常为数升至数十升，有通气、搅拌及其他各种检测装置，并配有多种传感器、自动记录和电脑控制系统。

2. 厌氧菌的液体培养

（1）放入厌氧罐或厌氧手套箱等设备中培养。

（2）在有氧环境下培养。此法需要在培养基中加入巯基乙酸、半胱氨酸、维生素 C、牛肉小颗粒、铁丝等可以明显降低氧化还原电位的还原性物质，在此基础上再采用深层培养或同时在液面上加一层石蜡油或凡士林－石蜡油混合物，则可保证培养基的氧化还原电位适合严格厌氧菌的培养。

（三）工业生产中微生物的培养

工业生产中微生物的培养规模较大，好氧菌的曲法培养和厌氧菌的堆积培养，应用于传统制造业中，如白酒、酱油等。随着发酵工艺的不断改进，机械化和自动化程度不断提高，当前微生物发酵工业的主要生产方式包括液体静置培养和液体通气培养两种类型。如典型的深层液体通气培养，应用大型发酵罐进行深层液体通气搅拌的培养技术在青霉素等抗生素发酵中应用广泛，具有生产效率高、易于控制、产品质量稳定等优点。

🔲 知识链接

汤飞凡（1897 年～1958 年），是我国著名的微生物学家、病毒学家。他首次分离出沙眼衣原体，是世界上发现重要病原体的第一个中国人。之前多名来自各国的科学家分离沙眼病原体均未成功，直到1955 年 7 月，汤飞凡重新开始分离沙眼病原体，他采用了卵黄囊接种，分析了影响病毒生长的各项因素，调整实验条件，他认为除了选择敏感动物和适宜的感染途径外，还需抑制杂菌生长，决定在标本中加抗生素作为抑制剂，最终成功分离出了一株病原体。这是世界上第一株沙眼病原体，这一成功在国际科学界引起了巨大的反响。1970 年，国际上将沙眼病原体和其他几种介于病毒和细菌之间的、对抗菌药物敏感的微生物命名为衣原体，汤飞凡被称为"衣原体之父"。

✍ 实践实训

实训项目十二　分离纯化中药饮片中的微生物

【实训目的】

1. 掌握中药饮片的供试品处理方法。
2. 掌握无菌操作技术。
3. 掌握常用的分离、纯化微生物的方法。

【实训要求】

1. 严格遵守实训室管理规章制度。
2. 按照实训计划进行操作。
3. 认真分析和讨论实训中出现的问题。
4. 尊重实训结果的科学性。
5. 完成实训任务，达到实训目的。

【实训内容】

（一）仪器设备、试剂及材料

1. 实训设备及器材　恒温培养箱、恒温振荡摇床、恒温水浴锅、接种环、玻璃刮铲、吸管、酒精灯、培养皿。

2. 实训试剂 胰酪大豆胨琼脂培养基、沙氏葡萄糖琼脂培养基、胰酪大豆胨液体培养基。

3. 实训材料 中药饮片适量。

（二）实训方法

1. 实训环境 超净工作台，使用前先用75%乙醇擦拭工作台面，之后开启紫外灯灭菌30min。

2. 配制培养基 配制无菌的胰酪大豆胨琼脂培养基、沙氏葡萄糖琼脂培养基，制备成固体平板待用；配制胰酪大豆胨液体培养基，灭菌待用。

3. 供试液制备 取供试品25g，置于适量的胰酪大豆胨液体培养基中，将其放置在恒温振荡摇床充分振摇荡洗15~20min，取其液体制备成1∶10供试液。注意：供试液从制备至加入检验用培养基，不得超过1小时。

取无菌试管一只，内盛9ml无菌胰酪大豆胨液体培养基，吸取1ml制备好的1∶10供试液，置于含有9ml胰酪大豆胨液体培养基的试管内，混匀，稀释成1∶100的供试液。

依照上述方法，依次制备1∶10^2~1∶10^4的供试液。

4. 分离

（1）平板划线分离

①操作前，先用75%乙醇擦手，待酒精挥发后点燃酒精灯。

②在酒精灯外焰上灼烧接种环，待接种环冷却后，取一环制备好的供试液（1∶10），左手握胰酪大豆胨琼脂培养基平板，将皿盖打开约30°，右手持接种环伸入皿内，在平板上一个区域作"之"字形划线。

③划线时，接种环与平板表面成30°~40°轻轻接触，以腕力在表面作轻快平稳的滑动，避免重复折返，切勿划破平板表面。

④以相同操作，在沙氏葡萄糖琼脂平板进行划线接种。

⑤另取新的胰酪大豆胨琼脂培养基，沙氏葡萄糖琼脂培养基平板，灼烧接种杯，以杀灭接种环上残余的菌液。待冷却后，再将接种环伸入培养皿内，进行分区划线，在第一区域平行划线3~5条；灼烧接种环，冷却后转动90°与第一区域交叉，在第二区域进行划线；划线完毕后再灼烧接种环，冷却后用同样方法在其他区域划线。

⑥全部划线完毕后，在培养皿底用记号笔注明名称、日期、组别、姓名。

⑦1∶10^2、1∶10^3稀释级的供试液同法做如上操作。

（2）涂布平板分离

①操作前，先用75%乙醇擦手，待酒精挥发后点燃酒精灯。

②用无菌的移液管吸取1∶10^2、1∶10^3、1∶10^4稀释级的供试液0.1ml，分别注入已做好标记的胰酪大豆胨琼脂培养基和沙氏葡萄糖琼脂培养基平板。

③用无菌玻璃刮铲涂抹均匀，其方法为先将菌液沿一条直线来回推动，然后改变方向，90°沿另一垂直线来回涂抹，最后沿平板内缘再涂抹一圈。

④所有操作必须在酒精灯外焰10cm范围内，以保证无菌。

⑤所有接种混合菌液的固体培养基在室温下静置5min左右，待菌液被吸收后再放入恒温培养箱中培养。

5. 培养 胰酪大豆胨琼脂培养基平板在30~35℃培养3~5天，沙氏葡萄糖琼脂培养基平板在20~25℃培养5~7天。

6. 实训结果观察 取培养好的胰酪大豆胨琼脂培养基平板和沙氏葡萄糖琼脂培养基平板，分别观察平板上生长的菌落形态。胰酪大豆胨琼脂培养基平板为需氧菌，沙氏葡萄糖琼脂培养基平板为霉菌及酵母菌；观察划线平板与涂布平板的菌落形态及分布特点。

【注意事项】

1. 在整个实训过程中应具备无菌意识，进行无菌操作。

2. 在操作过程中，一个稀释度用一支无菌的移液管，涂布时一个稀释度用一只灭菌的玻璃刮铲。

3. 用接种环在培养基上划线分离时，不要太用力，以免划破培养基。

4. 分离培养时不要重复划线，以免形成菌苔；分区划线时，划完一个区后，应把接种环灼烧，待冷却后再次伸入培养皿，进行下一区的划线；每区开始的第一条线应通过上一区的划线。

5. 用过的移液管和玻璃刮铲放入 2% ~3% 石炭酸溶液浸泡过夜后才能清洗。

【结果记录】

观察并记录培养的菌落形态。

答案解析

目标检测

一、单项选择题

1. 倾注平板分离法不适合分离对（　　）严格需要的微生物

    A. 氧气　　　　　　　　B. 水分　　　　　　　　　C. 特殊营养　　　　　　　D. 蛋白质

2. 平板划线分离法需要下面所有的物品，除了（　　）之外

    A. 接种环　　　　　　　B. 琼脂培养基平板　　　　C. 细菌的培养物　　　　　D. 电泳仪

3. 研究微生物的运动性时常用到的接种方法是（　　）

    A. 划线法　　　　　　　B. 涂布法　　　　　　　　C. 穿刺法　　　　　　　　D. 倾注法

4. 在斜面接种中常用（　　）

    A. 划线接种　　　　　　B. 穿刺接种　　　　　　　C. 涂布接种　　　　　　　D. 液体接种

5. 涂布平板法的操作程序是（　　）

    A. 梯度稀释待测液；将待测液注入空平皿；制备琼脂平板；冷却凝固；恒温培养

    B. 梯度稀释待测液；制备琼脂平板；冷却凝固；涂布待测液；恒温培养

    C. 将待测液注入空平皿；制备琼脂平板；冷却凝固；恒温培养

    D. 将待测液注入空平皿；制备琼脂平板；冷却凝固；涂布待测液；恒温培养

6. 关于平板划线法，叙述错误的是（　　）

    A. 平板划线法常采用培养皿来进行

    B. 在操作过程中应注意使用无菌操作技术

    C. 在划线过程中，微生物菌体数量将随划线长度或次数的增加而递减

    D. 在划线过程中如果将培养基划破，可返回再划一次

7. 在厌氧菌培养基中要加入适当的（　　），降低培养基的氧化还原电位

    A. 还原剂　　　　　　　B. 氧化剂　　　　　　　　C. 消毒剂　　　　　　　　D. 催化剂

二、多项选择题

1. 微生物检验中常用到的接种工具有（　　　）

    A. 接种针   B. 玻璃涂布器   C. 接种环   D. 微量移液器

2. 玻璃涂布器在使用时需进行灭菌，可采取（　　　）

    A. 高压蒸汽灭菌   B. 浸泡在酒精中

    C. 使用之前灼烧灭菌   D. 使用消毒剂擦拭

3. 关于固体培养法，叙述正确的是（　　　）

    A. 培养好氧菌可通过涂布、划线等常用方法将微生物接种到固体培养基表面

    B. 试管斜面适于微生物菌落的形态观察和菌种的保藏

    C. 固体培养常用培养皿琼脂平板或试管斜面

    D. 培养皿琼脂平板适合微生物菌落的形态观察和计数

三、思考题

1. 什么是纯种培养？

2. 常用的接种方法有哪些？其适用范围是什么？

3. 在实验室中，好氧菌的固体培养有哪些方法？其适用范围是什么？

4. 液体培养法的特点是什么？其最主要的制约因素是什么？

书网融合……

      知识回顾   微课1   微课2   习题

项目五　微生物生长测定技术

学习引导

　　微生物是生物界一支庞大的队伍，它有着旺盛的新陈代谢能力，为其快速生长繁殖提供了物质基础，微生物一般 20～30min 就可以繁殖一代，以大肠埃希菌为例，在各条件适宜的情况下 20min 繁殖新一代，按照此繁殖速度，24h 菌体数量可达 4.72×10^{21} 个。但是实际生活、生产中菌体数量不会达到如此之高，这是由于在微生物生长繁殖的过程中营养物质不断消耗、有毒有害物质的不断积聚以及周围环境愈加的不适宜，微生物不可能保持原有速度进行无限增殖。受周围环境的影响，微生物的增殖速度不断减慢、死亡数量不断增加，逐渐形成了一种微生物生长繁殖的特定规律，那么这种规律到底是什么呢？这种规律在现实药品生产和检验中有哪些意义呢？有哪些因素可以对微生物的生长繁殖造成影响呢？微生物的繁殖方式都有哪些呢？微生物的生长测定的指标有哪些？具体测定又有哪几种方法呢？如何进行具体操作呢？

　　本项目主要介绍微生物生长繁殖的基本概念，微生物生长繁殖的基本规律和方式以及生产实践中如何应用这种规律，微生物生长繁殖的影响因素，微生物生长测定的方法等。

📖 学习目标

1. **掌握**　微生物生长繁殖规律；微生物生长繁殖影响因素；微生物生长测定方法。
2. **熟悉**　微生物的繁殖方式。
3. **了解**　实际生产实践中对微生物生长繁殖规律的应用。

　　自然界中的微生物数量可以用"惊人"来描述，每克肥沃的土地当中细菌的数量可以达到 25 亿个、放线菌孢子数量可以达到几千万个，人体肠道中微生物数量可以达到 100 万亿左右，全世界海洋中微生物的总重量可以达到 280 亿吨，这样庞大的数量与微生物的快速生长以及繁殖相关。

　　微生物在适宜的生长环境中，不断地吸收营养物质进行代谢活动，微生物个体的体积不断加大，表现为微生物的生长。当微生物体内各组分按照一定恰当比例增长到一定阶段后，产生新的生命个体，从而引起微生物个体数量上的改变，这个过程则称为繁殖。在微生物的世界中，个体生长的同时一般都伴随着繁殖。

岗位情景模拟

　　情景描述　某药品生产车间要针对用于药品生产而购买的酵母菌菌种进行检测，检测目标是酵母菌是否具有较高的活性和发酵生产效力。将目标酵母菌在适宜的培养条件下进行培养，18~24h后要通过检验酵母菌的生长繁殖情况进而判断菌种的活性；在菌种存活期间通过观察酵母菌的形态以及代谢产物的收集情况来判断此批次的酵母菌是否具有生产利用价值，如果你是实验检测人员。

　　讨论　1. 对于目标酵母菌的生长繁殖情况应该综合哪些指标？
　　　　　　2. 在酵母菌生长的哪个时期观察酵母菌典型形态较为合适？在生长的哪个时期收集代谢产物最多？
　　　　　　3. 如何设计实验记录？

答案解析

PPT

一、微生物生长繁殖的影响因素

　　微生物的生长繁殖很容易受到外界环境的影响，在一定限度内环境条件的改变，可使微生物的形态、生理、生长、繁殖等特征发生变化；当环境条件的变化超过一定限度，则会引起微生物死亡。外界环境对于微生物的生长繁殖影响因素有营养、温度、氧气以及酸碱度四个方面。

（一）营养

　　微生物生长繁殖需要的营养物质包括水、碳源、氮源、无机盐类和生长因子等。不同微生物对营养的需求不尽相同，有的微生物只需要基本的营养物质，而有的微生物则需要加入特殊的营养物质才能生长繁殖，因此我们也可以通过营养物质的调控来对微生物的种类以及生长比例等进行选择、控制。如微生物生长繁殖过程中缺乏氮源，微生物会出现机体蛋白质降解导致 DNA 复制的速率降低、tRNA 的合成减少从而引起微生物停止生长。

（二）温度

　　适宜的温度是微生物生长繁殖的重要基础之一，温度的变化首先会直接影响酶的活性，而在微生物的生长繁殖以及代谢过程中离不开一系列的酶促反应。细胞膜是微生物进行营养物质吸收和代谢物质分泌依赖的重要结构，而温度的变化会影响细胞膜的流动性，细胞膜的流动性降低会造成微生物吸收代谢受阻从而影响生长繁殖过程。营养物质的吸收前提是能够溶解于介质当中，而温度的变化对营养物质的溶解度有一定影响，在适宜范围内温度越高营养物质的溶解度越高，则更容易被微生物代谢利用。

　　各类微生物都有自己的适宜温度范围，在一定范围内微生物会调整代谢过程以适应温度的变化，但是当环境温度超过这个范围时微生物的生存与生长繁殖就会受到影响。每一种微生物都有最低生长温度、最适生长温度、最高生长温度和致死温度。最适生长温度是指微生物群体生长繁殖速度最快的温度，但不一定是最快发酵温度。致死温度是指使微生物死亡的临界温度，如低于最低生长温度或高于最高生长温度，都会抑制微生物生长并导致其死亡。根据微生物生长的最适温度不同，可将微生物分为专性嗜冷、兼性嗜冷、嗜温、嗜热等不同类型，如表 5-1 所示。

表 5 - 1 微生物的生长温度类型

微生物类型	生长温度范围（℃）			分布
	最低	最适	最高	
专性嗜冷	-12	5 ~ 15	15 ~ 20	两极地区
兼性嗜冷	-5 ~ 0	10 ~ 20	25 ~ 30	海水及冷藏食品上
嗜温（室温）	10 ~ 20	20 ~ 35	40 ~ 45	腐生菌
嗜温（体温）	10 ~ 20	35 ~ 40	40 ~ 45	寄生菌
嗜热	25 ~ 45	50 ~ 60	70 ~ 95	温泉、堆肥堆、热水加热器等

（三）氧气

不同微生物的类型对于氧气的需求是不同的，根据微生物在生长繁殖过程中对氧气需求状态的不同可将微生物分为专性好氧型、微好氧型、耐氧型、兼性厌氧型和专性厌氧型五种类型。

1. 专性好氧型微生物 这类微生物必须在有氧的条件下才能生长。绝大多数真菌和许多细菌都是专性好氧菌，为保证这类微生物的正常生长繁殖所需的氧，在培养过程中可以采取震荡、搅拌或通气等方法。

2. 兼性厌氧型微生物 这类微生物是在有氧或无氧条件下均能生长的一类微生物。大部分酵母菌和细菌都是兼性厌氧菌，有氧或无氧条件下均可以完成生长繁殖过程，但在有氧情况下生长得会更好。

3. 微好氧型微生物 这类微生物对于氧分压有着较为苛刻的要求，在普通意义的有氧和无氧条件下都不能生活。正常大气中的氧分压为 20kPa，而这类微生物只能在氧分压 1 ~ 3kPa 下才能正常生长繁殖。如霍乱弧菌、一些假单胞菌属以及少数杆菌等。

4. 耐氧型微生物 这类微生物不能进行呼吸作用，但是能够在分子氧存在的情况下进行厌氧型微生物的生活方式。在有氧或者无氧的环境中耐氧型微生物都可以生存，大部分的乳酸菌都属于这一类微生物。

5. 专性厌氧型微生物 这类微生物对氧分子很敏感，即使短期接触空气中的氧也可能会造成其生长繁殖停止甚至于死亡。在生产实践中为了保证专性厌氧微生物的正常生长繁殖就要排除环境中的氧，同时通过在培养基中添加还原剂的方式降低培养基的氧化还原电势。

（四）酸碱度

一方面环境中的酸碱度 pH 通过影响细胞膜结构的稳定性以及通透性、物质的溶解性等来影响营养物质的吸收，从而影响微生物的生长速率。另一方面菌体内部各类酶的活性也会受到环境酸碱度的影响，进而影响菌体的酶促反应速率。微生物生长也有一个最适生长的酸碱度范围，大多数病原微生物的最适 pH 为 7.2 ~ 7.6，但是个别偏酸（鼻疽假单胞菌适宜 pH 为 6.4 ~ 6.6），偏碱（霍乱弧菌适宜 pH 为 8.0 ~ 9.0）。另外微生物还有一个最低与最高的酸碱度范围，低于或高出这个范围，微生物的生长繁殖就被抑制。

在微生物的生长繁殖过程中除去以上主要影响因素之外，还有其他许多影响因素如渗透压、辐射等，掌握这些影响因素以及作用原理可以帮助我们在实际的生产和生活中控制、利用微生物的生长和繁殖。

二、微生物的生长曲线 微课

1. 细菌的生长曲线 将细菌接种到合适的培养基中，在适宜的条件下培养，定时取样计数，以细菌细胞数目的对数作纵坐标，以培养时间为横坐标，绘制一条曲线，该曲线称为细菌的生长曲线（图5-1）。根据该生长曲线的变化规律，细菌的生长大致可划分为4个阶段，如迟缓期、对数生长期、稳定期和衰亡期。

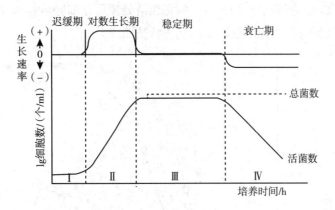

图5-1　细菌的生长曲线

（1）迟缓期　这个时期又可以称为适应期、延迟期、缓慢期或者调整期，即为微生物进入新的环境中细菌自身不停地调整自己的大分子物质的组成，包括酶和细胞结构成分用以适应这个环境，而细胞的数目不增加。处于这个时期的细菌细胞的特点：代谢活跃、数量不变。

（2）对数生长期　当微生物适用了新的环境后会以最快的速度生长，细胞数目以几何级数增长，这一时期称为对数生长期又称为生长旺盛期。

对数生长期有以下几个特点。①生长繁殖的速度很快，活菌的数目对数增长，因而细胞每分裂一次所需的时间或原生质增加1倍所需的时间最短。②细胞进行平衡生长，菌体内各种成分最为均匀。③酶系活跃，代谢旺盛。④菌体细胞的形态特征均匀一致，其形态、生理特性等都能是整个菌种生长周期中最能代表菌种特征的时期，即具有菌种的典型性，因此是研究菌体的最佳时期。

（3）稳定期　随着菌体不断地生长繁殖，培养基中的营养物质逐渐消耗或者营养物质比例开始失衡，而代谢产物特别是有害代谢产物逐渐积聚，酸碱度、氧化还原势等培养条件越来越不适宜，使得菌体的生长繁殖速度逐渐下降，此时菌体的繁殖速度与死亡速度相等，该时期为一个动态平衡期，菌体总数达到最高，此时称为稳定期或平衡期。

在此阶段，菌体繁殖分裂的时间间隔变长，生长曲线上升开始缓慢，随后部分菌体停止分裂，少数菌体死亡，致使新生菌体与死亡菌体数目接近，整个时期处于一种动态平衡状态，这时的活菌总数达到最高水平。在稳定期的后期，当死亡菌体的速率大于新生菌体的速率，曲线开始出现下降的趋势。此时期菌体开始贮存糖原、异染颗粒和脂肪等贮藏物，多数的芽孢亦在这时期开始形成。

（4）衰亡期　随着营养物质的消耗殆尽以及有毒有害代谢物质的不断积累，培养环境对于微生物的生长越来越不利，最终引起细胞内分解代谢大大超过合成代谢，继而导致细菌的死亡速度大于新生的速度，群体中活细胞数目急剧下降，整个菌群呈现负生长。这时菌体形态出现异变，胞内出现空泡，内含物减少，有时产生畸形，细胞大小悬殊；有的菌体因蛋白酶活力增强或溶菌酶作用而出现自溶；有的会产生次生代谢物，如抗生素、色素等；芽孢杆菌的芽孢亦在此时释放；革兰染色反应的阳性菌会变成阴性菌。

掌握微生物生长曲线不仅可以描述微生物的生长繁殖特点，而且在药品生产研究中具有重要的实践指导意义。如在药品生产中可选择适当的菌种、菌龄、培养基以缩短迟缓期；在无菌制剂和输液的制备中要把灭菌工序安排在迟缓期，以减少热原的污染；在实验室工作中，观察细菌的大小、形态以及进行染色、生化反应和药敏试验，应尽量采用处于对数生长期的细菌作为实验材料。

2. 病毒的生长曲线　描述病毒复制基本过程的曲线称为一步生长曲线（图 5-2）。一步生长曲线是将适量病毒接种于高浓度敏感细胞培养物或以抗病毒血清处理病毒细胞培养物以建立同步感染，以感染时间为横坐标，病毒的效价为纵坐标，绘制出的病毒特征曲线。

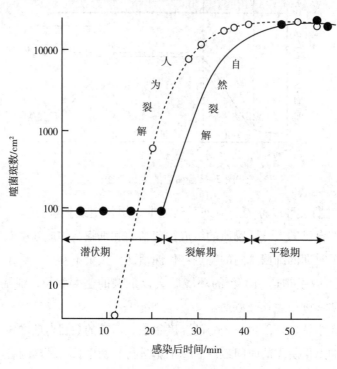

图 5-2　病毒的一步曲线

（1）**潜伏期**　是指病毒吸附于易感细胞到受染细胞释放出子代病毒所需的最短时间。不同病毒潜伏期长短不一，噬菌体一般有几分钟，动物病毒和植物病毒以小时或天计时。人为裂解病毒感染细胞检查发现，病毒潜伏期分两个阶段，第一阶段受染细胞内检测不到感染性病毒，而在后一阶段感染性病毒在受染细胞内数量急剧增加。

（2）**裂解期**　这一时期又称为成熟期，潜伏期后病毒效价急剧增加，这是新合成的病毒核酸和蛋白质装配成大量完整的病毒粒子并释放的结果。

（3）**平稳期**　这个时期是裂解末期，受染细胞将子代病毒粒子全部释放出来，病毒效价稳定在最高处的时期。裂解量是指每个受染细胞产生的子代病毒粒子的平均数目，其值等于平稳期受染细胞释放的全部子代病毒粒子数除以潜伏期受染细胞的数目，即平稳期病毒效价与潜伏期病毒效价之比。裂解量取决于病毒种类和宿主细胞，不同病毒有不同的裂解量，噬菌体的裂解量一般几十到几百个，而植物病毒和动物病毒一般为几百到几万个。

即学即练 5-1

研究细菌性状最好选用哪个生长期的细菌（　　　）

答案解析　　A. 迟缓期　　　　　B. 对数期　　　　　C. 稳定期　　　　　D. 衰亡期

三、微生物的生长测定

（一）微生物数量的测定

由于微生物个体微小，我们肉眼看到或接触到的微生物不是单个，而是成千上万个的微生物组成的群体。微生物接种是群体接种，接种后的生长是微生物群体繁殖生长。微生物生长的测定常通过测定单位时间里微生物的数量或细胞群体质量的变化来评价。微生物生长的测定有计数法、重量法和生理指标法等。

1. 计数法　计数法通常用来测定样品中所含细菌、孢子、酵母菌等单细胞微生物的数量，主要包括直接计数法和间接计数法，除此之外，还有膜过滤法和比浊法。

（1）直接计数法　根据计数过程中所用的技术不同，直接计数包括下列几种方法。

1）计数器直接测数法　取定量稀释的单细胞培养物悬液放置在血球计数板（细胞个体形态较大的单细胞微生物，如酵母菌等）或细菌计数板（适用于细胞个体形态较小的细菌）上，在显微镜下计数一定体积中的平均细胞数，换算出供测样品的细胞数。

①血球计数板及细胞计数：血球计数板是一块特制的厚玻片，玻片上有 4 条槽和 2 条嵴，中央有一短横槽和 2 个平台，两嵴的表面比两个平台的表面高 0.1mm，每个平台上刻有不同规格的格网，每个方格网共分为 9 个大方格，中央大方格 $1mm^2$ 面积上刻有 400 个小方格，即为计数室，微生物计数在计数室中进行（图 5 - 3，图 5 - 4）。

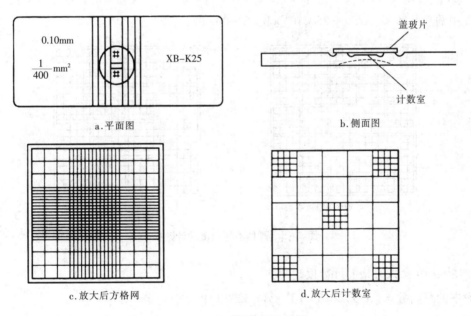

图 5 - 3　血球计数板构造图

血球计数板有两种规格。一种是将 $1cm^2$ 面积分为 25 个大格，每大格再分为 16 个小格（25 × 16，图 5 - 5a）；另一种是 16 个大格，每个大格再分为 25 个小格（16 × 25，图 5 - 5b），两者都是总共有 400 个小格。当用盖玻片置于两条嵴上，从两个平台侧面加入菌液后，400 个小方格（$1mm^2$）计数室内形成 $0.1mm^3$。通过对一定大格内（一般 16 × 25 的计数板，按对角线方位取左上、左下、右上、右下四个大方格；25 × 16 的计数板，除上述 4 个大方格外，还要计数中央的 1 个大方格）微生物数量的统计，求出平均值，乘以 16 或 25 得出计数室中的总菌数，可计算出 1ml 菌液所含有的菌体数。血球计数板可

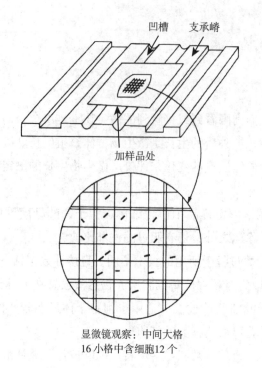

凹槽　支承峰

加样品处

显微镜观察：中间大格
16小格中含细胞12个

图5-4　血球计数板细胞计数示意图

用于酵母、细菌、霉菌孢子等悬液的计数。

设5个大方格的总菌数为A，菌液稀释倍数为B，如果是25个大方格的计数板，则：

1ml菌液中的总菌数 = (A/5)×25×10^4×B = 50000AB（个）。

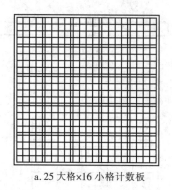

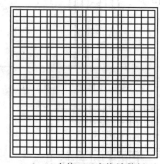

a. 25大格×16小格计数板　　　　b. 16大格×25小格计数板

图5-5　两种不同刻度的计数板

同理，如果是16个大方格的计数板，则：

1ml菌液中的总菌数 = (A/5)×16×10^4×B = 32000AB（个）

血球计数板计数法简便、快速，被广泛用于单细胞微生物的测定，但不适用于多细胞微生物计数。被测定的细胞悬液中不应存在会与细胞混淆的其他颗粒；该方法通常不能鉴别菌体死活，但有时可以通过预先在细胞悬液中加入染料的方法，分辨出死菌和活菌。例如，用亚甲蓝染料将酵母菌染色，活的酵母菌是无色的，死的菌体被染成蓝色，这样就可以分别测得活菌数和死菌数。

对于测定细胞含量较低的样品，可采用比例计数法，即将待测细胞悬液按比例与血液混合后加入计数室，在显微镜下测得待测细胞与红细胞的比例，由于血液中红细胞浓度是已知的，所以可计算出每毫升样品中待测细胞数。

②细菌计数板及细胞计数：细菌计数板与血球计数板结构大同小异，只是刻有格子的计数板平面与盖玻片之间的空隙高度仅0.02mm。因此计算方法稍有差异（见以下计算公式），其他与血球计数板法同：每毫升菌液样本的含菌数＝每小格平均菌数400×50000×稀释倍数。

③Coulter电子计数器：Coulter电子计数器（图5-6）使用方法如下：稀释的培养物样品放在装有电解质的贮液槽中，利用真空通过小孔吸入预定体积的电解质溶液（包括培养物）。由于电极间有电压，当细胞通过小孔时，电阻增加，引起电流脉冲，记录的脉冲数即为菌数。Coulter电子计数器有各种直径的孔，对直径$1\sim3\mu m$的细菌，必须用最小的孔径（$30\mu m$），对较大的细胞（如酵母、原生动物等）可用较大孔径的计数器。注意：此法对链状菌和丝状菌无效。

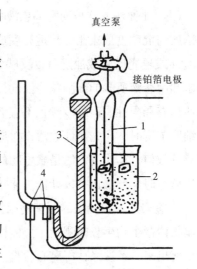

图5-6　Coulter电子计数器
1. 有孔管　2. 细胞悬浊液
3. 汞柱压力计　4. 控制电极

2）涂片染色计数　用计数板附带的0.01ml吸管，吸取定量稀释的细菌悬液，放置刻有$1cm^2$面积的玻片上，使菌液均匀地涂布在$1cm^2$面积上，固定后染色，在显微镜下任意选择几个乃至十几个视野来计算细胞数量。根据计算出的视野面积核算出每$1cm^2$中的菌数，然后按$1cm^2$面积上的菌液量和稀释度，计算每毫升原液中的含菌数。

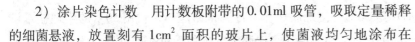

每毫升原菌液的含菌数＝视野中的平均菌数×$1cm^2$/视野面积×100×稀释倍数

（2）间接计数法（活菌计数法）　间接计数法又称活菌计数法。直接计数法测定到的是死、活细胞总数，而间接计数法测得的仅是活菌数。这类方法所得的数值往往比直接计数法测得的数值小。

1）平板菌落计数法　此法是基于每一个分散的活细胞在适宜的培养基中具有生长繁殖并能形成一个菌落的能力，因此，菌落数就是待测样品所含的活菌数。

将单细胞微生物待测液经10倍系列稀释后，将一定浓度的稀释液定量地接种到琼脂平板培养基上培养，长出的菌落数就是稀释液中含有的活细胞数，可以计算出供测样品中的活细胞数。由于平板上的每一个单菌落都是从原始样品液中的各个单细胞（或孢子）发展而来的，故必须使样品中的细胞（或孢子）充分分散均匀，且每个平板上所形成的菌落数也必须控制适当，一般以$30\sim50$个为宜。但由于各种原因，平板上的单个菌落可能并不是由一个菌体细胞形成的，因此在表达单位样品含菌数时，可用单位样品中形成菌落单位来表示，即cfu/ml或cfu/g（cfu即colony-forming unit）。

2）液体稀释最大或然数法　取定量（1ml）的单细胞微生物悬液，用培养液作定量10倍系列稀释，重复$3\sim5$次，将不同稀释度的系列稀释管置适宜温度下培养。在稀释度合适的前提下，在菌浓度相对较高的稀释管内均出现菌生长，而自某个稀释度较高的稀释管开始至稀释度更高的稀释管中均不出现菌生长，按稀释度自低到高的顺序，把最后3个稀释度相对较高的、出现菌生长的稀释管之稀释度称为临界级数。由$3\sim5$次重复的连续三级临界级数获得指数，查相应重复的最大或然数（即most probable number，MPN）表求得最大可能数，再乘以出现生长的临界级数的最低稀释度，即可测得比较可靠的样品活菌浓度。

（3）薄膜过滤计数法　测定水与空气中的活菌数量时，由于含菌浓度低，则可先将待测样品（一定体积的水或空气）通过微孔薄膜（如硝化纤维薄膜）过滤浓缩，然后将滤膜干燥、染色，并经处理使膜透明，再在显微镜下计算膜上（或一定面积中）的细菌数。

（4）比浊法　这是测定菌悬液中细胞数量的快速方法。其原理是菌悬液中的单细胞微生物，其细胞浓度与混浊度成正比，与透光度成反比。细胞越多，浊度越大，透光量越少。因此，测定菌悬液的光密度（或透光度）或浊度可以反映细胞的浓度。将未知细胞数的悬液与已知细胞数的菌悬液相比，求出未知菌悬液所含的细胞数。浊度计、分光光度仪是测定菌悬液细胞浓度的常用仪器。此法比较简便，但使用有局限性。菌悬液颜色不宜太深，不能混杂其他物质，否则不能获得正确结果。一般在用此法测定细胞浓度时，应先用计数法作对应计数，取得经验数据，并制作菌数对光密度 OD 值的标准曲线方便查获菌数值。本法测定的是微生物的总量。适用于菌体分散良好的非丝状单细胞微生物的测定。在进行大量培养时，此法比平板计数法能较快得出结果，省时省力。

2. 重量法　重量法的原理是根据每个细胞有一定的重量而设计的。它可以用于单细胞、多细胞以及丝状体微生物生长的测定。液体样品中微生物生长的测定时，将一定体积的样品通过离心或过滤将菌体分离出来，经洗涤，再离心后直接称重，求出湿重。如果是丝状体微生物，过滤后用滤纸吸去菌丝之间的自由水，再称重求出湿重。不论是细菌样品还是丝状菌样品，可以将它们放在已知重量的平皿或烧杯内，于105℃烘干至恒重，取出放入干燥器内冷却，再称量，求出微生物干重；在测定固体培养基上生长的放线菌或丝状真菌时，可先加热至50℃，使琼脂熔化，过滤得菌丝体，再用50℃的生理盐水洗涤菌丝，然后按上述方法求出菌丝体的湿重或干重。除了可以测定微生物干重和湿重外，还可以通过测定细胞中蛋白质或 DNA 的含量反映细胞物质的量。蛋白质是细胞的主要成分，含量也比较稳定，其中氮是蛋白质的重要组成元素。从一定体积的样品中分离出细胞，洗涤后，按凯氏定氮法测出总氮量。蛋白质含氮量为16%，细菌中蛋白质含量占细菌固形物的50%～80%，一般以65%为代表，有些细菌则只占13%～14%，这种变化是由菌龄和培养条件不同所产生的。因此总含氮量与蛋白质总量之间的关系可按下列公式计算：

$$蛋白质总量 = 含氮量 \times 6.25$$

$$细胞总量 = 蛋白质总量 \div [50\% \sim 80\%（或65\%）] \approx 蛋白质总量 \times 1.54$$

核酸 DNA 是微生物的重要遗传物质，每个细菌的 DNA 含量相当恒定，平均为 8.4×10^{-5} ng。因此从一定体积的细菌悬液中所含的细菌中提取 DNA，求得 DNA 含量，再计算出这一定体积的细菌悬液所含的细菌总数。

3. 生理指标法　要测定微生物数量除了用活菌计数法外，还可以用生理指标测定法进行测定。生理指标包括微生物的呼吸强度、耗氧量、酶活性、生物热等。这些指标是伴随微生物的生长过程出现并变化的，样品中微生物数量越多或代谢越旺盛，这些指标越明显，因此可以借助特定的仪器如瓦勃呼吸仪、微量量热计等设备来测定相应的指标。这类测定方法主要用于科学研究、分析微生物生理活性等。

（二）微生物大小的测定

微生物的大小一般在显微镜下使用显微测微尺测定。显微测微尺包括放入目镜中的目镜测微尺和放在镜台上的镜台测微尺。

1. 目镜测微尺的构造　目镜测微尺是一块圆形片（图 5 - 7），其中央有精确的刻度，把5mm 划分为50 等份，或把10mm 划分为100 等份。因其刻度的大小随接目镜和接物镜的放大倍数而改变，所以在使用前需用镜台测微尺进行校正，求出在显微镜某一接目镜和接物镜系统下，目镜测微尺一格所代表的实际长度。

2. 镜台测微尺的构造   镜台测微尺为一块特制的载玻片（图5－8），其中央有一个小圆圈。圆圈内刻有分度，将1mm长度等分为100小格，每小格等于0.01mm。

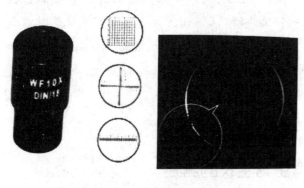

图5－7   目镜测微尺的构造

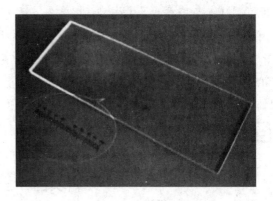

图5－8   镜台测微尺的构造

3. 目镜测微尺的标定

（1）取下接目镜，旋下目镜上的目透镜，将目镜测微尺放入接目镜的中隔板上，注意有刻度的一面朝下，再旋上目透镜，并装入镜筒内。

（2）将镜台测微尺置于载物台上，注意有刻度的一面朝上，使具有刻度的小圆圈位于视野中央。

（3）先用低倍镜观察，刻度清晰后，转动目镜，使目镜测微尺的刻度与镜台测微尺的刻度相平行，并使两尺的左边第一条线相重合，再向右寻找两尺的另外一条重合线，如图5－9。

（4）记录两条重合线间的目镜测微尺的格数和镜台测微尺的格数。

图5－9   目镜测微尺与镜台测微尺校准

（5）计算。其公式为：

目镜测微尺每格长度＝两个重叠刻度间镜台测微尺格数×10/两个重叠刻度间目镜测微尺格数

（6）以同样方法，换用不同放大倍数的物镜，分别进行校正标定。

4. 菌体大小的测定

（1）对样品进行水浸操作。

（2）将样品的水浸片放到载物台上，在显微镜下测量细菌的长度和宽度各占目镜测微尺几格，然后根据校正的目镜测微尺每格的长度换算出酵母菌体实际的长度和宽度。

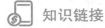 **知识链接** --

微生物生长测定的发展前景

微生物生长测定的发展方向是快速、准确、简便、自动化。利用传统微生物检测原理，结合不同的检测方法，现已经设计和开发了形式各异的微生物检测仪器设备，正逐步广泛应用于医学微生物检测和科学研究领域。

（1）抗干扰培养基和微生物数量快速检测技术的结合解决了传统微生物检测手段不能解决的难题，为建立一套完整的抗干扰微生物检测系统奠定了坚实的基础。抗干扰微生物培养基、新型生化鉴定管、微生物计数卡、环境质量检测试剂盒等，可方便地用于多项检测。

（2）Bactometer 全自动各类总菌数及快速细菌检测系统可以数小时内获得监测结果，样本颜色及光学特征都不影响读数，对酵母和霉菌检测同样高度敏感。原理是利用电阻抗法（impedance technology）将待测样本与培养基置于反应试剂盒内，底部有一对不锈钢电极，测定因微生物生长而产生阻抗改变。如微生物生长时可将培养基中的大分子营养物经代谢转变为活跃小分子，电阻抗法可测试这种微弱变化，从而比传统平板法更快速监测微生物的存在及数量。测定项目包括总活菌数、酵母菌、大肠杆菌群、霉菌、乳酸菌、嗜热菌、革兰阴性菌、金黄色葡萄球菌等。

实践实训

实训项目十三　微生物生长的测定

【实训目的】

1. 了解主要器具的构造和使用方法。
2. 了解常见微生物生长测定的原理。
3. 能够根据微生物的特性选择适宜的测定方法。
4. 能够正确进行实训内容设计。
5. 能够正确进行实训药品、仪器设备准备。
6. 能够正确进行常见微生物生长测定的操作。

【实训要求】

1. 严格遵守实训室管理规章制度。
2. 按照实训计划进行操作。
3. 认真分析和讨论实训中出现的问题。
4. 尊重实训结果的科学性。
5. 完成实训任务，达到实训目的。

【实训过程】

（一）血球计数板法测定酵母细胞的数量

1. 材料和工具

（1）菌种　酿酒酵母。

（2）器材　血球计数板、显微镜、盖玻片、无菌毛细滴管。

2. 操作

（1）菌悬液制备　以无菌生理盐水将酿酒酵母制成适当浓度的菌悬液。

（2）镜检计数室的准备　在加样前，先对计数板的计数室进行镜检。若有污物，则需清洗，吹干后进行计数。

（3）加样　将清洁干燥的血球计数板盖上盖玻片，用无菌毛细管将摇匀的菌悬液由盖玻片边缘滴一小滴（不宜过多），让菌液沿缝隙靠毛细管作用自动进入计数室，一般计数室均能充满菌液。

（4）显微镜计数　加样后静止 5min，然后将血球计数板置于显微镜下，先用低倍镜找到计数室位置，然后换成高倍镜进行计数。

在计数前若发现菌液太浓或太稀，需重新调节稀释度后再计数。一般样品稀释度要求每小格内有 5~10 个菌体为宜。每个计数室选 4 个或 5 个大方格中的菌体进行计数。位于格线上的菌体一般只数上方和右边线上的，如遇酵母出芽，芽体大小达到母细胞的一半时，即作为两个菌体计数。

（5）清洗 血球计数板使用完毕后，将血球计数板在水龙头上用水冲洗干净，切勿用硬物洗刷，洗完后自行晾干或用吹风机吹干。镜检观察每小格内是否有残留的菌体或其他杂物。

3. 结果

血球计数板	各中格菌数					A	B	二室平均值	菌数（个/ml）
	1	2	3	4	5				
第一室									
第二室									

4. 注意事项

（1）注意加样时计数板内不可有气泡。

（2）计数时注意显微镜光线的强弱适当，对于用反光镜采光的显微镜还要注意光线不要偏向一边，否则视野中不易看清楚计数室方格数，或只见竖线或横线。

（二）平板菌落计数测定酵母的数量

1. 材料和工具准备

（1）菌种 酿酒酵母。

（2）培养基 牛肉膏蛋白胨培养基。

（3）器材 1ml 无菌吸管，无菌平皿，盛有 4.5ml 无菌水的试管，试管架、记号笔和培养箱等。

2. 操作

（1）编号 取无菌平皿 9 套，分别用记号笔标明 10^{-4}、10^{-5}、10^{-6}（稀释度）各 3 套。另取 6 支盛有 4.5ml 无菌水的试管，依次标示 10^{-1}、10^{-2}、10^{-3}、10^{-4}、10^{-5}、10^{-6}。

（2）稀释 用 1ml 无菌吸管吸取 1ml 已充分混匀的大肠杆菌菌悬液（待测样品），精确地放 0.5ml 至标示为 10^{-1} 的试管中，此即为 10 倍稀释，将多余的菌液放回原菌液中。

将 10^{-1} 试管置试管振荡器上振荡，使菌悬液充分混匀。另取一支 1ml 吸管插入 10^{-1} 试管中来回吹吸菌悬液三次，进一步将菌体分散、混匀。吹吸菌悬液时不要太猛太快，吸时吸管伸入管底，吹时离开液面，以免将吸管中的过滤棉花浸湿或使试管内液体外溢。用此吸管吸取 10^{-1} 菌悬液 1ml，精确地放 0.5ml 至 10^{-2} 试管中，此即为 100 倍稀释，其余依此类推（图 5-10）。

放菌液时吸管尖不要碰到液面，即每一支吸管只能接触一个稀释度的菌悬液，否则稀释不精确，结果误差较大。

（3）取样 用三支 1ml 无菌吸管分别吸取 10^{-4}、10^{-5} 和 10^{-6} 的稀释菌悬液各 1ml，对号放入编好号的无菌平皿中，每个平皿放 0.2ml（其余 0.8ml 弃去，减少因每次移液量较少造成的系统误差）。

不要用 1ml 吸管每次只靠吸管尖部吸 0.2ml 稀释菌液放入平皿，这样容易加大同一稀释度几个重复平板间的操作误差。

（4）倒平板 尽快向上述盛有不同稀释度菌液的平皿中倒入融化后冷却至 45℃ 左右的牛肉膏蛋白胨培养基，每平皿约 15ml，置水平位后迅速旋动平皿，使培养基与菌液混合均匀，而又不使培养基荡出平皿或溅到平皿盖上。

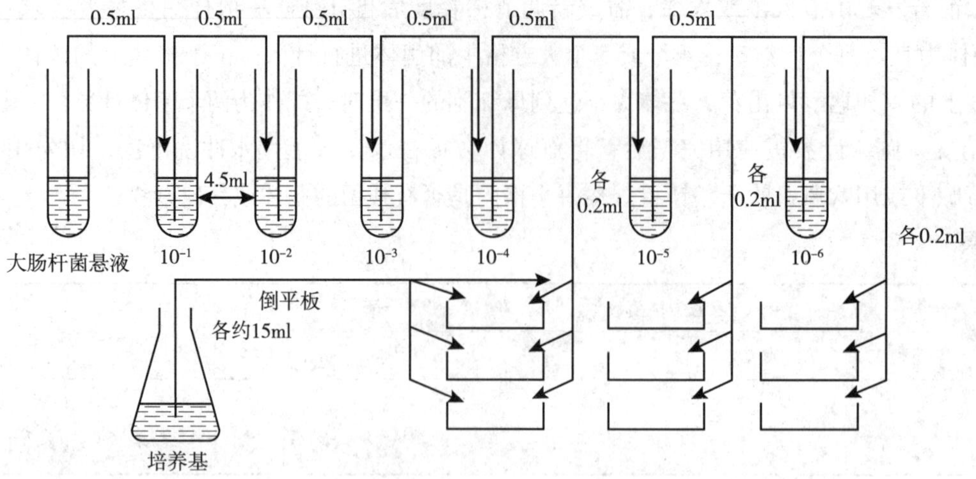

图 5 – 10 菌落计数操作流程

由于细菌易吸附到玻璃器皿表面，所以菌液加入到培养皿后，应尽快倒入融化并已冷却至 45℃ 左右的培养基，立即摇匀，否则细菌将不易分散或长成的菌落连在一起，影响计数。待培养基凝固后，将平板倒直于 37℃ 恒温培养箱中培养。

（5）计数　培养 48h 后，取出培养平板，算出同一稀释度三个平板上的菌落平均数，并按下面进行计算。

每毫升中菌落形成单位(每毫升总活菌数) = 三次重复的平均菌落数 × 稀释倍数 × 5

一般选择每个平板上长有 30～300 个菌落的稀释度计算每毫升的含菌量较为合适。同一稀释度的 3 个重复对照的菌落数不应相差很大，否则表示实验不精确，实际工作中同一稀释度重复对照平板不能少于 3 个，这样便于数据统计，减少误差。由 10^{-4}、10^{-5}、10^{-6} 三个稀释度计算出的每毫升菌液中菌落形成单位数也不应相差太大。

平板菌落计数法所选择倒平板的稀释度是很重要的。一般以 3 个连续稀释度中的第 2 个稀释度倒平板培养后所出现的平均菌落数在 50 个左右为好，否则要适当增加或减少稀释度加以调整。

平板菌落计数法的操作除上述倾注倒平板的方式以外，还可以用涂布平板的方式进行。二者操作基本相同，所不同的是后者先将牛肉膏蛋白胨培养基融化后倒平板，待凝固后编号，并于 37℃ 左右的温箱中烘烤 30min，或在超净工作台上适当吹干，然后用无菌吸管吸取稀释好的菌液对号接种于不同稀释度编号的平板上，并尽快用无菌玻璃涂棒将菌液在平板上涂布均匀，放于实验台上 20～30min，使菌液渗入培养基表层内，然后倒置于 37℃ 的恒温箱中培养 24～48h。

涂布平板用的菌悬液量一般以 0.1ml 较为适宜，如采过少菌液不易涂布开，过多则在涂布完成后或在培养时菌液仍会在平板表面流动，不易形成单菌落。

3. 结果

稀释度	10^{-4}				10^{-5}				10^{-6}			
	1	2	3	平均	1	2	3	平均	1	2	3	平均
菌落数												
每毫升中总活菌数												

4. 注意事项

（1）稀释菌液加入培养皿时，要"对号入座"。

（2）不要直接取用来自冰箱的稀释液。

（3）每只移液管只能接触一个稀释度的菌液，每次移液前，都必须来回吸几次，以使菌液充分混匀。

（4）样品加入培养皿后要尽快倒入融化冷却至45℃左右的培养基，立即摇匀，否则菌体常会吸附在皿底，不易分散成单菌落，因而影响计数的准确性。

（三）重量法测定青霉菌的生长

1. 材料和器具

（1）菌种　青霉菌液体培养物。

（2）器具　分析天平、定量滤纸、电热干燥箱。

2. 操作　将青霉菌接种于适宜的液体培养基中，28℃振荡培养5~7d。取定量滤纸两张（质量和大小相同），分别在分析天平上称重（a_1和a_2）。取其中一张定量滤纸（a_1）将青霉菌培养物进行过滤，收集菌体，沥干后称重（b），然后置80℃干燥箱中烘干至恒重（c）。取另一张定量滤纸（a_2），用滤液润湿，沥干后称重（d）。

$$菌体的湿重 = (b - a_1) - (d - a_2)$$

$$菌体的干重 = c - a_1$$

按照上述操作方法重复测定3次，分别计算湿重和干重的平均值。

3. 结果

	a_1	a_2	b	c	d	湿重	干重
实验1							
实验2							
实验3							
平均值							

4. 注意事项

（1）3次平行实验的操作过程尽量保持一致，以免出现数据上较大的波动，如果3组数据相差较大，可以增加实验的次数。

（2）如果3次实验数值相差较大，在湿重和干重平均值的计算时，应当注意数据的取舍。

（3）烘干时要注意将水分完全去除，即当质量不再发生变化时，停止烘干操作。

（四）比浊法测定大肠埃希菌的数量

1. 材料和器具

（1）菌种　大肠埃希菌液体培养物。

（2）仪器　721光电比色计或751紫外分光光度计。

2. 操作

（1）把比色计的波长调整到420nm，开机预热10~15min。

（2）在比色杯中盛未接种的培养液进行零点调整。

（3）将培养8h、12h、16h的大肠埃希菌菌液分别倒入相同类型的比色杯中，测定其OD值。若菌液浓度大，可适当进行稀释，使OD值的读数在0~0.4之间最好。按照上述操作步骤重复测定3次，计算平均值。

（4）测定后把比色杯中的菌液倾入容器中，用水冲洗比色杯，冲洗水也收集于容器中进行灭菌。

最后用 70% 酒精冲洗比色杯。

3. 结果记录

	8h	12h	16h
实验 1			
实验 2			
实验 3			
平均值			

4. 注意事项

（1）比色计或分光光度计在使用之前必须阅读使用说明书，按照使用说明进行操作，以免影响设备的灵敏度和准确度。

（2）在测定过程中，如果菌液的浓度较大，必须进行稀释，使 OD 值的读数在 0~0.4 之间。

（3）3 次平行实验的操作过程尽量保持一致，以免出现数据上较大的波动，如果 3 组数据相差较大，可以增加实验的次数。

（4）如果 3 次实验数值相差较大，计算平均值时应当注意数据的取舍。

【实训评价】

微生物生长的测定操作要点及考核标准如下。

评价指标	操作要点	考核标准	分值	得分	备注
实训前物品检查及摆放（2 分）	物品检查、摆放	进行实训物品检查、物品摆放整齐不影响操作	2		
血球计数板法测定酵母细胞的数量（20 分）	菌悬液制备	菌悬液浓度是否合适	3		
		菌液是否摇匀			
	血球计数板的准备	使用计数板前是否镜检	4		
		清洗方法是否正确			
		清洗后是否吹干或晾干			
	显微镜计数	物镜使用顺序	10		
		油镜使用方法			
		视野是否清晰			
	计数板清洗	计数板是否清洗	3		
		清洗方法是否正确			
		计数板是否吹干或晾干			
平板菌落计数测定酵母的数量（23 分）	试管、平板编号	试管、平板是否标记	2		
		试管、平板是否有漏标			
	稀释	移液过程中是否漏液	5		
		菌液是否摇匀			
		移液管使用是否正确			
	取样	移液管使用是否正确	3		
		液体转移顺序是否正确			
		移液过程中是否漏液			

续表

评价指标	操作要点	考核标准	分值	得分	备注
平板菌落计数测定酵母的数量（23分）	倒平板	培养基温度是否合适	5		
		培养基是否摇匀			
		培养基是否溅出			
	计数	平板菌落个数选择是否合适	8		
		计算方法是否正确			
重量法测定青霉素的生长（15分）	取滤纸	滤纸是否称重	2		
		两片滤纸质量相差是否太大			
	过滤	是否烘干至恒重	4		
		是否沥干			
	计算	计算结果是否取平均值	9		
		计算方法			
比浊法测定大肠埃希菌的数量（25分）	分光光度计调波长、预热	是否调到正确的测定波长	5		
		设备预热			
	调零点	空白液体选择	5		
		比色杯是否清洗			
		比色杯是否擦干			
	检测	比色杯是否清洗	10		
		比色杯是否擦干			
		一个样品是否测量3次			
		OD值范围不超过0～0.4	5		
		检测操作是否规范			
	灭菌、清洗	比色杯是否正确清洗			
		样品液体是否收集灭菌			
熟练程度（4分）	操作熟练程度	熟练	4		
		较熟练			
		一般			
		不熟练			
文明操作（2分）	台面整理	是否整理实训台	2		
	器皿破损	器皿是否有破损			
原始记录及报告（4分）	实训记录清楚	是否有记录	4		
		观察现象与记录是否一致，清楚无涂改			
合计					

目标检测

答案解析

一、单项选择题

1. 在细菌生长曲线中，细菌形成芽孢时期的是（　　　）

A. 迟缓期　　　　　　B. 对数期　　　　　　C. 稳定期　　　　　　D. 衰老期

2. 在细菌生长曲线中，细菌对抗菌药物最敏感的是（　　）

    A. 迟缓期　　　　　　　B. 对数期　　　　　　　C. 稳定期　　　　　　　D. 衰老期

3. 在有氧、无氧条件下均能生长，有氧的条件生长更佳的细菌属于（　　）

    A. 专性需氧菌　　　　　B. 专性厌氧菌　　　　　C. 兼性厌氧菌　　　　　D. 微需氧菌

4. 细菌生长繁殖的方式为（　　）

    A. 二分裂方式　　　　　B. 出芽方式　　　　　　C. 自我复制　　　　　　D. 菌丝孢子方式

5. 细菌在固体培养基生长可表现为（　　）

    A. 菌膜　　　　　　　　B. 浑浊　　　　　　　　C. 穿刺线　　　　　　　D. 菌落

二、多项选择题

1. 影响微生物生长繁殖的要素有（　　）

    A. 营养　　　　　　　　B. 温度　　　　　　　　C. 酸碱度　　　　　　　D. 氧气

2. 根据氧与微生物生长的关系，可将微生物分为（　　）

    A. 专性好氧型微生物　　　　　　B. 兼性厌氧型微生物　　　　　C. 微好氧型微生物

    D. 耐氧型微生物　　　　　　　　E. 专性厌氧型微生物

3. 霉菌的无性繁殖主要产生的孢子种类有（　　）

    A. 孢子囊孢子　　　　　B. 分生孢子　　　　　　C. 节孢子　　　　　　　D. 厚垣孢子

4. 病毒的生长曲线称为一步生长曲线，主要分为三个阶段，包括（　　）

    A. 潜伏期　　　　　　　B. 成熟期　　　　　　　C. 平稳期　　　　　　　D. 衰亡期

5. 微生物的数量计数方法包括（　　）

    A. 计数法　　　　　　　B. 重量法　　　　　　　C. 生理指标法　　　　　D. 计数器法

三、判断题

1. 细菌的繁殖方式为二分裂，细菌的生长曲线分为适应期、对数生长期、稳定期和数量下降期。（　　）

2. 酵母菌的繁殖主要有无性繁殖和有性繁殖两种方式，芽殖是酵母菌主要的繁殖方式。（　　）

3. 在细菌典型生长曲线中，细胞产量最高的时期是稳定期。（　　）

4. 病毒在核酸控制指导下合成子代病毒的核酸以及蛋白质，这个时期在宿主细胞中检测不到完整的病毒，这个时期称为非感染期。（　　）

5. 半固体培养基常用于检查细菌具有菌毛特殊结构。（　　）

四、简答题

酵母菌的繁殖方式有哪些？

书网融合……

    知识回顾　　　　　　微课　　　　　　习题

项目六　**菌种保藏技术**

学习引导

微生物菌种是重要的生物资源。在自然条件下，菌种污染、死亡、变异是不可避免的，我们只能推迟这一变化。菌种保藏就是把分离到的菌种用适宜的方法进行保藏，使其保持原来的性状以及活力，避免菌种的变异、退化、污染以及死亡。本项目通过学习微生物菌种遗传变异的基本知识，菌种保藏的方法和原理，菌种复苏的基本方法，进行常用菌种保藏、复苏以及传代的操作训练，使学生在实际工作中能够根据菌种特点选择适宜的菌种保藏方法并正确进行菌种保藏操作，同时在实际生产中可以根据要求适时活化菌种。

学习目标

1. **掌握**　微生物菌种的保藏以及方法；微生物菌种的活化。
2. **熟悉**　微生物遗传变异机制；微生物突变和基因重组。
3. **了解**　菌种的选育。

遗传和变异是微生物生长繁殖过程中最基本的生命特征，微生物将亲代遗传基因在繁殖过程中稳定地传递给子代，这种现象称为遗传。在各种因素的共同作用下，子代的某些遗传物质发生改变，而且这种改变可以稳定的遗传给下一代，同时这种基因上的改变也引起某些性状与亲代有所差异，这种现象称为变异。遗传和变异既相互矛盾又相互统一，遗传是相对的，变异是绝对的，正是它们的这种辩证关系推动生物不断进化。遗传是物种延续的基础，而变异是物种进化的前提。

即学即练6-1

"种瓜得瓜，种豆得豆"说明生物界普遍存在着（　　）；"龙生九子，九子各不同"则说明生物存在（　　）

答案解析

A. 生长现象　　　　B. 繁殖现象　　　　C. 变异现象　　　　D. 遗传现象

一、菌种的变异和退化

PPT

（一）微生物的变异退化和复壮

1. 菌种退化　微生物的变异主要分为表型变异和基因型变异。由于外界环境的改变而引起微生物

93

基因表达上的变异，这类变异称为表型变异。由于微生物的表型变异并没有发生基因型的改变，因此这类变异不能遗传给下一代，去除外界影响因素后可恢复原来的性状。由于基因型改变引起的微生物性状变化可以稳定地遗传给后代，称为基因型变异。基因型变异有利于微生物的生存及进化，使微生物产生新的品种。微生物的变异现象主要包括形态结构变异、菌落特征变异、毒力变异、耐药性变异以及酶活力变异。

菌种退化是指用于实践生产的优良菌种由于多次的传代或长期保藏，群体中的某些生理特征或形态特征逐渐减退甚至于消失，如生产菌株性状的劣化、遗传标记的丢失、典型性状变得不典型等现象。菌种退化是一个不可避免的演化过程，从最开始的微生物群体中仅出现个别负变细胞，到随着连续传代、不断地生长代谢，负变细胞开始增多，最后在群体中占了优势，导致原有菌株的优良性状丧失。

2. 菌种退化的原因　菌种退化的第一个原因是连续传代。一方面微生物的自发突变大多是通过繁殖传代发生的，传代次数越多则发生突变的概率越高。另一方面基因突变开始仅发生在个别细胞，如果不传代，个别低产细胞不会影响群体的表型，但是随着突变菌株传代繁殖，就会将突变特性遗传给子代，低产细胞逐渐在数量上占优势，使群体表型发生变化，导致菌种退化。因此可以说菌株的连续传代可以加速菌株的退化。

菌种退化的第二个原因是不良的培养条件和保藏条件，如培养基、温度、湿度、pH 值、O_2 等也会引起菌种的退化。不良的培养条件会引起菌种为适应环境而出现的突变，这种突变方向不可人为控制，很有可能造成菌种优良性能的退化。如高温环境容易使某些酶失活并且引起质粒脱落，造成菌种的退化。同时不良的保藏条件也会引起菌种的退化，一般情况下保藏条件要求真空、干燥、低温。

3. 菌种退化的防止　菌种的退化是不可避免的，我们只能做到采取积极措施防止菌种退化。为了防止菌种退化，需要采取以下措施。①尽量减少传代：在菌种传代过程中很容易引发菌种的自发突变，因此要尽量避免不必要的传代，并将必要的传代降到最低限度。②用单核细胞或单菌落传代：要用单核的孢子进行移种，最好选用单菌落的孢子进行传代，因为单菌落是由单个孢子发育而形成的，其遗传特性一致，不容易发生分离现象。放线菌和霉菌的菌丝是多核的，其中也可能存在异核体或部分二倍体，所以用菌丝接种、传代易产生分离现象，会导致菌种退化。③经常进行菌种纯化：所谓菌种纯化就是对菌种进行自然分离，这样可以避免菌种的污染和退化。将菌种制成单细胞或单孢子悬浮液，经稀释后将其涂布于琼脂平板上培养，待平板上单菌落培养成熟后挑取单菌落移种斜面，再经摇瓶试验后测定其生产能力，从中选出高水平的菌种。④采用良好的培养基和培养条件：培养基和培养条件可以从多方面影响菌种的性状，因此为了防止菌种的退化，要根据菌种的特点选择合适的培养基和培养条件。⑤采用科学的保藏方法：在菌种保藏过程中也会发生菌种退化现象，尤其是不良的保藏条件更容易加速菌种的退化。

因此要采用科学和有效的菌种保藏方法，以防止菌种优良性状的退化，这也是前文提到的菌种保藏的意义。

4. 菌种的复壮　如果生产菌种出现退化现象了，就要及时对已退化的菌种进行复壮，使菌种的优良特性得以保持。菌种复壮的方法如下。

（1）纯种分离　采用平板划线法、稀释平板法等分离方法从菌种群体中将原有菌种典型优良性状的单细胞分离出来，扩大培养，即可得到保持菌种优良性状的纯种。若菌种退化是由杂菌污染引起的，通过分离纯化可清除杂菌，从而恢复原有菌种的典型优良性状。

（2）通过寄主复壮　寄生性微生物的退化菌株可接种到相应易感寄主体内，然后从易感寄主体内分离得到该菌株，如此反复可提高菌株的活力。例如长期人工培养的杀螟杆菌其毒力会减退，杀虫能力降低，若用毒力减退的杀螟杆菌感染菜青虫的幼虫，然后从感病死亡的虫体内重新分离菌株，如此反复多次，可显著增强菌株的毒力，明显提高杀虫能力。

（3）**筛选健壮个体**　退化的菌种群体中总是存在少数未退化的适应外界条件能力强的健壮个体。可用物理或化学方法处理菌体（或孢子），加速菌种群体中已衰退或生活力不强的个体的死亡，使死亡率达到 80% 以上，然后从存活的个体中筛选保持原有菌种优良性状的菌株。这样健壮的菌株在日后的菌种保藏和生产中表现也更为优异。例如有人曾用提高培养基的 pH 值来处理退化的乳酸菌菌株，使其菌体大量死亡，然后从存活的个体中分离出未退化的健壮的菌株。

（4）**遗传育种**　可把退化菌种作为出发菌株，重新进行遗传育种，然后筛选出具有优良性状的高产菌株。

以上是实践中常用的几种菌种复壮方法，根据菌种退化的原因选择适宜的菌种复壮方法，有针对性的采取措施，才能达到好的菌种复壮效果。

> ## 岗位情景模拟
>
> **情景描述**　某药厂质量检测实验室从菌种保藏机构购买了一批大肠埃希菌的冷冻干燥管，需要对目标微生物样品进行活化使用，剩余的样品要进行保藏留在后期使用，活化和保藏过程需要填写完整的实验室使用报告以及实验室操作报告。如果您是实验人员。
>
> **讨论**　1. 菌体活化的 1 代是否可以应用于实验室使用？
>
> 　　　2. 菌种保藏技术有哪些？
>
> 　　　3. 菌种保藏后是否需要进行定时传代？如何进行菌种的复苏和传代？
>
> 答案解析

二、菌种的保藏 e 微课

1. 菌种保藏的意义　菌种是世界上的重要自然资源，是从事微生物研究、教学以及应用的基本材料。在医药领域中，诊断试剂的制备、疫苗的生产、微生物致病性研究、抗生素等药物的生产、药物的抑菌试验及药品微生物检验等都有相应的菌种。优良的工业生产菌种是由野生型菌种经过诱变育种、杂交育种、代谢工程等育种方法筛选得到的，其获得非常不易，往往要花费很长的时间和大量的人力、物力。但微生物代谢旺盛，生长繁殖速度快，在传代过程中易受环境条件的影响而发生变异甚至死亡。微生物菌种在传代繁殖和保藏过程中会出现退化现象，在科研和生产中应该设法减少菌种的退化和死亡。菌种保藏是一项重要的工业微生物学基础工作，以保证菌种经过较长时间保藏后仍然保持较强的生活力，同时保持纯度不被其他杂菌污染，且形态特征和生理性状应尽可能不发生变异，其目的是使菌种在长时间保存后不会出现死亡、退化以及污染的情况，便于后期的研究或是生产使用。

2. 菌种保藏的原理　微生物具有繁殖速度快而易变异的特性，在自然条件下不可避免地出现已经分离出来的菌种死亡、污染以及自身变异导致典型性状退化、生产性能下降的情况。在生物制药过程中微生物菌种是重要的生物资源，必须妥善处理避免菌种退化。菌种保藏是指通过适宜的保藏方法，使获得的菌种在保藏过程中尽可能保持其原来的性状和活力并且不被污染，符合菌种的研究和生产使用需求。在菌种保藏的过程中，无论如何设计保藏方法都会产生变异菌株，变异菌株的大量生长，会造成菌株的形态和特征都不典型，最终导致菌种的变异。如菌落从原来的凸形变成扇形、帽形或小山形，孢子丝从原有的螺旋状变成波曲状或直丝状，孢子从椭圆变成短柱形等。其次就是生长变得缓慢、产孢子越来越少。如菌苔变薄、生长缓慢（半个月以上才长出菌落），不产生丰富的孢子层，有时甚至只长些基内菌丝。再次就是代谢产物生产能力或其对寄主的寄生能力下降。为了避免以上现象的产生，菌种保藏过程中要按时进行菌种分离纯化和移种。保存菌种的时候可以通过以下方法来防止菌种变异：①控制传代次数；②创造良好的培养条件；③采用有效的菌种保藏方法。

在保藏中出现明显变异的菌种，就必须采用一些方法淘汰变异菌株，筛选出保持原性状的菌株。目前所采取的主要方法有：①通过纯种分离可把退化菌种中的一部分仍保持原有典型性状的单细胞分离出来，经过扩大培养就可恢复原菌株的典型性状；②通过寄主体进行复壮；③淘汰已变异的个体。

3. 菌种保藏的方法　在生物制药过程中微生物发酵代谢产物是十分重要的一部分，因此获得并维持好一株具有优良性状的生产菌种是十分重要的。但是在菌种的生长繁殖过程中死亡和变异是无法避免的，因而菌种保藏的意义就在于选用合适的方法尽可能延长菌种的使用寿命，尽量保持菌种的优良遗传性状。菌种保藏的方法很多，基本原理主要是使微生物处于代谢不活跃、生长繁殖受抑制的休眠状态，尽量减少菌种传代的次数，减少菌株在繁殖过程中发生的突变，达到保持菌种典型性状的目的。菌种保藏要在典型菌种中选择优良的菌种，利用其休眠体（孢子、芽孢等）在采用一定方法的条件下进行长期保存。人工保藏法的环境可以概括为低温、干燥、缺氧。需要注意的是保藏方法的基本要求是能使菌种经长期保藏后保持存活并且保持菌种原有的性状不变，其次是从实际生产出发方法本身简便和经济，便于推广使用。

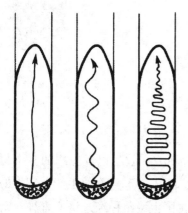

图6-1　接种斜面划线法

（1）斜面低温保藏法　低温对微生物代谢活动具有抑制作用，因此可将培养好的斜面放入4～6℃冰箱进行保存，这类保藏方法即为斜面低温保藏法。具体方法是将菌种接种于斜面培养基（图6-1），在适宜的条件下培养至稳定期或产生成熟的芽孢、孢子，然后置于4～6℃冰箱保藏，保藏时可用不透气的无菌橡皮塞封住菌种管，并用牛皮纸包扎管口。此法适用于大多数细菌、真菌以及放线菌的保藏，但不同微生物保藏时间不同，如细菌芽孢一般3～6个月；营养体最长1个月；放线菌3个月；霉菌4个月；酵母菌4～6个月。一定时期后微生物都需移种培养后继续保藏，此法常用于微生物实验室的菌种保藏。保藏培养基一般含较多有机氮，糖分总量不超过2%，既能满足菌种培养时生长繁殖的需要，又可防止因产酸过多而影响菌株的保藏，保藏相对湿度通常为50%～70%。斜面低温保藏法的优点是操作简单，使用方便，一般不需另选保藏用的培养基，不需特殊设备，适用于大多数微生物，能随时检查所保藏的菌株是否死亡、变异及污染等情况；缺点是工作量大，保藏时间短，菌种传代频繁，易退化、易污染。此外，高层半固体穿刺培养物、液体培养物也可以用此法保藏。

（2）液体石蜡保藏法　此法是斜面低温保藏法的辅助方法，常用于保藏各种兼性厌氧的细菌、放线菌，向新鲜培养的斜面或高层半固体穿刺培养物中加入无菌液体石蜡，隔绝空气，通过控制氧气的供给来抑制菌体的繁殖和代谢，同时也可防止培养基水分蒸发而导致菌体死亡，达到延长保藏期的目的。将液体石蜡分装包扎后于0.1MPa、121.3℃灭菌30min，液封用的液体石蜡需高温高压灭菌2次，取出置40℃恒温箱中蒸发水分，或置160℃干热灭菌2h，备用；在新培养好的菌种管中加入无菌、干燥的液体石蜡至高出培养基顶部约1cm，加密封胶塞，并用固体石蜡封口，直立放置于4～6℃冰箱或常温保存。此法保藏期限是霉菌、放线菌、芽孢2年以上；酵母菌1～2年；一般营养体1年左右。此法不适用于某些细菌（如沙门菌、乳酸杆菌、分枝杆菌等）、真菌（如毛霉、根霉等）及能分解石蜡的微生物。为了降低微生物的代谢作用，可以将液体石蜡封好的培养基放入到冰箱中保存。此方法不仅利用了低温抑制微生物代谢的原理，还利用液体石蜡进行空气隔绝处理，因此保藏效果较斜面更好，需注意的是该方法需要定期检查试管，在发现液体石蜡减少时应及时补充。生产实践中应用此法需注意：①从液体石蜡覆盖层下移种时，接种针在火焰上烧灼时菌体会随着液蜡四溅，如果培养物是病原菌时，应予注意。②第一代的培养物会有液蜡的残迹，因此复壮后的第二代才适于实验用。

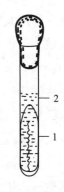

图 6-2　液体石蜡保藏法
1. 斜面上的菌苔　2. 注入的液体石蜡

液体石蜡保藏法（图 6-2）的优点是操作简单，不需特殊设备，不需经常移种；缺点是必须直立放置，占用较大空间，不便携带。

（3）干燥保藏法　微生物在生长繁殖时会产生孢子或者芽孢，而孢子或芽孢的实质都是菌体的休眠体，其在干燥环境中更易保藏，不易死亡。根据孢子以及芽孢的这种生理特性可以把孢子或者芽孢接种到适宜的载体培养基上，然后放置于干燥的环境起到保护作用，待到使用时可以复活芽孢或孢子从而得到菌种。可以作为菌种干燥保藏的载体有沙土、麸皮、滤纸、硅胶等，这些载体对微生物起到一定的保护作用。干燥保藏法是将接有孢子或芽孢的载体经真空干燥后置于低温进行保藏。

1）沙土管保藏法　沙土管保藏法是利用干燥、缺乏营养的沙土作为载体的菌种保藏方法，这样的沙土环境能抑制微生物的生长繁殖以及代谢，并且有利于芽孢和孢子的保藏（图 6-3）。该法适用于能形成芽孢的细菌及产孢子的放线菌、霉菌，保藏时间 2~10 年，不适于保藏酵母菌及不能产生芽孢的细菌。在整个操作过程中，沙土载体的筛选和灭菌相对较为繁复，后期还需彻底干燥脱水，操作方法复杂并且应用到的设备仪器较多，但是这种菌种的保藏方法保藏的时间会长很多。具体操作方法如下：①沙土管制备。取河沙经 60 目过筛去掉较大颗粒及杂质，再用 80 目过筛去除细沙，用磁铁去除铁质，加入 10% 的盐酸浸泡 4h 后煮沸 30min，去除有机物。若有机物太多，可加 20% 盐酸浸泡 24h，倒掉盐酸，用水冲洗至 pH 呈中性，烘干。另取 100 目过

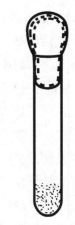

图 6-3　沙土管保藏法

筛的瘦黄土水洗至中性，烘干。将沙和土按 2:1 的比例混合均匀，分装于小试管或安瓿瓶，装量高度约 1cm，置 0.1MPa、121.3℃灭菌 1~1.5h，或常压间歇灭菌 3 次、每次 1h 50℃以下烘干，经无菌检查合格后备用。②混合菌种。取新培养好的放线菌、真菌孢子或成熟的细菌芽孢斜面菌种，加 3~5ml 无菌水洗下孢子或芽孢制成菌悬液，每支沙土管加入菌悬液 0.2~0.5ml，拌匀，也可直接挑取孢子加入沙土管拌匀。③干燥。将混菌沙土管真空干燥 4h 或放干燥器内脱水干燥。④保藏。将干燥后经抽查无污染、生长好的沙土管管口熔封，置 4~10℃冰箱保存。管口若不熔封也可用橡胶塞塞紧后置干燥器内室温保藏。保藏期间每年需取一支进行检查，如有变化需重新制作沙土管或改用其他方法保藏。

2）麸皮保藏法　此种方法适合于产孢子的霉菌或放线菌。利用麸皮具有一定的吸水性，将麸皮与水或其他培养基成分按照（0.8~1.5）:1 的比例拌匀，需要注意的是在具体的菌种保藏实验中要按照菌种对水分的要求来确定比例。将拌匀的麸皮分装在试管或安瓿瓶等容器中，并进行高温高压灭菌，然后将菌种的孢子液接入，混匀，并在适宜温度下培养，直至长出菌丝。最后将培养好的试管或安瓿瓶放在干燥器中干燥，干燥结束后置于冰箱冷藏室保藏。相对而言，麸皮保藏法操作较简单，菌种保藏时间长，不易退化，是实验和生产中应用较多的一种菌种保藏方法。

（4）冷冻保藏法　冷冻保藏法是指将菌种置于 -20℃以下的温度保藏，是非常有效的菌种保藏方

法。一般来说，冷冻温度越低，保藏效果越好。因为在低温状态下，微生物的代谢活动基本停止，这就为菌种保藏提供了可行性，但是在此过程中要注意保护菌种不受伤害，冷冻保藏前，通常向培养液中加入适量冷冻保护剂（如甘油、二甲亚砜等），同时还需要认真掌握好冷冻速度和解冻速度。以甘油冷藏法为例，在液体的新鲜培养物中加入15%高温高压灭菌的甘油，然后再置于-20℃或-70℃冰箱中保藏。甘油透入细胞后，能强烈降低细胞的脱水作用，也就是利用甘油作为保护剂，使微生物在-20℃或-70℃条件下仍能维持生命活动状态，而在这样的低温情况下细胞代谢水平几近停止，从而达到延长保藏时间的目的，一般情况下利用此方法菌种可保藏1～10年。根据冷冻温度的不同，可将冷冻保藏法分为普通冷冻保藏法、超低温冷冻保藏法和液氮冷冻保藏法。①普通冷冻保藏法：将菌种培养在试管或培养瓶斜面上，待生长适度后，将试管或瓶口用橡胶塞严密封好，置于温度范围在-20℃～-5℃的普通冰箱的冷冻室中保存。此法可维持若干微生物的活力1～2年，但不适宜多数微生物的长期保藏。②超低温冷冻保藏法：将微生物菌种置于-70℃超低温冰箱中保藏。若干细菌和真菌菌种可通过此法保藏5年而活力不受影响。③液氮冷冻保藏法：将菌种置于液氮（-196℃）中保藏。经研究发现在液氮中保藏的菌种存活率远比其他保藏方法高，且回复突变的发生率极低。目前液氮保藏已成为工业微生物菌种保藏的最好方法，只是此方法需要一定的经济基础作为支撑。

（5）冷冻真空干燥保藏法　这种方法是冷冻保藏法的延伸和发展，此法集中了菌种保藏的所有有利条件，包括低温、缺氧、干燥和添加保护剂。具体操作方法为：将待保藏菌种的细胞或孢子菌悬液悬浮于保护剂（如脱脂牛奶）中，目的是减少因冷冻或水分不断升华对微生物所造成的损害；在低温下（-70℃左右）使微生物细胞快速冷冻；在真空条件下使冰升华，以除去大部分水分。冷冻真空干燥保藏法是目前最有效的菌种保藏方法之一。它的优点是：适用范围广，保藏期长，存活率高。除少数不产生孢子只产生菌丝体的丝状真菌不宜采用此法保藏外，其他大多数微生物如细菌、放线菌、酵母菌、丝状真菌以及病毒都可采用此方法进行保藏；而且采用此法保藏的菌种其保藏期一般可长达数年至十几年，且保藏效果良好。此法的缺点是设备昂贵，操作复杂。

冷冻干燥保藏法综合利用了各种有利于菌种保藏的因素（低温、干燥、缺氧等），是目前最有效的菌种保藏方法之一，见图6-4。

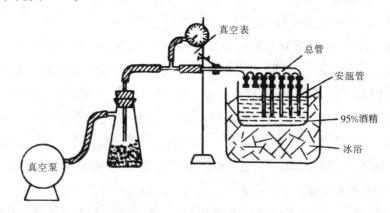

图6-4　真空冷冻干燥装置

（6）磁珠保藏法　磁珠保藏法是将微生物吸附于特制的多孔小珠后置于低温保藏的一种方法。这种多孔小珠需要提前进行高温高压灭菌。将新培养的菌种制成菌悬液，加入无菌磁珠菌种保藏管，内含10～25粒多孔瓷珠或玻璃珠及保护液，上下翻转4～5次，使菌体细胞乳化，吸附于小珠上，吸干多余的液体，立即置低温保存。此法2～8℃可保存6个月；-20℃可保存1年；-80℃可保存2年。每次使用时只需取出一个磁珠进行复苏，其余的可放回低温冰箱继续保存。磁珠保藏法使用简单方便，便于复苏、保存和运输。需注意的是，铜绿假单胞菌在4～6℃冰箱中易发生菌体自溶而死亡，宜常温藏或置−80℃冰箱冷冻保藏。

（7）蒸馏水悬浮法 蒸馏水悬浮法是一种最简单的菌种保藏方法，此种方法适用于好气性细菌和酵母菌等。将细菌或酵母菌在无菌操作下悬浮于无菌蒸馏水中，将容器口封好，然后于10℃保藏即可。

由于微生物的多样性，不同的微生物往往对不同的保藏方法有不同的适应性，迄今为止尚没有一种方法能被证明对所有的微生物均适宜。因此，在具体选择保藏方法时必须对被保藏菌株的特性、保藏物的使用特点及现有条件等进行综合考虑。对于一些比较重要的微生物菌株，则要尽可能多的采用各种不同的手段进行保藏，以免因某种方法的失败而导致菌种的丧失。

4. 菌种保藏机构 1970年8月在墨西哥城举行的第10届国际微生物学代表大会上成立了世界菌种保藏联合会（简称WFCC），同时确定澳大利亚昆士兰大学微生物系为世界资料中心。这个中心用电子计算机储存全世界各菌种保藏机构的有关情报和资料。中国于1979年成立了中国微生物菌种保藏管理委员会（简称CCCCM，北京）。

菌种保藏可按微生物各分支学科的专业性质分为普通、工业、农业、医学、兽医、抗生素等保藏管理中心。此外，也可按微生物类群进行分工，如沙门菌、弧菌、根瘤菌、乳酸杆菌、放线菌、酵母菌、丝状真菌、藻类等保藏中心。目前，世界上约有550个菌种保藏机构。其中著名的有美国典型菌种保藏中心（简称ATCC），1925年建立，是世界上最大的、保存微生物种类和数量最多的机构；荷兰真菌菌种保藏中心（简称CBS）；英国全国菌种保藏中心（简称NCTC）；英联邦真菌研究所（简称CMI）；日本大阪发酵研究所（简称IFO）；美国农业部北方利用研究开发部（北方地区研究室，简称NRRL）；日本国家生物资源中心（简称NBRC）；世界培养物保藏联盟（简称WFCC）。我国微生物资源保藏库及我国微生物资源库虽然有的建立也较早，但由于资金和管理机制等问题，发展一度缓慢，目前国家积极加大资金投入，很多领域的微生物保藏库开始发展壮大，资源品种、数量和信息量开始加速提高，并开始实现共享。我国的微生物菌种保藏管理中心主要有中国普通微生物保藏管理中心（简称CGMCC）、中国工业微生物菌种保藏管理中心（简称CICC）、中国农业微生物菌种保藏管理中心（简称ACCC）、中国海洋微生物菌种保藏管理中心（简称MCCC）、乳品工业微生物菌种保藏中心（简称DICC）。

 知识链接

菌种复苏与传代

1. 以无菌操作方式开启冻干菌种管。加入适量培养液（按菌种选择培养液，如细菌选择营养肉汤、白色念珠菌选择沙堡液体培养基、分枝杆菌选择苏通综合液体培养基、黑曲霉菌选择麦芽浸膏营养肉汤培养基），吹吸数次，使菌种融化分散。取含5.0ml～10.0ml相应培养液的试管，滴入少许菌种悬液，在适宜温度下培养至规定时间（一般为36℃±1℃培养18～24h，黑曲霉菌为30℃±1℃培养42～48h），此为第1代培养物。

2. 用接种环取第1代培养物，或从菌种冻存管中取适量菌液，划线接种于相应培养基平板（按菌种选择培养基，如细菌选择营养琼脂培养基、白色念珠菌选择沙堡琼脂培养基、分枝杆菌选择改良罗氏培养基或其他商品化分枝杆菌专用复合琼脂培养基、黑曲霉菌选择麦芽浸膏琼脂培养基），在适宜温度下培养至规定时间（一般为36℃±1℃培养18～24h，分枝杆菌36℃±1℃培养72h，黑曲霉菌30℃±1℃培养42～48h），此为第2代培养物。

3. 挑取第2代培养物中典型菌落，接种于相应培养基斜面或平板（按菌种选择培养基斜面，如细菌选择营养琼脂斜面、白色念珠菌选择沙堡琼脂斜面、分枝杆菌选择改良罗氏培养基或其他商品化分枝杆菌专用复合琼脂斜面、黑曲霉菌选择麦芽浸膏琼脂培养基平板），在适宜温度下培养至规定时间（一般为36℃±1℃培养18~24h、分枝杆菌36℃±1℃培养72h、黑曲霉菌30℃±1℃培养42~48h），此为第3代培养物。

4. 取第3代培养物，接种于相应培养基斜面，在适宜温度下培养至规定时间，此为第4代培养物。

按上述方法培养至所需代数（图6-5），传代时在试管上注明菌种名称、菌种号、代数及传代日期等基本信息。

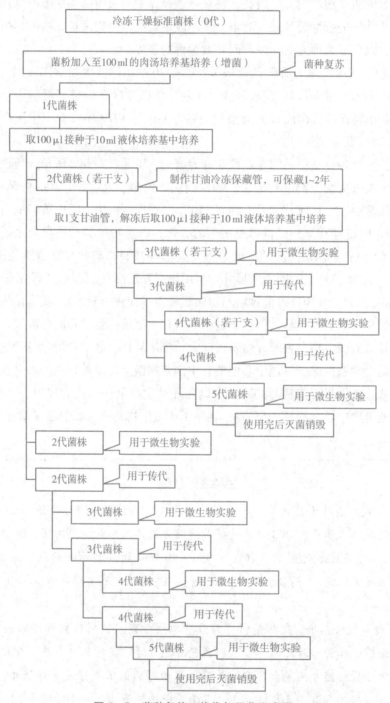

图6-5 菌种复苏、传代与保藏示意图

节选自中华人民共和国卫生行业标准《WS/T 683—2020 消毒试验用微生物要求》

实践实训

实训项目十四 常用的菌种保藏方法

【实训目的】

1. 能够根据待保藏的菌种类型特点选择合适的保藏方法。
2. 能够正确进行实训内容设计。
3. 能够正确进行实训药品、仪器设备准备。
4. 能够正确进行菌种保藏操作。

【实训要求】

1. 严格遵守实训室管理规章制度。
2. 按照实训计划进行操作。
3. 认真分析和讨论实训中出现的问题。
4. 尊重实训结果的科学性。
5. 完成实训任务，达到实训目的。

【实训过程】

（一）斜面传代保藏

1. 材料和工具

（1）待保藏菌种 细菌、酵母菌、放线菌和霉菌斜面菌种。

（2）无菌培养基试管斜面 牛肉膏蛋白胨培养基试管斜面三支（保藏细菌），麦芽汁培养基试管斜面三支（保藏酵母霉菌），高氏1号培养基试管斜面三支（保藏放线菌）。

（3）工具 接种环、冰箱、超净工作台、恒温培养箱等。

2. 操作

（1）贴标签 取装有各种培养基的无菌试管斜面各三支，将写有菌株名称、接种人和接种日期的标签贴在试管斜面的正上方，距试管口2~3cm处。

（2）接种 在无菌条件下，用接种环挑取待保藏的斜面菌种，以无菌操作法移接至相应的无菌培养基试管斜面上（在培养基斜面上划线移接）。

（3）培养 将移接好的细菌斜面置于37℃培养箱恒温培养18~24h，酵母菌斜面置于28~30℃培养36~60h，放线菌和丝状真菌斜面置于28℃培养4~7d。

（4）保藏 试管斜面长好后，可直接放入4℃冰箱保藏。为防止棉塞受潮长杂菌，管口棉花应用牛皮纸包扎，或换上无菌胶塞，亦可用熔化的固体石蜡熔封棉塞或胶塞。

3. 注意事项

（1）细菌和酵母菌宜采用对数生长期的细胞，而放线菌和丝状真菌宜采用成熟的孢子。

（2）挑菌时只需用接种环前端在菌苔上部刮取少量菌体，接种时用含菌的前端在待接斜面培养基表面轻轻摩擦，线条流畅，切不可乱划、划破培养基。

（3）接种过程中，接种工具、试管、试管塞不能放到台面上，一直拿在手中。接种环自菌种管转移至斜面过程中，切勿通过火焰或接触其他物品，以防接种失败或污染杂菌。随时进行接种器具的灼烧灭菌。

（4）保藏温度不宜过低，否则斜面培养基因结冰、脱水而加速菌种的死亡。

（5）酵母菌、霉菌、放线菌及有芽孢的细菌可保存 2 ~ 6 个月，不产芽孢的细菌最好每月移种一次。

（二）半固体穿刺保藏

1. 材料和工具准备

（1）待保藏菌种　兼性厌氧细菌、酵母菌斜面菌种。

（2）无菌半固体培养基直立柱试管　牛肉膏蛋白胨半固体培养基直立柱试管三支（保藏细菌），麦芽汁半固体培养基直立柱试管三支（保藏酵母霉菌）。

（3）器材　接种针、冰箱、超净工作台、恒温培养箱等。

2. 操作

（1）贴标签　取装有各种培养基的半固体直立柱试管各三支，将写有菌株名称、接种人和接种日期的标签贴在试管上，距试管口 2 ~ 3cm 处。

半固体直立柱试管是将培养基制成软琼脂（琼脂含量一般为 1%），盛入 1.2 × 10cm 的小试管内，高度为试管的 1/3。

（2）接种　用针形接种针挑取斜面菌种，自培养基的中心垂直慢慢刺入半固体直立柱培养基中，至培养基的 3/4 ~ 4/5 处，注意不要穿透底部。然后沿原穿刺路线轻轻将接种针拔出，灼烧管口，塞上棉塞。灼烧接种针。

（3）培养　将试管直立于培养箱中，在适宜的温度下培养，使其充分生长。培养后的微生物在穿刺处及琼脂表面均可生长。

（4）保藏　将培养好的菌种试管塞上无菌橡皮塞代替棉塞，置于 4℃冰箱保藏。

3. 注意事项

（1）这种保藏方法一般适用于保藏兼性厌氧细菌或酵母菌，保藏期在 0.5 ~ 1 年之间。

（2）穿刺时接种针不能弯曲，试管尽量平放，从关口刺入，手要平稳，穿刺路线要端正、均匀、笔直。

（三）液体石蜡保藏法

1. 材料和工具

（1）待保藏菌种　细菌、酵母菌、放线菌和霉菌斜面菌种。

（2）无菌培养基试管斜面　牛肉膏蛋白胨培养基试管斜面三支（保藏细菌），麦芽汁培养基试管斜面三支（保藏酵母霉菌），高氏 1 号培养基试管斜面三支（保藏放线菌）。

（3）试剂和器材　液体石蜡、250ml 三角瓶、接种环、冰箱、超净工作台、恒温培养箱、无菌滴管、高压蒸汽灭菌锅。

2. 操作

（1）液体石蜡灭菌　在 250ml 三角烧瓶中装入 100ml 液体石蜡，塞上棉塞，并用牛皮纸包扎，121℃湿热灭菌 30min，连续灭两次，然后于 40℃温箱中放置 14d（或置于 105 ~ 110℃烘箱中 1h），以除去石蜡中的水分，备用。

（2）接种培养　同斜面保藏法接种操作。

（3）加液体石蜡　用无菌滴管吸取液体石蜡以无菌操作加到已长好的菌种斜面上，加入量以高出斜面顶端约 1cm 为宜。

（4）保藏　棉塞外包牛皮纸，将试管直立放置于 4℃冰箱中保存。

（5）恢复培养　用接种环从液体石蜡下挑取少量菌种，在试管壁上轻靠几下，尽量使油滴净，再接种于新鲜培养基中培养。由于菌体表面粘有液体石蜡，生长较慢且有黏性，故一般须转接2次才能获得良好菌种。

3. 注意事项

（1）从液体石蜡封藏的菌种管中挑菌后，接种环上带有油和菌，故接种环在火焰上灭菌时要先在火焰边烤干再直接灼烧，以免菌液四溅，引起污染。

（2）利用这种保藏方法，霉菌、放线菌、有芽孢细菌可保藏2年左右，酵母菌可保藏1~2年，一般无芽孢细菌也可保藏1年左右。

（四）甘油管保藏菌种

1. 材料和工具

（1）菌种　细菌、酵母菌、放线菌和霉菌新鲜斜面菌种。

（2）试剂和器材　无菌水、灭菌甘油、无菌甘油管、无菌吸管、接种针、冰箱、100ml三角瓶、超净工作台、恒温培养箱、高压蒸汽灭菌锅。

2. 操作

（1）取菌　在新鲜的菌种斜面中注入2~3ml无菌水，刮下斜面上的菌苔振荡，使细胞充分分散成均匀的悬浮液。用无菌吸管吸取上述菌悬液1ml置于一无菌甘油管中。

（2）加无菌甘油　向上述加有菌液的无菌甘油管中加入0.8ml无菌甘油，振荡，使菌液与甘油充分混匀。

（3）保藏　将甘油管置于-20℃或-70℃冰箱中保存。

（4）恢复培养　用接种环从甘油管中取一环甘油培养物，接种于新鲜培养基中恢复培养。由于菌种保藏时间长，生长代谢较慢，故一般须转接2次才能获得良好菌种。

（5）利用这种保藏方法，一般可保藏0.5~1年。

甘油灭菌：在100ml三角瓶中装入10ml甘油，塞上棉塞，并用牛皮纸包扎，121℃湿热灭菌20min。

接种培养：用接种环取一环菌种接种到新鲜的斜面培养基上，在适宜的温度条件下使其充分生长。

在液体的新鲜培养物中加入15%已灭菌的甘油，然后再置于-20℃或-70℃冰箱中保藏。此法是利用甘油作为保护剂，甘油透入细胞后，能强烈降低细胞的脱水作用，而且在-20℃或-70℃条件下，可大大降低细胞代谢水平，但却仍能维持生命活动状态，达到延长保藏时间的目的。

（五）沙土管保藏

1. 材料和工具

（1）菌种　产芽孢细菌、形成孢子的放线菌和霉菌斜面菌种。

（2）培养基　牛肉膏蛋白胨培养基、高氏1号培养基、马铃薯蔗糖培养基。

（3）试剂和器材　液体石蜡、P_2O_5或$CaCl_2$、10% HCl、无菌水、甘油、河砂、瘦黄土（有机物含量少的黄土）。无菌试管10支、5ml无菌吸管、1ml无菌吸管、接种环、40目及100目筛、干燥器、冰箱、超净工作台、恒温培养箱、高压蒸汽灭菌锅。

2. 操作

（1）砂土处理

①砂处理　取河砂经40目过筛，去除大颗粒，加10% HCl浸泡（用量以浸没砂面为宜）2~4h

（或煮沸 30min），以除去有机杂质，然后倒去盐酸，用清水冲洗至中性，烘干或晒干，备用。

②土处理　取非耕作层瘦黄土（不含有机质），加自来水浸泡洗涤数次，直至中性，然后烘干，粉碎，用 100 目过筛，去除粗颗粒后备用。

（2）装沙土管　将砂与土按 2∶1、3∶1 或 4∶1（W/W）比例混合均匀装入试管中后烘干。

（3）无菌试验　任取一支试管中少许沙土放入牛肉膏蛋白胨或麦芽汁培养液中，在最适的温度下培养 2～4d，确定无菌生长时才可使用。若发现有杂菌，经重新灭菌后，再作无菌试验，直到合格。

（4）制备菌液　用 5ml 无菌吸管吸取 3ml 无菌水至待保藏的菌种斜面上，用接种环轻轻搅动，制成悬液。

（5）加样　用 1ml 吸管吸取上述菌悬液 0.1～0.5ml 加入沙土管中，用接种环拌匀。加入菌液量以湿润沙土达 2/3 高度为宜。

（6）干燥　将含菌的沙土管放入真空干燥器中，干燥器内用培养皿盛 P_2O_5 作为干燥剂，可再用真空泵连续抽气 3～4h，加速干燥。将沙土管轻轻一拍，沙土呈分散状即达到充分干燥。

（7）保藏　沙土管可选择下列方法之一来保藏。

①保存于干燥器中。

②用石蜡封住棉花塞后放入冰箱保存。

③将沙土管取出，管口用火焰熔封后入冰箱保存。

④将沙土管装入有 $CaCl_2$ 等干燥剂的大试管中，塞上橡皮塞或木塞，再用蜡封口，放入冰箱中或室温下保存。

（8）恢复培养　使用时挑少量混有孢子的砂土，接种于斜面培养基上，或液体培养基内培养即可，原沙土管仍可继续保藏。

此法适用于保藏能产生芽孢的细菌及形成孢子的霉菌和放线菌，可保存 2 年左右。但不能用于保藏营养细胞。

（六）液氮超低温保藏

1. 材料和工具

（1）菌种　待保藏的细菌、放线菌、酵母菌或霉菌。

（2）培养基　适合培养待保藏菌种的各种斜面培养基或平板、含 10% 甘油的液体培养基。

（3）器材　液氮冰箱、无菌打孔器、75mm×10mm 安瓿管及吸管。

2. 操作

（1）准备安瓿管　用于液氮保藏的安瓿管，要求能耐受温度突然变化而不致破裂。因此，需要采用硼硅酸盐玻璃制造的安瓿管。洗净、烘干、编号、加棉塞、牛皮纸包扎，121℃湿热灭菌 30min。

（2）加保护剂与灭菌　保存细菌、酵母菌或霉菌孢子等容易分散的细胞时，则将空安瓿管塞上棉塞，$1.05kg/cm^2$，121.3℃灭菌 15 分钟；若保存霉菌菌丝体用则需在安瓿管内预先加入保护剂如 10%（V/V）的甘油蒸馏水溶液或 10% 二甲亚砜蒸馏水溶液，加入量以能浸没以后加入的菌落圆块为限，而后再用 $1.05kg/cm^2$，121.3℃灭菌 15 分钟。

（3）接入菌种　将培养好的斜面菌种加入 5ml 10%（V/V）的甘油蒸馏水溶液制成菌悬液，用无菌吸管吸取 1ml 装入已灭菌的安瓿管，熔封管口；保藏霉菌菌丝体可用灭菌打孔器，从培养好的霉菌菌种平板上切下带菌落的琼脂圆块（直径 8mm），放入含有 10%（V/V）的甘油蒸馏水溶液保护剂的安瓿管内，然后用火焰熔封管口。浸入水中检查有无漏洞。

（4）预冷冻　再将已封口的安瓿管以每分钟下降1℃的慢速冻结至－30℃。若细胞急剧冷冻，则在细胞内会形成冰晶，因而降低存活率。

（5）保藏　经冻结至－30℃的安瓿管立即放入液氮冷冻保藏器的小圆筒内，然后再将小圆筒放入液氮保藏器内。液氮保藏器内的气相为－150℃，液态氮内为－196℃。

（6）恢复培养　保藏的菌种需要用时，从液氮保藏器内将安瓿管取出，立即放入38～40℃的水浴中，轻轻摇晃使管中的冰进行急剧解冻，直到全部融化为止。以无菌操作打开安瓿管，用无菌吸管将内容物移入适宜的培养基上培养。

此法除适宜于一般微生物的保藏外，对一些用冷冻干燥法都难以保存的微生物如支原体、衣原体、氢细菌、难以形成孢子的霉菌、噬菌体及动物细胞均可长期保藏，而且性状不变异。缺点是需要特殊设备。

菌种在置于液氮冰箱保藏前必须慢速冷冻，防止细胞因快速冷冻形成冰晶而降低存活率。如实验室无控速冷冻机可将已封口安瓿瓶置－70℃冰箱保藏4h。

3. 注意事项

（1）操作液氮时，最好戴皮手套和面具，以防皮肤"冷烧"。

（2）从液氮冰箱中取安瓿瓶时，为防止其他安瓿瓶升温，取出及放回时间不超过1min。

（七）冷冻干燥保藏

1. 材料和工具

（1）菌种　细菌、酵母菌、放线菌和霉菌斜面菌种。

（2）培养基　牛肉膏蛋白胨培养基、麦芽汁培养基、高氏1号培养基、马铃薯蔗糖培养基。

（3）试剂和器材　脱脂奶粉、干冰、95%酒精、无菌水。无菌吸管、无菌滴管、接种环、安瓿管、冰箱、冷冻真空干燥装置、酒精喷灯、超净工作台、恒温培养箱、高压蒸汽灭菌锅。

2. 操作

（1）准备安瓿管　选用外径6～8mm，壁厚0.6～1.2mm，长10.5cm的由硬质玻璃制成的安瓿管，用10% HCl浸泡8～10h后用自来水冲洗多次，最后用去离子水洗1～2次，烘干。将印有菌名和接种日期的标签放入安瓿管内，有字的一面朝向管壁。管口加棉塞，121℃灭菌30min。

（2）制备脱脂牛奶　将脱脂奶粉配成20%乳液，然后分装，121℃灭菌30min，并作无菌试验。

（3）准备菌种　选用无污染的纯菌种，培养时间一般是细菌24～48h，酵母菌3d，放线菌与丝状真菌7～10d。

（4）制备菌液及分装　吸取3ml无菌牛奶直接加入斜面菌种管中，用接种环轻轻搅动菌落，再用手摇动试管，制成均匀的细胞或孢子悬液。用吸量管将菌液分装于安瓿管底部，每管装0.2ml。

（5）冷冻　将安瓿管外的棉花剪去并将棉塞向里推至离管口约15mm处（图6-6），再通过乳胶管把安瓿管连接于总管的侧管上，总管则通过厚壁橡皮管及三通短管与真空表及干燥瓶、真空泵相连接，并将所有安瓿管浸入装有干冰和95%乙醇的预冷槽中，（此时槽内温度可达－40℃～－50℃），只需冷冻1h左右，即可使悬液冻结成固体。

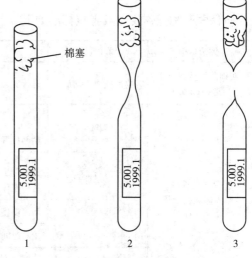

棉塞

图6-6　安瓿瓶的处理

1. 棉塞推向器内的位置　2. 拉细颈　3. 熔封

（6）真空干燥　完成预冻后，升高总管使安瓿管仅底部与乙醇表面接触，（此处温度约 -10℃），以保持安瓿管内的悬液仍呈固体状态。开启真空泵后，应在 5~15min 内使真空度达 66.7kPa 以下，使被冻结的悬液开始升华，当真空度达到 26.7~13.3kPa 时，冻结样品逐渐被干燥成白色片状，此时使安瓿管脱离冰浴，在室温下（25~30℃）继续干燥（管内温度不超过30℃），升温可加速样品中残余水分的蒸发。总干燥时间应根据安瓿管的数量，悬浮液装量及保护剂性质来定，一般 3~4h 即可。

（7）封口　样品干燥后继续抽真空达 1.33kPa 时，在安瓿管棉塞的稍下部位用酒精喷灯火焰灼烧，拉成细颈并熔封（图 6-6），然后置4℃冰箱内保藏。

（8）恢复培养　用 75% 乙醇消毒安瓿管外壁后，在火焰上烧热安瓿管上部，然后将无菌水滴在烧热处，使管壁出现裂缝，放置片刻，让空气从裂缝中缓慢进入管内后，将裂口端敲断，这样可防止空气因突然开口而进入管内致使菌粉飞扬。将合适的培养液加入冻干样品中，使干菌粉充分溶解，再用无菌的长颈滴管吸取菌液至合适培养基中，放置在最适温度下培养。

3. 注意事项

（1）在真空干燥过程中安瓿管内样品应保持冻结状态，以防止抽真空时样品产生泡沫而外溢。

（2）熔封安瓿管时注意火焰大小要适中，封口处灼烧要均匀，密封严格，以防漏气或液氮渗入。若火焰过大，封口处易弯斜，冷却后易出现裂缝而造成漏气。

（3）冷冻干燥时如果同时制备多个安瓿管，要注意各管装量的一致，防止冻干时进程不一致。

【实训结果】

菌种保藏实验记录如下表。

接种日期	菌种名称	培养条件		保藏方法	保藏温度	操作要点	菌种生长情况
		培养基	培养温度				

【实训评价】

保藏菌种操作要点及考核标准如下。

评价指标	操作要点	考核标准	分值	得分	备注
实训前物品检查及摆放（2分）	物品检查、摆放	进行实训物品检查，物品摆放整齐，不影响操作	2		
斜面传代保藏、半固体穿刺保藏（各9分）	贴标签	标签内容全面准确	2		
		粘贴位置正确			
	接种	无菌操作	3		
		接种操作规范			
	培养	培养温度	2		
		培养时间			
	保藏	冰箱温度	2		
		管口棉包裹			

续表

评价指标	操作要点	考核标准	分值	得分	备注
液体石蜡保藏 （10分）	液体石蜡灭菌	灭菌条件	2		
		除水方法			
	接种培养	无菌操作	4		
		接种操作规范			
		培养温度、时间			
	加液体石蜡	液体石蜡加入量	2		
		无菌操作			
	保藏	冰箱温度选择	2		
		管口棉包裹			
甘油管保藏 （10分）	制备菌悬液	加入无菌水后是否摇匀	3		
		移液管使用方法			
	加无菌甘油	甘油加入量	4		
		是否震荡摇匀			
	保藏	冰箱温度选择	3		
沙土管保藏 （10分）	沙土处理	按要求处理沙土	3		
	装沙土管	装管后是否烘干	1		
	无菌试验	无菌操作	2		
	制备菌液	加水后是否搅匀	1		
	加样	加样后是否搅匀	1		
		样品加入量是否合适			
	干燥	沙土是否充分干燥	1		
	保藏	管口处理	1		
液氮超低温保藏 （20分）	准备安瓿管	洗净、烘干、编号、加棉塞、牛皮纸包扎	3		
	加保护剂与灭菌	加入保护剂的量是否合适	4		
		是否灭菌			
	接种	管口融封	5		
		管口融封后查漏			
		移液管操作使用			
	预冷冻	冷冻速度是否过快或过慢	5		
	保藏	正确使用液氮罐	3		
		液氮罐的温度			
冷冻干燥保藏 （20分）	准备安瓿管	正确选择安瓿管	2		
		是否正确洗涤			
		烘干			
		标记			
	制备脱脂牛奶	灭菌	2		
	准备菌种	规范无菌操作	3		
		菌种培养时间			

续表

评价指标	操作要点	考核标准	分值	得分	备注
冷冻干燥保藏 （20 分）	制备菌液及分装	牛奶是否灭菌	4		
		搅动摇匀			
		移液管操作使用			
		各管装量是否摇匀			
	预冻	正确管口处理棉花	4		
		装置是否连接			
		预冷槽温度是否达到要求			
		冷冻速度			
	真空干燥	安瓿管内是否出现液体	3		
		真空泵正确使用			
	封口保藏	封口良好	2		
		灼烧火焰均匀			
		封口是否漏气			
熟练程度 （4 分）	操作熟练程度	熟练	4		
		较熟练			
		一般			
		不熟练			
文明操作 （2 分）	台面整理	是否整理实训台	1		
	器皿破损	器皿是否有破损	1		
原始记录及报告 （4 分）	实训记录清晰	是否有记录	4		
		观察现象与记录是否一致，清楚无涂改			
合计					

实训项目十五　常用的菌种的活化

【实训目的】

1. 能够正确进行实训内容设计。

2. 能够正确进行实训药品、仪器设备准备。

3. 能够正确进行菌种活化操作。

【实训要求】

1. 严格遵守实训室管理规章制度。

2. 按照实训计划进行操作。

3. 认真分析和讨论实训中出现的问题。

4. 尊重实训结果的科学性。

5. 完成实训任务，达到实训目的。

【实训内容】

一、真空冷冻法冻干菌种的活化

（一）材料和工具

1. 菌种　大肠埃希菌冻干菌种。

2. 培养基　营养肉汤培养基、麦康凯琼脂培养基。

3. 试剂和器材　75%酒精及75%酒精棉球、无菌吸管、无菌滴管、接种环、安瓿管、冰箱、冷冻真空干燥装置、酒精喷灯、超净工作台、恒温培养箱、乳糖发酵管。

（二）操作

1. 菌管的开启

（1）用浸过75%酒精的脱脂棉擦净菌种管并让其自然风干。

（2）将菌种管顶端在火焰上加热，注意避免直接加热菌体或加热过度。

（3）将无菌水滴至加热过的菌种管顶端，使玻璃开裂。

（4）用锉刀或镊子敲下已开裂的菌种管的顶端。

2. 菌种活化

（1）以无菌操作方法用无菌吸管从已准备好的营养肉汤培养基中移取0.5~0.8ml到安瓿瓶中。

（2）轻轻地旋转安瓿瓶以使冻干菌种和液体培养基充分混合并完全溶解。

（3）用无菌吸管将安瓿瓶内菌液全部转接到相应的液体培养基。

（4）营养液放入培养箱，30~35℃培养18~24h。观察是否浑浊，浑浊说明菌种复苏生长；若不浑浊，应延长培养时间至7d，若仍未浑浊，灭菌处理。此时的菌株为第一代菌株，不可直接用于实验或生产。

（5）在无菌操作条件下，用无菌微量吸管，从1代培养液的试管中吸取50μl（或1~2滴）的菌液，滴入麦康凯琼脂培养基某一边缘附近，以平板划线的方法接种于新鲜的培养基中。

（6）将接种好的培养基置于37℃的培养箱中培养18~24小时。此时得到的菌株即为2代菌株，在经过菌种鉴定后可用于具体的实验和生产。

3. 菌种确认

（1）菌落特征观察　大肠埃希菌在麦康凯培养基上的菌落形态应为：鲜桃红色或者微红色，菌落中心呈深桃红色，圆形，扁平，边缘整齐，表面光滑，湿润。

（2）革兰染色　革兰染色后用显微镜油镜观察细菌的形态结构。大肠埃希菌应该为革兰阴性直短杆菌，无芽孢，有鞭毛。

（3）产气实验　从培养基平板上挑选4~5个菌落，分别接种于乳糖发酵管中，培养24~48h。若产气产酸则为大肠埃希菌。

4. 注意事项

（1）菌种活化前，请将冻干菌种管冷藏保存在5~10℃环境下。

（2）菌种经过冷冻干燥后，生长延迟期较长，需连续两次继代培养才能正常生长。

（3）菌种活化及使用过程应做好安全防护工作。

（4）-80℃冰箱冻结法保存菌种复苏时，从冰箱中取出安瓿管或塑料冻存管，应立即放置38~40℃水浴中快速复苏并适当快速摇动。直到内部结冰全部溶解为止，需50~100秒。

（5）液氮超低温冻结法　保存菌种复苏与 –80℃冰箱冻结法保存菌种复苏相似，从液氮罐中取出安瓿管或塑料冻存管，应立即放置在 38 ~40℃水浴中快速复苏并适当摇动。直到内部结冰全部溶解为止，一般需 50 ~100 秒。

（6）平板划线法　得到高纯度的菌株往往需要反复多次的分离操作。

二、沙土培养法菌种的活化

（一）材料和工具

1. 菌种　金黄色葡萄球菌种。

2. 培养基　卵黄氯化钠琼脂培养基。

3. 试剂和器材　75%酒精及 75%酒精棉球、无菌吸管、无菌滴管、接种环、安瓿管、冰箱、冷冻真空干燥装置、酒精喷灯、超净工作台、恒温培养箱、血浆、无菌水。

（二）操作

1. 菌种活化

（1）用浸过 75%酒精的脱脂棉擦净菌种管并让其自然风干。

（2）在无菌条件下打开沙土管，取部分沙土粒于适宜的斜面培养基上。37℃培养箱中培养 24h。

（3）将装有新鲜配制的培养基菌种保藏管管壁上注明菌名及接种日期，与传代菌种一并移入洁净工作台，打开紫外灯照射 1h。

（4）关闭紫外灯。点燃酒精灯，左手握住菌种斜面，将管口靠近火焰上方，右手拿接种棒后端，将接种环烧红约 30s，随后将接种棒金属部分在火焰上烧灼，往返通过 3 次。

（5）右手用环指、小指及掌部夹住管塞，左手将管口在火焰上旋转烧灼，右手再轻轻拔开管塞，将接种环伸入管内先在近壁的琼脂斜面上靠一下，稍冷后再至菌苔上，刮取少量菌苔，随即取出接种棒并将菌种管口移至火焰上方。

（6）塞上管塞，左手将菌种管放下，取新配置的培养基斜面一支，照上述操作打开管塞，将接种环伸入管内至琼脂斜面的底部向上划一条直线，然后从底部向上作连续曲线划线，一直划到斜面顶端，使细菌接种在斜面的表面上。

（7）取出接种环，在火焰上方将培养基管盖上塞子，然后将接种过细菌的接种环在火焰上烧灼灭菌。

（8）将已接种好的菌管置 30 ~35℃细菌培养箱培养 22 ~24h。

2. 菌种确认

（1）菌落特征观察　金黄色，圆形凸起，边缘整齐，外围有卵磷脂分解的乳浊圈，菌落直径 1 ~2mm。

（2）革兰染色　革兰染色后用显微镜油镜观察细菌的形态结构。金黄色葡萄球菌应该为革兰阳性葡萄串状排列球菌，直径 0.4 ~1.2μm，无鞭毛和芽孢。

（3）血浆凝酶试验

①取灭菌小试管 3 支，各加入血浆和无菌水混合液（1∶1）0.5ml，由营养琼脂培养基斜面培养物制备的浓菌悬液）0.5ml、金黄色葡萄球菌营养琼脂培养基斜面培养物制备的浓菌悬液 0.5ml、营养肉汤或 0.9%无菌氯化钠溶液 0.5ml，即为试验管、阳性对照管和阴性对照管。

②将 3 管同时培养，3 小时后开始观察直至 24h。阴性对照管的血浆应流动自如，阳性对照管血浆应凝固，若试验管血浆凝固为血浆凝固酶试验阳性，否则为阴性。如阳性对照管或阴性对照管不符合规

定时，应另制备血浆，重新试验。

（三）注意事项

（1）菌种活化的一代一般不用于微生物实验或者是微生物的传代，因为此时微生物的生物性状不明显、生长繁殖性能不高且其纯度也不能保证。

（2）菌种活化要严格遵守无菌操作要求，避免微生物污染。

（3）菌种活化后务必要根据菌种的生物学特性进行菌种鉴定，不具有典型特性的菌落和菌种弃用，重复活化过程，直到得到典型菌种为止。

【实训结果】

菌种活化实验记录表如下。

活化日期	菌种名称	培养条件		活化一代	菌种生长情况	操作情况
		培养基	培养温度			

活化日期	菌种名称	培养条件		活化二代	菌种生长情况	操作情况
		培养基	培养温度			

【实训评价】

菌种活化操作要点及考核标准如下。

评价指标	操作要点	考核标准	分值	得分	备注
实训前物品检查及摆放（4分）	物品检查、摆放	进行实训物品检查、物品摆放整齐，不影响操作	4		
冷冻法冻干菌种的活化（40分）	贴标签	标签内容全面准确	4		
		粘贴位置正确			
	菌管开瓶	无菌操作	8		
		预热			
		开瓶			
	菌种活化	菌悬液的制备	16		
		菌液转移			
		菌液培养			
		划线			
		培养（培养基、温度、时间）			
		无菌操作			
	菌种鉴定	菌落观察/革兰染色	12		
		产气实验			

续表

评价指标	操作要点	考核标准	分值	得分	备注
沙土保藏法 菌种的活化 （40分）	无菌操作	开瓶处理	12		
		沙土转移			
		接种操作规范			
		培养温度、时间			
	斜面接种 菌种活化	无菌操作	16		
		斜面划线			
		培养温度、时间			
	菌种鉴定	菌落特征检测/革兰染色	12		
		血浆凝酶试验			
熟练程度 （6分）	操作熟练程度	熟练	6		
		较熟练			
		一般			
		不熟练			
文明操作 （4分）	台面整理	是否整理实训台	2		
	器皿破损	器皿是否有破损	2		
原始记录及报告 （6分）	实训记录清晰	是否有记录	6		
		观察现象与记录是否一致，清楚无涂改			
合计					

目标检测

答案解析

一、单项选择题

1. 下列关于质粒的叙述，错误的是（　　）

　　A. 可以自主复制 　　　　　　　　　　B. 失去后会影响微生物生存

　　C. 可以在细胞之间转移 　　　　　　　D. 化学本质是双链 DNA

2. 遗传与变异的物质基础是（　　）

　　A. 蛋白质 　　　　B. 遗传物质 　　　　C. DNA 　　　　D. RNA

3. 真核微生物的遗传物质是（　　），主要存在于细胞核

　　A. DNA 　　　　B. RNA 　　　　C. 质粒 　　　　D. 蛋白质

4. 微生物遗传物质发生了稳定而可遗传的变化，包括基因突变和（　　）

　　A. 稳定变异 　　　　B. 染色体畸变 　　　　C. 核酸突变 　　　　D. 脱氧核糖核酸变异

5. 菌种保藏原理包括创造良好的培养条件、采用有效的菌种保藏方法并且务必要（　　）

　　A. 控制传代次数 　　　B. 隔离空气 　　　　C. 避免活化 　　　　D. 避光低温

6. 丧失合成某种生长因子能力的突变是（　　）；微生物表面抗原结构发生改变的突变是（　　）

　　A. 条件致死突变型 　　　　　　　　　　B. 营养缺陷型

　　C. 抗性突变型 　　　　　　　　　　　　D. 抗原突变型

7. 通过性菌毛进行的基因转移方式是（　　）；借助噬菌体的作用进行的基因转移方式是（　　）；直

接吸收外源 DNA 片段的基因重组方式是（　　）

    A. 转化　　　　　　　　B. 转导　　　　　　　　C. 接合　　　　　　　　D. 细胞融合

8. 能产生芽孢的细菌最佳保藏形式是（　　）；霉菌和放线菌最佳保藏形式是（　　）

    A. 营养体　　　　　　　B. 菌丝　　　　　　　　C. 孢子　　　　　　　　D. 芽孢

9. 斜面低温保藏法的温度是（　　）；液氮超低温保藏法的温度是（　　）；铜绿假单胞菌一般在（　　）保藏。

    A. −196℃ ~ −156℃　B. 0℃　　　　　　　　C. 4 ~6℃　　　　　　　D. 室温

10. 微生物的变异分为（　　）和（　　）

    A. 表型变异　　　　　　B. 基因变异　　　　　　C. 不可遗传变异　　　　D. 可遗传变异

二、判断题

1. 与耐药性有关的质粒是 R 因子，滥用抗生素可导致致病菌产生耐药性。　　　　　　　　（　　）

2. 微生物的变异现象有菌落特征变异、形态结构变异、毒力变异、耐药性变异和酶活力变异。（　　）

3. 基因突变的种类包括自发突变和诱发突变。　　　　　　　　　　　　　　　　　　　（　　）

4. 菌种复壮的措施有纯种分离、寄主复壮和筛选健壮个体。　　　　　　　　　　　　　（　　）

5. 微生物的变异包括菌落特征变异、形态结构变异、毒力变异、耐药性变异和酶活力变异。（　　）

三、简答题

哪些因素可引起基因突变？

书网融合……

知识回顾　　　　　微课　　　　　习题

模块二

医药工业洁净室（区）洁净度

项目七　药品洁净实验室空气级别监测及控制

学习引导

　　药品洁净实验室是指用于药品无菌或微生物检验用的洁净区域、隔离系统及其受控环境。为维持药品洁净实验室操作环境的稳定性、确保检测结果的准确性，应对药品洁净实验室悬浮粒子、微生物进行监测和控制，使受控环境维持可接受的微生物污染风险水平。为什么药品洁净实验室环境的监测要包括悬浮粒子、沉降菌和浮游菌三种类型呢？药品微生物实验室的质量管理包括哪些内容呢？

　　本模块主要介绍空气洁净度标准、空气悬浮粒子（洁净度）测试方法、药品洁净实验室微生物监测与控制，以及药品微生物实验室的质量管理。

学习目标

1. **掌握**　悬浮粒子、沉降菌和浮游菌测试的概念、方法及判断标准。
2. **熟悉**　药品洁净实验室环境监测的相关概念及与质量管理相关的项目。
3. **了解**　悬浮粒子、沉降菌和浮游菌测试的相关仪器。

岗位情景模拟

　　情景描述　小王在某制药股份有限公司 QC 部门工作，主要在药品微生物实验室，负责药品的微生物限度检测。为了更好地维护药品洁净实验室的运行，小王应该做好哪些药品洁净实验室运行管理的项目呢？

　　讨论　1. 空气洁净度测试包含哪些内容？
　　　　　2. 如何保证药品检测结果的有效性？

答案解析

PPT

一、空气洁净度标准

　　GMP 是药品生产质量管理规范（good manufacturing practice）的英文缩写，是当今国际社会通行的药品生产必须遵循的基本准则，也是全面质量管理的重要组成部分。GMP 要求药品生产企业在产品暴露的操作区域的空气洁净级别要符合工艺规定，即从操作环境中去除微生物和尘粒，防止微生物和尘粒在调配、分装过程进入最终产品。生产环境的微生物和尘粒数的监测成为确保产品控制微生物污染的重要环节。特别是不能采用终端灭菌处理的产品和不含防腐剂的产品，合理控制生产环境变得更为重要。

（一）基本概念

1. 洁净室（区）　对尘粒及微生物污染规定需进行环境控制的房间或区域。其建筑结构、装备及其使用均具有减少对该区域内污染源的介入，产生和滞留的功能。其他相关参数，如温度、湿度、压力也有必要控制。

2. 洁净度　洁净环境内单位体积空气中含大于或等于某一粒径悬浮粒子的统计数量来区分的洁净程度。

3. 悬浮粒子　悬浮在空气中的尺寸一般在 $0.001 \sim 1000 \mu m$ 之间的固体、液体或两者的混合物质，包括生物性粒子和非生物性粒子。

4. 菌落　细菌培养后，由一个或几个细菌繁殖而成的一细菌集落，简称CFU。

5. 局部空气净化　仅使室内工作区域特定局部空间的空气含悬浮粒子浓度达到规定的空气洁净度级别的方式。

6. 沉降菌　用标准提及的方法收集空气中的活微生物粒子，通过专门的培养基在适宜的生长条件下繁殖到可见的菌落数。

7. 沉降菌菌落数　规定时间内每个平板培养皿收集到的空气中沉降菌的数目，以个/皿表示。

8. 浮游菌　用标准提及的方法收集悬浮在高空气中的活微生物颗粒。通过专门的培养基，在适宜的生长条件下繁殖到可见的菌落数。

9. 浮游菌浓度　单位体积空气中含浮游菌菌落数的多少，以计数浓度表示，单位是个/m³或个/L。

10. 单向流　沿单一方向呈平行流线并且与气流方向垂直的断面上风速均匀的气流。与水平面垂直的叫垂直单向流，与水平面平行的叫水平单向流。

11. 非单向流　具有多个通路循环特性或气流方向不平行的气流。

12. 空态　洁净室（区）在净化空气调节系统已安装完毕且功能完备的情况下，但没用生产设备、原材料或人员状态。

13. 静态

①静态a：洁净室（区）在净化空气调节系统已安装完毕且功能完备的情况下，生产工艺设备已安装、洁净室（区）内没有生产人员的状态。

②静态b：洁净室（区）在生产操作全部结束，生产人员撤离现场并经过20min自净后。

14. 动态　生产设备按预定的工艺模式运行并有规定数量的操作人员在现场操作的状态。

15. 置信上限　从正态分布抽样得到的实际均值按给定的置信度（此处为95%）计算得到的估计上限将大于此实际均值，则称计算得到的这一均值估计上限为置信上限（UCL）。

16. 洁净工作台　一种可提供局部无尘洁净、无菌工作环境等级的局部操作环境的箱式空气净化设备。

17. 纠偏限度　对于受控的洁净室（区），由使用者自行设定微生物含量等级。当检测结果超过该等级时，应启动检测程序对该区域的微生物污染情况立即进行跟踪。

18. 警戒限度　对于受控的洁净室（区），由使用者自行设定一个微生物含量等级，从而给定了一个与正常状态相比最早警戒的偏差值。当超过该最早警戒的偏差值时，应启动保证工艺或环境不受影响的程序及相关措施。

（二）空气洁净度标准

空气洁净度是指洁净环境中空气含有微粒的程度。含尘浓度低则洁净度高，含尘浓度高则洁净度低。在空气洁净度检测中，一般认为尘粒数少的洁净室，其微生物含量也少，因此各国都以尘粒数和微生物含量作为空气洁净度的监测指标。不同的洁净度级别，允许存在的尘粒数和微生物含量也不同。药品洁净实验室为减少微生物污染，各个检测项目采用不同的洁净度级别。

药品洁净实验室的空气洁净度标准是依据2011年3月1日起正式施行的GMP（2010年版）来进行划分。根据药品检测所需，洁净室（区）划分为A、B、C和D四个等级，取代了原来GMP中关于洁净室（区）100级、10000级、100000级和300000级的划分方法。

各级别空气悬浮粒子和微生物的标准规定见表7-1。其中，A级为高风险操作区，如药品的无菌分装、与无菌制剂直接接触的敞口包装容器的区域、无菌装配或连接操作及无菌检查操作的区域，应当用单向流操作台（罩）维持该区域的环境状态。单向流系统在其工作区域必须均匀送风，风速为0.36～0.54m/s（设施）。应当有数据证明单向流的状态并经过验证。在密闭的隔离操作器或手套箱内，可使用较低风速，风速为0.25～0.50m/s（设备）。B级为无菌配制、分装和无菌检查操作等高风险操作所处的背景区域。C级和D级指药品检测过程中重要程度较低操作步骤的洁净区域。

依据2011年3月1日起正式施行的GMP（2010年版），新建药品生产企业、药品生产企业新建（改、扩建）车间应符合新版GMP的要求。现有药品生产企业将给予不超过5年的过渡期，并依据产品风险程度，按类别分阶段达到新版药品GMP的要求。GMP洁净室（区）悬浮粒子和微生物的测定方法参照医药工业洁净室（区）悬浮粒子、沉降菌和浮游菌测试的现行国家标准执行。

表7-1　药品洁净室（区）各级别的悬浮粒子及微生物标准（GMP 2010年版）

洁净度级别	悬浮粒子最大允许数（m³）				浮游菌（CFU/m³）	沉降菌90mm（CFU/4h）	表面微生物	
	静态		动态				接触55mm（CFU/碟）	5指手套（CFU/手套）
	≥0.5μm	≥5.0μm	≥0.5μm	≥5.0μm				
A级	3520	20	3520	20	<1	<1	<1	<1
B级	3520	29	352000	2900	10	5	5	5
C级	352000	2900	3520000	29000	100	50	25	-
D级	3520000	29000	不作规定	不作规定	200	100	50	-

即学即练7-1

答案解析　空气洁净度最高级别是（　　　）

A. A级　　　　　　　B. B级　　　　　　　C. C级　　　　　　　D. D级

二、空气洁净度悬浮粒子测试方法

（一）测试依据 🅔微课

悬浮粒子的测试依据是中华人民共和国国家标准《医药工业洁净室（区）悬浮粒子测试方法》

（GB/T16292 - 2010）。本标准适用于医药工业洁净室（区）、无菌室或局部空气净化区域（包括洁净工作台）的空气悬浮粒子测试和环境验证。本标准规定了测试方法，从而对洁净室（区）洁净等级进行评定。

（二）测试仪器

悬浮粒子的测试主要采用粒子计数器，包括光散射粒子计数器和激光粒子计数器（图7 - 1），前者用于粒径大于或等于0.5μm的悬浮粒子计数，后者用于粒径大于或等于0.1μm的悬浮粒子计数。

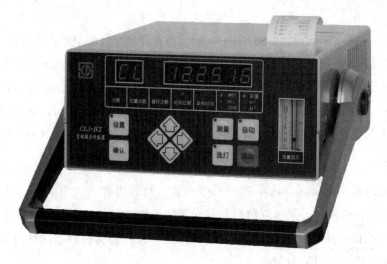

图7 - 1　激光粒子计数器

　知识链接

粒子计数器的工作原理

光散射粒子计数器是一种利用光的散射原理进行粒子计数的仪器。一束强光通过一定流量的含有悬浮粒子的气体，使悬浮粒子发射出散射光，再经过聚光透镜投射到光电倍增管上，将光脉冲变为电脉冲，由脉冲数计算出粒子数量。依据悬浮粒子散射光的强度与粒径的函数关系得出粒子的直径。因此，只要测定散射光的强度就可推知悬浮粒子的大小。散射光的强度与微粒的表面积成正比。

应使用检定合格且在有效期内使用的粒子计数器。粒子计数器使用时必须按照测试仪器的检定周期，定期对测试仪器做检定。粒子计数器应在相应的洁净室内准备和存放（使用保护罩或其他适当外罩来保护仪器）。测试仪器在进入被测区域时，须先清洁表面，并严格按照仪器说明书来进行操作。

1. 仪器开机，预热至稳定，按照说明书进行仪器校正。
2. 采样管口置于采样点，在采样计数趋于稳定后，开始连续计数。
3. 采样管必须干净，严禁渗漏。
4. 应当使用采样管较短的便携式粒子计数器。除另有规定，采样管的长度不得大于1.5m。
5. 计数器的采样口和仪器工作位置应处于同一气压和温度下，以免产生测量误差。

（三）测试方法

洁净室（区）悬浮粒子采用计数浓度法测试。通过测定洁净区环境内单位体积空气中含大于或等于某粒径的悬浮粒子数，来评定洁净室（区）悬浮粒子洁净度等级。

（四）测试规则

1. 测试条件 洁净室（区）的温度、湿度应与药品生产及工艺要求相适应。如无特殊要求，温度控制在 18～26℃，相对湿度控制在 45%～65% 之间为宜。同时满足计数器的使用范围。

2. 测试状态 空态、静态和动态均可。空态、静态测试时，室内测试人员不得多于2人。测试报告中应标明所采用的状态和室内测试人员数。

3. 测试时间

（1）空态、静态 a 对于单向流洁净室（区），测试应在净化空气调节系统正常运行时间不少于 10min 后开始；对于非单向流洁净室（区），测试应在净化空气调节系统正常运行时间不少于 30min 后开始。

（2）静态 b 对于单向流洁净室（区），测试应在生产操作人员撤离现场并经过 10min 自净后开始；对于非单向流洁净室（区），测试应在生产操作人员撤离现场并经过 20min 自净后开始。

（3）动态 须记录生产开始的时间及测试时间。

（五）测试步骤

1. 采样 在空态或静态测试时，悬浮粒子采样点数目及其布置应力求均匀，并不得少于最少采样点数目。在动态测试时，悬浮粒子采样点数目及其布置应根据产品的生产及工艺关键操作区设置。

（1）最少采样点数目 悬浮粒子洁净度测试的最少采样点数目可在以下两种方法中任选一种。

方法一：按下列公式（7-1）计算。

$$N_L = \sqrt{A} \tag{7-1}$$

式中：N_L 为最少采样点；A 为洁净室或被控洁净区的面积，单位为平方米（m²）。

方法二：最少采样点数目可以查表 7-2 确定。

表 7-2 最少采样点数目

面积 S（m²）	洁净度级别			
	A	B	C	D
S < 10	2～3	2	2	2
10 ≤ S < 20	4	2	2	2
20 ≤ S < 40	8	2	2	2
40 ≤ S < 100	16	4	2	2
100 ≤ S < 200	40	10	3	3
200 ≤ S < 400	80	20	6	6
400 ≤ S < 1000	160	40	13	13
1000 ≤ S < 2000	400	100	32	32
S ≥ 2000	800	200	63	63

注：对于 A 级的单向流洁净室（区），包括 A 级洁净工作台，面积指的是送风口表面积；对于 B 级以上的非单向流洁净室（区），面积指的是房间面积。

（2）采样点的布置 采样点一般在离地面 0.8m 高度的水平面上均匀布置。采样点多于 5 个时，也可以在离地面 0.8～1.5m 高度的区域内分层布置，但每层不少于 5 个。采样点的布置还可根据需要在生产及工艺关键操作区增加采样点。平面采样布置见图 7-2。A 级单向流区域、洁净工作台或局部空气净化设施的采样点宜布置在正对气流方向的工作面上，气流形式可参考图 7-3 和图 7-4。

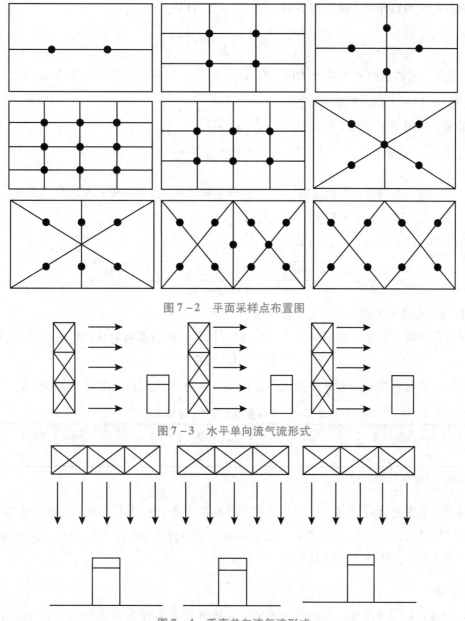

图 7 - 2　平面采样点布置图

图 7 - 3　水平单向流气流形式

图 7 - 4　垂直单向流气流形式

（3）采样次数的限定　对任何小洁净室（区）或局部空气净化区域，采样点的数目不得少于 2 个，总采样次数不得少于 5 次。每个采样点的采样次数可以多于 1 次，且不同采样点的采样次数可以不同。

（4）采样量　不同洁净度级别，采样量不同，具体见表 7 - 3。

表 7 - 3　不同洁净度级别每次最小的采样量

洁净度级别	采样量（L/次）	
	≥0.5μm	≥5μm
A	5.66	8.5
B	2.83	8.5
C	2.83	8.5
D	2.83	8.5

2. 结果计算　悬浮粒子浓度的采样数据按下述步骤统计计算。

（1）采样点的平均悬浮粒子浓度按下列公式（7-2）计算。

$$A = \frac{C_1 + C_2 + \cdots + C_n}{N} \qquad (7-2)$$

式中，A 为某一采样点的平均粒子浓度，粒/m³；C_i 为某一采样点的粒子浓度（i = 1，2，…，n），粒/m³；N 为某一采样点上的采样次数，次。

（2）洁净室平均粒子浓度按下列公式（7-3）计算。

$$M = \frac{A_1 + A_2 + \cdots + A_L}{L} \qquad (7-3)$$

式中，M 为平均值的均值，即洁净室（区）的平均粒子浓度，粒/m³；A_i 为某一采样点的平均粒子浓度（i = 1，2，…，L），粒/m³；L 为采样点数目。

（3）标准差按下列公式（7-4）计算。

$$SE = \frac{\sqrt{(A_1 - M)^2 + (A_2 - M)^2 + \cdots + (A_i - M)^2}}{L(L-1)} \qquad (7-4)$$

式中，SE 为平均值均值的标准误差，粒/m³。

（4）95% 置信上限（UCL）按下列公式（7-5）计算，t 分布系数的具体数值见表 7-4。

$$UCL = M + tSE \qquad (7-5)$$

式中，UCL 为平均值均值的 95% 置信上限，粒/m³；t 为 95% 置信上限的 t 分布系数。

表 7-4　95% 置信上限的 t 分布系数

采样点数	2	3	4	5	6	7	8	9	>9
t	6.31	2.92	2.35	2.13	2.02	1.94	1.90	1.86	—

注：当采样点数 >9 时，无需计算 UCL。

3. 结果评定　判断悬浮粒子洁净度级别应依据下述两个条件：①每个采样点的平均粒子浓度必须不大于规定的级别界限，即 $A_i \leq$ 级别界限；②全部采样点的粒子浓度平均值均值的 95% 置信上限必须不大于规定的级别界限，即 UCL ≤ 级别界限。

（六）注意事项

1. 压差达到要求后方可采样。单向流洁净室，尘埃计数器采样管口朝向应正对气流方向；非单向流洁净室，采样管口垂直向上。

2. 布置采样点时，应避开回风口。

3. 采样时测试人员应站在采样口的下风侧。

4. 为确认 A 级洁净区的级别，每个采样点的采样量不得少于 1m³。

5. 确认级别时，应当使用采样管较短的便携式粒子计数器。

6. 动态测试可在常规操作、培养基模拟灌装过程中进行，但培养基模拟灌装试验要求在"最差状况"下进行动态测试。

（七）悬浮粒子测试报告

从每一个洁净室（区）得来的测试结果应当被记录。测试报告应包括以下内容：测试的名称和地址、测试日期、测试依据、被测洁净室（区）的平面位置（必要时标注相邻区域的平面位置）、悬浮粒子的粒径、有关测试仪器及其方法的描述（包括测试环境条件、采样点数目以及布置图、测试次数、采样流量、或可能存在的测试方法的变更、测试仪器的检定证书等；若为动态测试，则还应记录现场操作人员数量及位置、现场运转设备数量及位置）、测试结果（包括所有统计计算资料）。

悬浮粒子测试报告书样表格式参见表7-5。

表7-5　悬浮粒子测试报告书样表

测试单位				
环境温度（℃）				
相对温度（%）				
静压差（Pa）				
测试依据				
测试项目			悬浮粒子	

检验结果				
区域	编号	洁净度级别	悬浮粒子	
			≥0.5μm（粒/m³）	≥5μm（粒/m³）

检验结论：

检验人：　　　　　　　　　　　　　　　　　　　复核人：

检验日期：

三、药品洁净实验室微生物监测与控制

（一）沉降菌的测定

PPT（一）　PPT（二）　PPT（三）

1. 测试依据　沉降菌的测试依据是中华人民共和国国家标准《医药工业洁净室（区）沉降菌测试方法》（GB/T16294-2010）。

2. 测试仪器

（1）培养皿　一般采用90mm×15mm规格。

（2）培养基　大豆酪蛋白琼脂培养基（TSA）或沙氏培养基（SDA）或其他用户认可并经验证的培养基。TSA和SDA的配方见表7-6、表7-7。

①TSA

表7-6　TSA配方

组成成分	含量
酪蛋白胰酶消化物	15g
大豆粉木瓜蛋白酶消化物	5g
琼脂	15g
氯化钠	5g
纯化水	1000ml

取除琼脂外的上述成分，混合，微热溶解，调节pH使灭菌后为7.3±0.2，加入琼脂，加热熔化

后，分装，灭菌，冷却至约60℃，在无菌操作要求下倾注约20ml至无菌平皿（90mm×15mm）中。加盖后在室温下放至凝固。

②SDA

表7-7 SDA配方

组成成分	含量
葡萄糖	40g
酪蛋白胰酶消化物、动物组织的胃酶消化物等量混合	10g
琼脂	15g
纯化水	1000ml

取除琼脂外的上述成分，混合，微热溶解，调节pH使灭菌后为5.6±0.2，加入琼脂，加热熔化后，分装，灭菌，冷却至约60℃，在无菌操作要求下倾注约20ml至无菌平皿（90mm×15mm）中。加盖后在室温放至凝固。

制备好的培养基平皿宜在2~8℃保存，一般以1周为宜或按厂商提供的标准执行。采用适宜方法在平皿上做好培养基的名称和制备日期记录的标记。

（3）恒温培养箱　必须定期对恒温培养箱进行校验。

（4）高压蒸汽灭菌器　用于培养基的灭菌。

3. 测试方法　采用沉降法，即通过自然沉降原理收集在空气中的生物粒子于培养皿，经若干时间，在适宜的条件下让其繁殖到可见的菌落进行计数，以平板培养皿中的菌落数来判定洁净环境内的活微生物数，并以此作为评定洁净室（区）的洁净度依据之一。具体操作为把经过灭菌的琼脂培养基平板开盖搁置在洁净室（区）内一定时间，捕集落在平板上的微生物粒子，然后进行培养，计算其形成的菌落数。

沉降法的最大特点是直接测出落下菌引起的污染，不需要专门的设备和电源，在某个范围内的测量，可测出一定范围内的污染过程，优于其他任何一种悬浮粒子浓度测定设备。

4. 测试规则

（1）测试条件　在测试之前，要对洁净室（区）相关参数进行预先测试，这类测试将会提供测试沉降菌的环境条件。如洁净室（区）的温度、湿度应与药品生产及工艺要求相适应。如无特殊要求，温度控制在18~26℃，相对湿度控制在45%~65%之间为宜。同时满足测试仪器的使用范围，送风量或风速的测试，压差的测试，高效过滤器的泄漏测试。

（2）测试状态　静态和动态均可。静态测试时，室内测试人员不得多于2人。沉降菌测试前，被测洁净室（区）由使用者决定是否需要预先消毒。测试报告中应标明所采用的状态和室内测试人员数。

（3）测试时间

①静态a：对于单向流洁净室（区），测试应在净化空气调节系统正常运行时间不少于10分钟后开始；对于非单向流洁净室（区），测试应在净化空气调节系统正常运行时间不少于30分钟后开始。

②静态b：对于单向流洁净室（区），测试应在生产操作人员撤离现场并经过10分钟自净后开始；对于非单向流洁净室（区），测试应在生产操作人员撤离现场并经过20分钟自净后开始。

③动态：须记录生产开始的时间及测试时间。

5. 测试步骤

（1）消毒　测试前每个培养基表面必须严格消毒，以保证无菌。

（2）采样 将已制备好的培养皿按采样点布置规则逐个放置，然后从里到外逐个打开培养皿盖，使培养基表面暴露在空气中。静态测试时，培养皿暴露时间为30分钟以上；动态测试时，培养皿暴露时间不大于4小时。

①最少采样点数目：沉降菌测试的最少采样点数目可参考悬浮粒子测试方法。

②采样点的布置：沉降菌测试的采样点位置可参考悬浮粒子测试方法。

③最少培养皿数：在满足最少采样点数目的同时，还宜满足最少培养皿数（表7-8）。

表7-8 最少培养皿数

洁净度级别	所需90mm×15mm培养皿数（以沉降0.5小时计）
A	14
B	2
C	2
D	2

④采样次数：每个采样点一般采样1次。

（3）培养 全部采样结束后，将培养皿倒置于恒温培养箱中培养。采用TSA配制的培养皿经采样后，在30~35℃培养箱中培养，时间不少于2天；采用SDA配制的培养基经采样后，在20~25℃培养箱中培养，时间不少于5天。每批培养基应有对照试验，检验培养基本身是否污染。可每批选定3只培养皿作对照培养。

（4）菌落读数 用肉眼对培养皿上所有的菌落直接计数、标记或在菌落计数器上点计，然后用5~10倍放大镜检查，有否遗漏。若平板上有2个或2个以上的菌落重叠，可分辨时仍以2个或2个以上菌落计数。

（5）结果计算 用计数方法得出各个培养皿的菌落数，然后按下列公式计算平均菌落数。

$$\bar{m} = \frac{m_1 + m_2 + \cdots + m_n}{n} \qquad (7-6)$$

式中，$\bar{m}$ 为平均菌落数；m_1 为1号培养皿菌落数；m_2 为2号培养皿菌落数；m_n 为n号培养皿菌落数；n为培养皿总数。

（6）结果评定 用平均菌落数判断洁净室（区）空气中的微生物。每个测试点的平均菌落数必须低于所选定的评定标准。在静态测试时，若某测点的沉降菌平均菌落数超过评定标准，则应重新采样两次，两次测试结果均合格才能判为符合要求。

6. 注意事项

（1）测试用具要做灭菌处理，以确保测试的可靠性和正确性。

（2）应采取一切措施防止采样过程的污染和其他人为对样本的污染。

（3）计数时不要漏计培养皿边缘生长的菌落，并注意细菌菌落与培养基沉淀物的区别，必要时用显微镜鉴别。

（4）采样前应仔细检查每个培养皿的质量，如发现有变质，破损或污染的应剔除。

（5）采样时测试人员应站在采样口的下风侧。

（6）培养皿在用于检测时，为避免培养皿运输或搬动过程造成的影响，宜同时进行对照试验，每次或每个区域取1个对照皿，与采样皿同法操作但不需要暴露采样，然后与采样后的培养皿一起放入培养箱内培养，结果应无菌落生长。

7. 日常监控　对于沉降菌的监控，宜设定警戒限度和纠偏限度，以保证洁净室（区）的微生物浓度受到控制。应定期检测以检查微生物负荷以及消毒剂的效力，并作倾向分析。静态和动态的监控都可以采用该方法。

对于沉降菌的取样频次，如果出现下列情况应考虑修改，在评估以下情况后，也应确定其他项目的检测频次：①连续超过警戒限度和纠偏限度；②停工时间比预计延长；③关键区域内发现有污染存在；④在生产期间，空气净化系统进行任何重大的维修时；⑤日常操作记录反映出倾向性的数据；⑥消毒规程的改变；⑦引起生物污染的事故等；⑧当生产设备有重大维修或增加设备时；⑨当洁净室（区）结构或区域分布有重大变动时。

8. 沉降菌测试报告　测试报告应包括以下内容：测试者的名称和地址、测试日期、测试依据、被测洁净室（区）的平面位置（必要时标注相邻区域的平面位置）、有关测试仪器及其方法的描述（包括测试环境条件、采样点数目以及布置图、测试次数、采样流量、或可能存在的测试方法的变更、测试仪器的检定证书等；若为动态测试，则还应记录现场操作人员数量及位置、现场运转设备数量及位置）、测试结果（包括所有统计计算资料）。

沉降菌测试报告书样表参见表 7-9。

表 7-9　沉降菌测试报告书样表

测试单位	
环境温度（℃）	
相对湿度（%）	
静压差（Pa）	
测试面积（m^2）	
培养基批号	
培养温度	
测试状态	
测试依据	
测试项目	沉降菌

检验结果：

区域	菌数				平均数	级别
	1 号平皿	2 号平皿	3 号平皿	4 号平皿		

检验结论：

检验人：　　　　　　　　　　　　　　　　　　　　复核人：

　　　　　　　　　　　　　　　　　　　　　　　　检验日期：

（二）浮游菌的测定

1. 测试依据　浮游菌的测试依据是中华人民共和国国家标准《医药工业洁净室（区）浮游菌测试方法》（GB/T16293 – 2010）。

2. 测试仪器

（1）浮游菌采样器　浮游菌采样器（图7 – 5）一般采用撞击法机制，可分为缝式采样器、离心式采样器或针孔式采样器。采用的浮游菌采样器要有流量计和定时器。

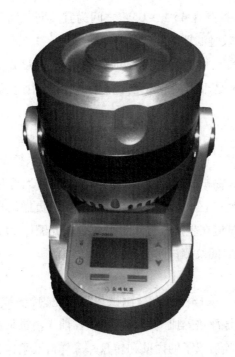

图7 – 5　浮游菌采样器

🗂 **知识链接**

浮游菌采样器的工作原理

浮游菌采样器由附加的真空抽气泵抽气。通过采样器的缝隙式平板，将采集的空气喷射并撞击到缓慢旋转的平板培养基表面上，附着的活微生物粒子经培养后形成菌落。

离心式采样器由于内部风机的高速旋转，气流从采样器前部吸入，从后部流出，在离心力的作用下，空气中的活微生物粒子有足够的时间撞击到专用的固形培养基上，经培养后形成菌落。

针孔式采样器是气流通过一个金属盖吸入，盖子上是密集的经过机械加工的特制小孔，通过风机将收集到的细小的空气流直接撞击到平板培养基表面上，附着的活微生物粒子经培养后形成菌落。

（2）培养基　大豆酪蛋白琼脂培养基（TSA）或沙氏培养基（SDA）或其他用户认可并经验证的培养基。TSA和SDA的配制和制备方法参见沉降菌的测试方法。

（3）培养皿　一般采用90mm × 15mm规格，可根据所选用采样器选择合适的培养皿。离心式采样器采用专用的固形培养条。

（4）恒温培养箱　必须定期对恒温培养箱进行校验。

（5）高压蒸汽灭菌器　用于培养基的灭菌。

3. 测试方法　采用计数浓度法，即通过收集悬浮在空气中的生物性粒子于专门的培养基（选择能证实其能够支持微生物生长的培养基）上，经规定时间的培养，在适宜的生长条件下让其繁殖到可见的菌落，然后进行计数，从而计算该洁净室的浮游菌微生物浓度。

4. 测试规则

（1）测试条件　在测试之前，要对洁净室（区）相关参数进行预先测试，这类测试将会提供测试浮游菌的环境条件。如洁净室（区）的温度、湿度应与药品生产及工艺要求相适应。如无特殊要求，温度控制在 18～26℃，相对湿度控制在 45%～65% 之间为宜。同时满足测试仪器的使用范围，送风量或风速的测试，压差的测试，高效过滤器的泄漏测试。

（2）测试状态　静态和动态均可。静态测试时，室内测试人员不得多于 2 人。浮游菌测试前，被测洁净室（区）由使用者决定是否需要预先消毒。测试报告中应标明所采用的状态和室内测试人员数。

（3）测试时间

①静态 a：对于单向流洁净室（区），测试应在净化空气调节系统正常运行时间不少于 10 分钟后开始；对于非单向流洁净室（区），测试应在净化空气调节系统正常运行时间不少于 30 分钟后开始。

②静态 b：对于单向流洁净室（区），测试应在生产操作人员撤离现场并经过 10 分钟自净后开始；对于非单向流洁净室（区），测试应在生产操作人员撤离现场并经过 20 分钟自净后开始。

③动态：须记录生产开始的时间及测试时间。

5. 测试步骤

（1）仪器和培养皿表面消毒　采样器进入被测试房间前先进行消毒，用于 A 级洁净室的采样器宜一直放在被测房间内。用消毒剂擦净培养皿的外表面。采样前先消毒采样器的顶盖、转盘以及罩子的内外面，采样结束再用消毒剂轻轻喷射罩子的内壁和转盘。采样口及采样管使用前必须高温灭菌，如用消毒剂对采样管的外壁及内壁进行消毒时，应将管中的残留液倒掉并晾干。采样者应穿戴与被测洁净区域相应的工作服，在转盘上放入或调换培养皿前，双手应消毒或穿戴无菌手套操作。采样器消毒后先不放入培养皿，开启浮游菌采样器，使仪器中的残余消毒剂蒸发，时间不少于 5 分钟，检查流量并根据采样量调整设定采样时间。

（2）采样

①最少采样点数目：浮游菌测试的最少采样点数目可参考悬浮粒子测试方法。

②采样点的布置：浮游菌测试的采样点位置可参考悬浮粒子测试方法。

③最小采样量：每次最小采样量见表 7-10。

表 7-10　浮游菌测试的最小采样量

洁净度级别	采样量（L/次）
A	1000
B	500
C	100
D	100

④采样次数：每个采样点一般采样 1 次。

（3）培养　全部采样结束后，将培养皿倒置于恒温培养箱中培养。采用 TSA 配制的培养皿经采样后，在 30～35℃培养箱中培养，时间不少于 2 天；采用 SDA 配制的培养基经采样后，在 20～25℃培养箱中培养，时间不少于 5 天。每批培养基应有对照试验，检验培养基本身是否污染。可每批选定 3 只培养皿作对照培养。

（4）菌落读数　用肉眼对培养皿上所有的菌落直接计数、标记或在菌落计数器上点计，然后用 5～10 倍放大镜检查，有否遗漏。若平板上有 2 个或 2 个以上的菌落重叠，可分辨时仍以 2 个或 2 个以上菌落计数。

（5）结果计算　用计数方法得出各个培养皿的菌落数，然后按下列公式计算浮游菌平均浓度。

$$平均浓度（个/m^3）= \frac{菌落数}{采样量} \qquad (7-7)$$

（6）结果评定　用浮游菌平均浓度判断洁净室（区）空气中的微生物。每个测试点的浮游菌平均浓度必须低于所选定的评定标准。在静态测试时，若某测点的浮游菌平均浓度超过评定标准，则应重新采样两次，两次测试结果均合格才能判为符合要求。

6. 注意事项

（1）测试用具要做灭菌处理，以确保测试的可靠性和正确性。

（2）应采取一切措施防止采样过程的污染和其他人为对样本的污染。

（3）以培养基、培养条件及其他参数（如房间温度、相对湿度、压差、测试状态及测试数据）做详细的记录。

（4）压差达到要求后方可采样。对于单向流洁净室或送风口，采样口朝向应正对气流方向；非单向流洁净室，采样口应向上。布置采样点时，应避开回风口。采样时测试人员应站在采样口的下风侧。

（5）计数时不要漏计培养皿边缘生长的菌落，并注意细菌菌落与培养基沉淀物的区别，必要时用显微镜鉴别。

（6）培养皿在用于检测时，为避免培养皿运输或搬动过程造成的影响，宜同时进行对照试验，每次或每个区域取 1 个对照皿，与采样皿同法操作但不需要暴露采样，然后与采样后的培养皿一起放入培养箱内培养，结果应无菌落生长。

7. 日常监控　对于浮游菌的监控，宜设定警戒限度和纠偏限度，以保证洁净室（区）的微生物浓度受到控制。应定期检测以检查微生物负荷以及消毒剂的效力，并作倾向分析。静态和动态的监控都可以采用该方法。

对于浮游菌的取样频次，如果出现下列情况应考虑修改，在评估以下情况后，也应确定其他项目的检测频次：①连续超过警戒限度和纠偏限度；②停工时间比预计延长；③关键区域内发现有污染存在；④在生产期间，空气净化系统进行任何重大的维修时；⑤日常操作记录反映出倾向性的数据；⑥消毒规程的改变；⑦引起生物污染的事故等；⑧当生产设备有重大维修或增加设备时；⑨当洁净室（区）结构或区域分布有重大变动时。

8. 浮游菌测试报告　浮游菌测试报告记录的内容可参考沉降菌的测试报告，浮游菌测试报告书样表见表 7-11。

表 7 – 11 浮游菌测试报告书样表

测试单位	
环境温度（℃）	
相对湿度（%）	
静压差（Pa）	
测试面积（m²）	
采样器名称及型号	
培养基名称	
测试状态	
测试依据	
测试项目	浮游菌

检验结果：

项目	送风口				工作区			
采样点编号								
采样速率（L/min）								
采样量（m³）								
开始时间								
菌落数（cfu）								
平均浓度（cfu/m³）								

检验结论：

最高浓度：   cfu/m³

最低浓度：   cfu/m³

检验人：   复核人：

检验日期：

四、药品微生物实验室质量管理

药品微生物的检验结果受很多因素的影响，如样品中微生物可能分布不均匀、微生物检验方法的误差较大等。因此，在药品微生物检验中，为保证检验结果的可靠性，必须使用经验证的检测方法并严格按照药品微生物实验室质量管理指导原则要求进行检验。

药品微生物实验室质量管理指导原则包括以下几个方面，如人员、培养基、试剂、菌种、设施和环境条件、设备、样品、检验方法、污染废弃物处理、检测结果有效性的保证、实验记录、结果的判断和检测报告、文件等。

（一）人员

微生物实验室应设置质量负责人、技术管理者、检验人员、生物安全责任人、生物安全监督员、菌种管理员及相关设备和材料管理员等岗位，可通过一人多岗设置。

从事药品微生物试验工作的人员应具备微生物学或相近专业知识的教育背景。检验人员必须熟悉相关检测方法、程序、检测目的和结果评价。微生物实验室的管理者其专业技能和经验水平应与他们的职责范围相符，如管理技能、实验室安全、试验安排、预算、实验研究、实验结果的评估和数据偏差的调查、技术报告书写等。

实验人员上岗前应依据所在岗位和职责接受相应的培训，在确认他们可以承担某一试验前，他们不能独立从事该项微生物试验。培训内容包括胜任工作所必需的设备操作、微生物检验技术等方面的培训，如无菌操作、培养基制备、消毒、灭菌、注平板、菌落计数、菌种的转种、传代和保藏、洁净区域的微生物监测、微生物检查方法和鉴定基本技术等，经考核合格后方可上岗。

实验人员应经过实验室生物安全方面的培训，熟悉生物安全操作知识和消毒灭菌知识，保证自身安全，防止微生物在实验室内部污染。

实验室应确定实验人员持续培训的需求，制定继续教育计划，保证知识与技能不断地更新。

实验室应确定人员具备承担相应实验室活动的能力以及评估偏离影响程度的能力。可通过参加内部质量控制、能力验证或实验室间比对等方式客观评估检验人员的能力，并授权从事相应的实验室活动，必要时对其进行再培训并重新评估。当使用一种非经常使用的方法或技术时，有必要在检测前确认微生物检测人员的操作技能。

所有人员的培训、考核内容和结果均应记录归档。

（二）培养基

培养基是微生物试验的基础，直接影响微生物试验结果。适宜的培养基制备方法、贮藏条件和质量控制试验是提供优质培养基的保证。

微生物实验室使用的培养基可按培养基处方配制，也可使用按处方生产的符合规定的脱水培养基配制，或直接采用商品化的预制培养基。

商品化的脱水培养基或预制培养基应设立接收标准，并进行符合性验收，包括品名、批号、数量、生产单位、外观性状（瓶盖密封度、内容物有无结块霉变等）、处方和使用说明、有效期、贮藏条件、生产商提供的质控报告和（或）其他相关材料（如配方变更）。

1. 培养基的配制　制备培养基时，应选择质量符合要求的脱水培养基或单独配方组分进行配制。不应使用结块、颜色发生变化或其他物理性状明显改变的脱水培养基。

脱水培养基或单独配方组分应在适当的条件下贮藏，如低温、干燥和避光，所有的容器应密封，尤其是盛放脱水培养基的容器。

为保证培养基质量的稳定可靠并符合要求，配制时脱水培养基应按使用说明上的要求操作，自制培养基应按配方准确配制。各脱水培养基或各配方组分称量应达到相应的精确度。配制培养基最常用的溶剂是纯化水。应记录各称量物的重量和水的使用量。

配制培养基所用容器不得影响培养基质量，一般为玻璃容器。培养基配制所用的容器和配套器具应洁净，可用纯化水冲洗玻璃器皿以消除清洁剂和外来物质的残留。对热敏感的培养基，如糖发酵培养基其分装容器一般应预先进行灭菌，以保证培养基的无菌性。

配制时，培养基应完全溶解混匀，再行分装与灭菌。若需要加热助溶，应注意不要过度加热，以避免培养基颜色变深。如需要添加其他组分时，加入后应充分混匀。

2. 培养基的灭菌　培养基应采用经验证的灭菌程序灭菌。商品化的预制培养基必须附有所用灭菌方法的资料。培养基灭菌一般采用湿热灭菌技术，特殊培养基可采用薄膜过滤除菌等技术。

培养基若采用不适当的加热和灭菌条件，有可能引起颜色变化、透明度降低、琼脂凝固力或 pH 值的改变。因此，培养基应采用验证的灭菌程序灭菌，培养基灭菌方法和条件，可通过无菌性试验和适用性检查（或灵敏度检查）试验进行验证。此外，对高压灭菌器的蒸汽循环系统也要加以验证，以保证在一定装载方式下的正常热分布。温度缓慢上升的高压灭菌器可能导致培养基的过热，过度灭菌可能会破坏绝大多数的细菌和真菌培养基促生长的质量。灭菌器中培养基的容积和装载方式也将影响加热的速度。此外还应关注灭菌后培养基体积的变化。

应确定每批培养基灭菌后的 pH 值（冷却至 25℃ 左右测定）。若培养基处方中未列出 pH 值的范围，除非经验证表明培养基的 pH 值允许的变化范围很宽，否则，pH 值的范围不能超过规定值 ±0.2。如需灭菌后进行调整，应使用灭菌或除菌的溶液。

3. 培养基的贮藏　自配的培养基应标记名称、批号、配制日期、制备人等信息，并在已验证的条件下贮藏。商品化的预制培养基应根据培养基使用说明书上的要求进行贮藏，所采用的贮藏和运输条件应使成品培养基最低限度的失去水分并提供机械保护。

培养基灭菌后不得贮藏在高压灭菌器中，琼脂培养基不得在 0℃ 或 0℃ 以下存放，因为冷冻可能破坏凝胶特性。培养基保存应防止水分流失，避光保存。琼脂平板最好现配现用，如置冰箱保存，一般不超过 1 周，且应密闭包装，若延长保存期限，保存期需经验证确定。

4. 培养基的质量控制试验　实验室应制定试验用培养基的质量控制程序，确保所用培养基质量符合相关检查的需要。

实验室配制或商品化的成品培养基的质量依赖于其制备过程，采用不适宜方法制备的培养基将影响微生物的生长或复苏，从而影响试验结果的可靠性。

所有配制好的培养基均应进行质量控制试验。实验室配制的培养基的常规监控项目是 pH 值、适用性检查或灵敏度检查试验，定期的稳定性检查以确定有效期。培养基在有效期内应依据适用性检查试验确定培养基质量是否符合要求。有效期的长短取决于在一定存放条件下（包括容器特性及密封性）的培养基其组成成分的稳定性。

除药典通则另有规定外，在实验室中，若采用已验证的配制和灭菌程序制备培养基且过程受控，那么同一批脱水培养基的适用性检查试验可只进行 1 次。如果培养基的制备过程未经验证，那么每一灭菌批培养基均要进行适用性检查或灵敏度检查试验。试验的菌种可根据培养基的用途从相关通则中进行选择，也可增加生产环境及产品中常见的污染菌株。

培养基的质量控制试验若不符合规定，应寻找不合格的原因，以防止问题重复出现，任何不符合要求的培养基均不能使用。

固体培养基灭菌后的再融化只允许 1 次，以避免因过度受热造成培养基质量下降或微生物污染。培养基的再融化一般采用水浴或流通蒸汽加热，若采用其他溶解方法，应对其进行评估，确认该溶解方法不影响培养基质量。融化的培养基应置于 45～50℃ 的环境中，不得超过 8 小时。使用过的培养基（包括失效的培养基）应按照国家污染废物处理相关规定进行。

制成平板或分装于试管的培养基应进行下列检查：容器和盖子不得破裂，装量应相同，尽量避免形成气泡，固体培养基表面不得产生裂缝或涟漪，在冷藏温度下不得形成结晶，不得污染微生物等。

用于环境监控的培养基需特别防护，以防止外来污染物的影响及避免出现假阳性结果。

实验室应有文件规定微生物实验用培养基、原材料及补充添加物的采购、验收、贮藏、制备、灭菌、质量检查与使用的全过程，并对培养基的验收、制备、灭菌、贮藏（包括灭菌后）、质量控制试验和使用情况等进行记录，包括培养基名称、制造商、批号、表观特性、配制日期和配制人员的标识、称量、配制及分装的体积、pH 值、灭菌设备及程序等，按处方配制的培养基记录还应包括成分名称及用量。

（三）试剂

微生物实验室应有试剂接收、检查和贮藏的程序，以确保所用试剂质量符合相关检查要求。

实验用关键试剂，在使用和贮藏过程中，应对每批试剂的适用性进行验证。实验室应对试剂进行管理控制，保存和记录相关资料。

实验室配制的所有试剂、试液及溶液应贴好标签，标明名称、制备依据、适用性、浓度、贮藏条件、制备日期、有效期及制备人等信息。

（四）菌种

试验过程中，生物样本可能是最敏感的，因为它们的活性和特性依赖于合适的试验操作和贮藏条件。实验室菌种的处理和保藏的程序应标准化，尽可能减少菌种污染和生长特性的改变。按统一操作程序制备的菌株是微生物试验结果一致性的重要保证。

药品微生物检验用的试验菌应为有明确来源的标准菌株，或使用与标准菌株所有相关特性等效的可以溯源的商业派生菌株。

标准菌株应来自认可的国内或国外菌种保藏机构，其复苏、复壮或培养物的制备应按供应商提供的说明或按已验证的方法进行。从国内或国外菌种保藏机构获得的标准菌株经过复活并在适宜的培养基中生长后，即为标准储备菌株。标准储备菌株应进行纯度和特性确认。标准储备菌株保存时，可将培养物等份悬浮于抗冷冻的培养基中，并分装于小瓶中，建议采用低温冷冻干燥、液氮贮存、超低温冷冻（低于−30℃）等方法保存。低于−70℃或低温冷冻干燥方法可以延长菌种保存时间。标准储备菌株可用于制备每月或每周1次转种的工作菌株。冷冻菌种一旦解冻转种制备工作菌株后，不得重新冷冻和再次使用。

工作菌株的传代次数应严格控制，不得超过5代（从菌种保藏机构获得的标准菌株为第0代），以防止过度的传代增加菌种变异的风险。1代是指将活的培养物接种到微生物生长的新鲜培养基中培养，任何形式的转种均被认为是传代1次。必要时，实验室应对工作菌株的特性和纯度进行确认。

工作菌株不可替代标准菌株，标准菌株的商业衍生物仅可用作工作菌株。标准菌株如果经过确认试验证明已经老化、退化、变异、污染等或该菌株已无使用需要时，应及时灭菌销毁。

菌种必须定期转种传代，并做纯度、特性等实验室所需关键指标的确认，实验室应建立菌种管理（从标准菌株到工作菌株）的文件和记录，内容包括菌株的申购、进出、收集、贮藏、确认、转种、使用以及销毁等全过程。每支菌种都应注明其名称、标准号、接种日期、传代数，并记录菌种生长的培养基和培养条件、菌种保藏的位置和条件等信息。

（五）设施和环境条件

微生物实验室应具有进行微生物检测所需的适宜、充分的设施条件，实验环境应保证不影响检验结果的准确性。微生物实验室应专用，并与生产、办公等其他区域分开。

1. 实验室的布局和运行　微生物实验室的布局与设计应充分考虑到试验设备安装、良好微生物实验室操作规范和实验室安全的要求。以能获得可靠的检测结果为重要依据，且符合所开展微生物检测活动生物安全等级的需要。实验室布局设计的基本原则是既要最大可能防止微生物的污染，又要防止检验过程对人员和环境造成危害，同时还应考虑活动区域的合理规划及区分，避免混乱和污染，提高微生物实验室操作的可靠性。

微生物实验室的设计和建筑材料应考虑其适用性，以利于清洁、消毒并减少污染的风险。洁净区域应配备独立的空气机组或空气净化系统，以满足相应的检验要求，包括温度和湿度的控制，压力、照度和噪声等都应符合工作要求。空气过滤系统应定期维护和更换，并保存相关记录。微生物实验室应包括相应的洁净区域和生物安全控制区域，同时应根据实验目的，在时间或空间上有效分隔不相容的实验活动，将交叉污染的风险降到最低。生物安全控制区域应配备满足要求的生物安全柜，以避免有危害性的生物因子对实验人员和实验环境造成危害。霉菌试验要有适当的措施防止孢子污染环境。对人或环境有危害的样品应采取相应的隔离防护措施。一般情况下，药品微生物检验的实验室应有符合要求的、用于开展无菌检查和微生物限度检查及无菌采样等检测活动的、独立设置的洁净室（区）或隔离系统，并配备相应的阳性菌实验室、培养室、试验结果观察区、培养基及实验用具准备（包括灭菌）区、样品接收和贮藏室（区）、标准菌株贮藏室（区）、污染物处理区和文档处理区等辅助区域。微生物基因扩增检测实验室原则上应设分隔开的工作区域以防止污染，包括（但不限于）试剂配制与贮存区、核酸提取区、核酸扩增区和扩增产物分析区。应对上述区域明确标识。

微生物实验的各项工作应在专属的区域进行，以降低交叉污染、假阳性结果和假阴性结果出现的风险。无菌检查应在隔离器系统或 B 级背景下的 A 级单向流洁净区域中进行，微生物限度检查应在不低于 D 级背景下的生物安全柜或 B 级洁净区域内进行。A 级和 B 级区域的空气供给应通过终端高效空气过滤器（HEPA）。

一些样品若需要证明微生物的生长或进一步分析培养物的特性，应在生物安全控制区域进行。任何出现微生物生长的培养物不得在实验室洁净区域内打开。对染菌的样品及培养物应有效隔离，以减少假阳性结果的出现。病原微生物的分离鉴定工作应在相应级别的生物安全实验室进行。

实验室应制定进出洁净区域的人和物的控制程序和标准操作规程，对可能影响检验结果的工作（如洁净度验证及监测、消毒、清洁、维护等）或涉及生物安全的设施和环境条件的技术要求能够有效地控制、监测并记录，当条件满足检测方法要求方可进行样品检测工作。微生物实验室使用权限应限于经授权的工作人员，实验人员应了解洁净区域的正确进出的程序，包括更衣流程，该洁净区域的预期用途、使用时的限制及限制原因，适当的洁净级别。

2. 环境监测　微生物实验室应按相关国家标准制定完整的洁净室（区）和隔离系统的验证和环境监测标准操作规程，环境监测项目和监测频率及对超标结果的处理应有书面程序。监测项目应涵盖到位，包括对空气悬浮粒子、浮游菌、沉降菌、表面微生物及物理参数（温度、相对湿度、换气次数、气流速度、压差、噪声等）的有效控制和监测。环境监测按药品洁净实验室微生物监测和控制指导原则（指导原则 9205）进行。

3. 清洁、消毒和卫生　微生物实验室应制定清洁、消毒和卫生的标准操作规程，规程中应涉及环境监测结果。实验室在使用前和使用后应进行消毒，并定期监测消毒效果，要有足够的洗手和手消毒设施。实验室应有对有害微生物发生污染的处理规程。

所用的消毒剂种类应满足洁净实验室相关要求并定期更换。理想的消毒剂既能杀死广泛的微生物、对人体无毒害、不会腐蚀或污染设备，又有清洁剂的作用，性能稳定、作用快、残留少、价格合理。对所用消毒剂和清洁剂的微生物污染状况应进行监测，并在确认的有效期内使用，A 级和 B 级洁净区应当使用无菌的或经无菌处理的消毒剂和清洁剂。

（六）设备

微生物实验室应配备与检验能力和工作量相适应的仪器设备，其类型、测量范围和准确度等级应满足检验所采用标准的要求。设备的安装和布局应便于操作，易于维护、清洁和校准，并保持清洁和良好的工作状态。用于试验的每台仪器、设备应该有唯一标识。

仪器设备应有合格证书，实验室在仪器设备完成相应的检定、校准、验证、确认其性能，并形成相应的操作、维护和保养的标准操作规程后方可正式使用，仪器设备使用和日常监控要有记录。

1. 设备的维护　为保证仪器设备处于良好工作状态，应定期对其进行维护和性能验证，并保存相关记录。仪器设备若脱离实验室或被检修，恢复使用前应重新确认其性能符合要求。

重要的仪器设备，如培养箱、冰箱等，应由专人负责进行维护和保管，保证其运行状态正常和受控，同时应有相应的备用设备以保证试验菌株和微生物培养的连续性，高压灭菌器、隔离器、生物安全柜等设备实验人员应经培训后持证上岗。对于培养箱、冰箱、高压灭菌锅等影响实验准确性的关键设备应在其运行过程中对关键参数（如温度、压力）进行连续观测和记录，有条件的情况下尽量使用自动记录装置。

如果发生偏差，应评估对以前的检测结果造成的影响并采取必要的纠正措施。对于一些容易污染微生物的仪器设备，如水浴锅、培养箱、冰箱和生物安全柜等应定期进行清洁和消毒。对试验用的无菌器具应实施正确的清洗、灭菌措施，并形成相应的标准操作规程，无菌器具应有明确标识并与非无菌器具加以区别。

实验室的某些设备（例如培养箱、高压灭菌器等）应专用，除非有特定预防措施，以防止交叉污染。

2. 校准、性能验证和使用监测　微生物实验室所用的仪器应根据日常使用的情况进行定期的校准，并记录。校准的周期和校验的内容根据仪器的类型和设备在实验室产生的数据的重要性不同而不同。仪器上应有标签说明校准日期和再校准日期。

3. 温度测量装置　温度不但对实验结果有直接的影响，而且还对仪器设备的正常运转和正确操作起关键作用。相关的温度测量装置如培养箱和高压灭菌器中的温度计、热电耦合铂电阻温度计，应具有可靠的质量并进行校准，以确保所需的精确度，温度设备的校准应遵循国家或国际标准。

温度测量装置可以用来监控冰箱、超低温冰箱、培养箱、水浴锅等设备的温度，应在使用前验证此类装置的性能。

4. 灭菌设备　灭菌设备的灭菌效果应满足使用要求。应使用多种传感器（如温度、压力等）监控灭菌过程。对实际应用的灭菌条件和装载状态需定期进行性能验证，经过维修或工艺变化等可能对灭菌效果产生影响时，应重新验证。应定期使用生物指示剂检查灭菌设备的效果并记录，指示剂应放在不易达到灭菌的部位。日常监控可以采用物理或化学方式进行。

非简单压力容器操作人员需持有特种作业人员证书。生物安全柜、层流超净工作台、高效过滤器应由有专业技能的人员进行生物安全柜、层流超净工作台及高效过滤器的安装与更换，要按照确认的方法进行现场生物和物理的检测，并定期进行再验证。

实验室生物安全柜和层流超净工作台的通风应符合微生物风险级别及符合安全要求。应定期对生物安全柜、层流超净工作台进行监测，以确保其性能符合相关要求。实验室应保存检查记录和性能测试结果。其他设备悬浮粒子计数器、浮游菌采样器应定期进行校准；pH 计、天平和其他类似仪器的性能应定期或在每次使用前确认；若湿度对实验结果有影响，湿度计应按国家或国际标准进行校准；当所测定的时间对检测结果有影响时，应使用校准过的计时仪或定时器；使用离心机时，应评估离心机每分钟的转数，若离心是关键因素，离心机应该进行校准。

（七）样品

1. 样品采集　试验样品的采集，应遵循随机抽样的原则，由经过培训的人员在受控条件下进行，并防止污染。如需无菌抽样，应采用无菌操作技术，并在具有无菌条件的特定区域中进行。

抽样环境应监测并记录，同时还需记录采样时间。抽样的任何消毒过程（如抽样点的消毒）不能影响样品中微生物的检出。

所抽样品应有清晰标识，避免样品混淆和误用。标识应包括样品名称、批号、抽样日期、采样容器、抽样人等信息，使标识安全可见并可追溯。

2. 样品储存和运输　待检样品应在合适的条件下贮藏并保证其完整性，尽量减少污染的微生物发生变化。样品在运输过程中，应保持原有（规定）的储存条件或采取必要的措施（如冷藏或冷冻）。应明确规定和记录样品的贮藏和运输条件。

3. 样品的确认和处理　实验室应有被检样品的传递、接收、储存和识别管理程序。实验室在收到样品后应根据有关规定尽快对样品进行检查，并记录被检样品所有相关信息，如接收日期、样品状况、采样信息（包括采样日期和采样条件等）、贮藏条件。

如果样品存在数量不足、包装破损、标签缺失、温度不适等情况，实验室应在决定是否检测或拒绝接受样品之前与相关人员沟通。样品的包装和标签有可能被严重污染，因此，搬运和储存样品时应小心以避免污染的扩散，容器外部的消毒应不影响样品的完整性。样品的任何异常状况在检验报告中应有说明。

选择具有代表性的样品，根据有关的国家或国际标准，或者使用经验证的实验方法，尽快进行检验。实验室应按照书面管理程序对样品进行保留和处置。已知被污染的样品应经过无害化处理。

（八）检验方法

1. 检验方法选择　药品微生物检验时，应根据检验目的选择适宜的方法进行样品检验。

2. 检验方法的适用性确认　药典方法或其他相关标准中规定的方法是经过验证的，在引入检测之前，实验室应证实能够正确地运用这些方法。

样品检验时所采用的方法应经适用性确认。当发布机构修订了标准方法，应在所需的程度上重新进行方法适用性确认。实验室对所用商业检测系统如试剂盒应保留确认数据，这些确认数据可由制造者提供或由第三方机构评估。必要时，实验室应对商业检测系统进行确认。

3. 检验方法的验证　如果检验方法不是标准中规定的方法，使用前应进行替代方法的验证，确认其应用效果优于或等同于标准方法。替代方法的验证按药品微生物检验替代方法验证指导原则（指导原则9201）进行。

（九）污染废弃物处理

实验室应有妥善处理废弃样品、过期（或失效）培养基和有害废弃物的设施和制度，旨在减少检查环境和材料的污染。污染废弃物管理应符合国家和地方法规的要求，并应交由当地环保部门资质认定的单位进行最终处置，由专人负责并书面记录和存档。

药品微生物实验室应当制定针对所操作微生物危害的安全应急预案，规范生物安全事故发生时的操作流程和方法，避免和减少紧急事件对人员、设备和工作的伤害和影响，如活的培养物洒出必须就地处理，不得使培养物污染扩散。实验室还应配备消毒剂、化学和生物学的溢出处理盒等相关装备。

（十）检测结果有效性的保证

1. 内部质量控制　为评估实验室检测结果的持续有效，实验室应制订质量控制程序和计划，对内部质量控制活动的实施内容、方式、责任人及结果评价依据作出明确的规定。质量控制计划应尽可能覆盖实验室的所有检测人员和检测项目。

对于药品微生物检测项目，实验室可定期使用标准样品（如需氧菌总数标准样品等）、质控样品或用标准菌株人工污染的样品等开展内部质量控制，并根据工作量、人员水平、能力验证结果、外部评审等情况明确规定质控频次。

在实施人员比对、设备比对和方法比对时，要选取均匀性和稳定性符合要求的样品进行。

2. 外部质量评估　实验室应参加与检测范围相关的能力验证或实验室之间的比对实验来评估检测能力水平，通过参加外部质量评估来评定检测结果的偏差。

实验室应对评估结果进行分析，适时改进。

（十一）实验记录

实验结果的可靠性依赖于试验严格按照标准操作规程进行，而标准操作规程应指出如何进行正确的试验操作。为保证数据完整性，实验记录应包含所有关键的实验细节，确保可重复该实验室活动。

实验记录至少应包括以下内容：实验日期、检品名称、实验人员姓名、标准操作规程编号或方法、实验结果、偏差（存在时）、实验参数（如环境、设备、菌种、培养基和批号以及培养温度）、复核人签名等。

实验记录上还应显示出检验标准的选择，如果使用的是药典标准，必须保证是现行有效的标准。试验所用的每一个关键的实验设备均应有记录，设备日志或表格应设计合理，以满足试验记录的追踪性，设备温度（水浴、培养箱、灭菌器）必须记录，且具有追溯性。

实验记录可以是纸质的，也可以是电子的。实验记录的修改应可追溯到前一个版本，并能保存原始及修改后的数据和文档，包括修改日期、修改内容和修改人员。

归档的数据应确保安全。电子数据应定期备份，其备份及恢复流程必须经过验证。纸质数据应便于查阅。数据的保存期限应满足相应规范要求，并建立数据销毁规程，数据的销毁应经过审批。

（十二）结果的判断和检测报告

由于微生物试验的特殊性，在实验结果分析时，对结果应进行充分和全面的评价，所有影响结果观察的微生物条件和因素均应考虑，包括与规定的限度或标准有很大偏差的结果，微生物在原料、辅料或试验环境中存活的可能性，微生物的生长特性等。特别要了解实验结果与标准的差别是否有统计学意义。若发现实验结果不符合药典各品种项下要求或另外建立的质量标准，应进行原因调查。引起微生物污染结果不符合标准的原因主要有两个：试验操作错误或产生无效结果的试验条件；产品本身的微生物污染总数超过规定的限度或检出控制菌。

异常结果出现时，应进行调查。调查时应考虑实验室环境、抽样区的防护条件、样品在该检验条件下以往检验的情况、样品本身具有使微生物存活或繁殖的特性等情况。此外，回顾试验过程，也可评价该实验结果的可靠性及实验过程是否恰当。如果试验操作被确认是引起实验结果不符合的原因，那么应制定纠正和预防措施，按照正确的操作方案进行实验，在这种情况下，对试验过程及试验操作应特别认真地进行监控。

样品检验应有重试的程序，如果依据分析调查结果发现试验有错误而判实验结果无效，应进行重试。如果需要，可按相关规定重新抽样，但抽样方法不能影响不符合规定结果的分析调查。上述情况应保留相关记录。

微生物实验室检测报告应该符合检测方法的要求。实验室应准确、清晰、明确和客观地报告每一项或每一份检测的结果。检测报告的信息应该完整、可靠。检验过程出现与微生物相关的不合规范的数据，均属于微生物数据偏差（microbial data deviation，MDD）。对实验室偏差数据的调查，有利于持续提高实验室数据的可靠性。

（十三）文件

文件应当充分表明试验是在实验室里按可控的程序进行的，一般包括以下方面：人员培训与资格确认；设备验收、验证、检定（或校准期间核查）和维修；设备使用中的运行状态（设备的关键参数）；培养基制备、贮藏和质量控制；菌种管理；检验规程中的关键步骤；数据记录与结果计算的确认；质量责任人对试验报告的评估；数据偏离的调查。

所有程序和支持文件，应保持现行有效并易于人员取阅。涉及生物安全的操作现场应防止文件被污染。

📝 实践实训

实训项目十六　药品微生物实验室悬浮粒子数检测

【实训目的】

1. 掌握洁净实验室悬浮粒子数检测的标准操作规程。
2. 熟悉药品检测实验室洁净度的分级。
3. 了解悬浮粒子检测在药品检测实验室质量管理中的意义。

【实训原理】

依据为中华人民共和国国家标准《医药工业洁净室（区）悬浮粒子测试方法》（GB/T16292 - 2010）。洁净区（室）悬浮粒子采用计数浓度法测试，即通过测定洁净区环境内单位体积空气中含大于或等于某粒径的悬浮粒子数，来评定洁净室（区）悬浮粒子洁净度等级。悬浮粒子测试采用的仪器主要为悬浮粒子计数器，通过其内置的程序自动计算检测点的悬浮粒子数。

【实训用品】

光散射粒子计数器（用于粒径大于或等于 $0.5\mu m$ 的悬浮粒子计数）。

【实训过程】

1. 准备　将检测所需仪器设备及相关物品放入传递窗中，开启传递窗的紫外灯及高效过滤器。人员按照进入净化车间的程序，从人员通道进入净化车间，待传递窗运行30min后，取出相关设备物品。

2. 开机　仪器开机，预热至稳定。根据当次所做实验需求，正确设置尘埃粒子计数器（采样量、采样周期、置信状态等），对需要检测的洁净区（室）进行检测。检测完成后，根据打印出的数据计算结果并填写检测记录及报告。

3. 采样　悬浮粒子测试方法采用读数浓度法，采样须满足规定的最少采样点数目、采样次数、采样量及采样点布置方法。采样管口置于采样点，在采样计数趋于稳定后，开始连续计数。

4. 结果计算　悬浮粒子浓度的采样数据按下述步骤统计计算。

（1）采样点的平均悬浮粒子浓度按下列公式计算。

$$A = \frac{C_1 + C_2 + \cdots + C_n}{N}$$

A 为某一采样点的平均粒子浓度，粒/m^3；

C_i 为某一采样点的粒子浓度（i = 1，2，…，n），粒/m^3；

N 为某一采样点上的采样次数，次。

（2）洁净室平均粒子浓度按下列公式计算。

$$M = \frac{A_1 + A_2 + \cdots + A_L}{L}$$

M 为平均值的均值，即洁净室（区）的平均粒子浓度，粒/m³；

A_i 为某一采样点的平均粒子浓度（$i = 1, 2, \cdots, L$），粒/m³；

L 为采样点数目。

（3）标准差按下列公式计算。

$$SE = \frac{\sqrt{(A_1 - M)^2 + (A_2 - M)^2 + \cdots + (A_i - M)^2}}{L(L-1)}$$

SE 为平均值均值的标准误差，粒/m³。

（4）95％置信上限（UCL）按下列公式计算。

$$UCL = M + tSE$$

UCL 为平均值均值的95％置信上限，粒/m³。

t 为95％置信上限的 t 分布系数见表 7 - 4。

5. 结果评定　同时符合以下两个条件，某个实验室的洁净度检测结果才能判为合格。①每个采样点的平均粒子浓度必须不大于规定的级别界限，即 $A_i \leqslant$ 级别界限；②全部采样点的粒子浓度平均值均值的95％置信上限必须不大于规定的级别界限，即 UCL ≤ 级别界限。

【实训结果】

测试单位	悬浮粒子测试报告
环境温度（℃）	
相对湿度（％）	
静压差（Pa）	
测试依据	
测试项目	悬浮粒子

检验结果

区域	编号	洁净度级别	悬浮粒子	
			≥0.5μm（粒/m³）	≥5μm（粒/m³）

检验结论：

检验人：　　　　　　　　　　　　　　复核人：

检验日期：

【注意事项】

1. 压差达到要求后方可采样。单向流洁净室，悬浮粒子计数器采样管口朝向应正对气流方向；非单向流洁净室，采样管口垂直向上。

2. 布置采样点时，应避开回风口。

3. 采样时测试人员应站在采样口的下风侧。

4. 为确认 A 级洁净区的级别，每个采样点的采样量不得少于 $1m^3$。

5. 确认级别时，应当使用采样管较短的便携式粒子计数器。

【实训思考】

1. 药品微生物实验室为什么要进行悬浮粒子检测？

2. 实验室的洁净度检测为什么要分静态和动态检测？

【实训评价】

项目名称：   测试日期：

考核项目		分值（分）	考核得分
实训前准备	1. 实训预习	1	
	2. 实训仪器准备	1	
	3. 人员卫生	1	
实训过程	4. 采样点布置	1	
	5. 仪器操作	2	
	6. 观察并记录	1	
实训后整理	7. 仪器自净并归位	1	
	8. 实训报告、结论	1	
	9. 实训总结与体会	1	
总分		10	

目标检测

答案解析

一、单项选择题

1. GMP 是指（   ）

   A. 药品经营质量管理规范　　　　B. 药品生产质量管理规范　　　　C. 药品非临床质量管理规范

   D. 药品临床质量管理规范　　　　E. 危害分析关键控制点

2. 如无特殊要求，洁净室（区）的温、湿度应控制在（   ）

   A. 温度 18 ~ 26℃，相对湿度 45% ~ 65%

   B. 温度 20 ~ 25℃，相对湿度 40% ~ 70%

   C. 温度 30 ~ 35℃，相对湿度 45% ~ 70%

   D. 温度 25 ~ 30℃，相对湿度 45% ~ 60%

   E. 温度 20 ~ 28℃，相对湿度 40% ~ 60%

3. A 级洁净室（区）≥0.5μm 尘粒的最大允许数为（   ）

   A. 0　　　　　B. 20　　　　　C. 3520　　　　　D. 352000　　　　　E. 3520000

4. 面积为 $100m^2$ 的 B 级洁净区进行悬浮粒子测试时，最少采样点数目为（   ）

   A. 40　　　　　B. 20　　　　　C. 10　　　　　D. 3　　　　　E. 3

5. A 级洁净室（区）测试≥0.5μm 的悬浮粒子，最小采样量为（　　）L/次

　　A. 5.66　　　　　B. 2.83　　　　　C. 8.5　　　　　D. 3.66　　　　　E. 7.5

6. UCL 是指（　　）

　　A. 采样点的悬浮粒子浓度　　　　　B. 采样点的平均悬浮粒子浓度　　　C. 洁净室平均粒子浓度

　　D. 标准差　　　　　　　　　　　　E. 95% 置信上限

7. C 级洁净室（区）测试沉降菌，最少培养皿数为（　　）

　　A. 2　　　　　　B. 3　　　　　　C. 5　　　　　　D. 10　　　　　　E. 14

8. C 级洁净室（区）沉降菌的平均菌落数应不得超过（　　）

　　A. 1　　　　　　B. 10　　　　　C. 50　　　　　D. 100　　　　　E. 150

9. B 级洁净室（区）测试浮游菌，最小采样量为（　　）L/次

　　A. 100　　　　　B. 200　　　　　C. 500　　　　　D. 1000　　　　　E. 800

10. A 级洁净室（区）测试浮游菌，平均浓度应小于（　　）个/m³

　　A. 1　　　　　　B. 5　　　　　C. 50　　　　　D. 100　　　　　E. 150

11. 配制培养基所用容器不得影响培养基质量，一般为（　　）。

　　A. 橡胶容器　　　B. 塑料容器　　　C. 金属容器　　　D. 玻璃容器

12. 工作菌株的传代次数应严格控制，不得超过（　　）代

　　A. 2　　　　　　B. 3　　　　　C. 5　　　　　D. 8　　　　　E. 10

二、多项选择题

1. 企业生产洁净室（区）的洁净度等级，按洁净室（区）空气中的含尘浓度和含菌量，分为（　　）四个等级

　　A. A 级　　　　B. B 级　　　　C. C 级　　　　D. D 级　　　　E. E 级

2. 以下关于不同洁净区空气悬浮粒子的标准规定正确的是（　　）

　　A. 静态，A 级洁净区≥0.5μm 的悬浮粒子最大允许是 3520

　　B. 动态，B 级洁净区≥0.5μm 的悬浮粒子最大允许是 3520

　　C. 静态，C 级洁净区≥5μm 的悬浮粒子最大允许数为 352000

　　D. 动态，D 级洁净区≥0.5μm 的悬浮粒子最大允许数不做规定

3. 洁净室（区）浮游菌的测试需要使用（　　）

　　A. 浮游菌采样器　　　　　　　　　B. 尘埃粒子计数器　　　　　C. 高压蒸汽灭菌锅

　　D. 恒温培养箱　　　　　　　　　　E. 培养皿

4. GMP 车间沉降菌测试可选用（　　）

　　A. 硫乙醇酸盐流体培养基　　　　　B. 改良马丁培养基　　　　　C. 大豆酪蛋白琼脂培养基

　　D. 改良马丁琼脂培养基　　　　　　E. 沙氏培养基

5. 洁净室（区）沉降菌测试可在（　　）状态下进行

　　A. 空态　　　B. 静态 a　　　C. 静态 b　　　D. 动态　　　E. 都可以

6. GMP 沉降菌测试中关于采样点的布置，下列说法正确的是（　　）

　　A. 采样点一般在离地面 0.8m 高度的水平面上均匀布置

　　B. 采样点多于 5 个时，也可以在离地面 0.8～1.5m 高度的区域内分层布置

　　C. 采样点的布置还可根据需要在生产及工艺关键操作区增加采样点

D. A级单向流区域、洁净工作台或局部空气净化设施的采样点宜布置在正对气流方向的工作面上

E. 当分层布置采样点时，每层不少于5个

7. 自配的培养基应标记（　　）等信息，并在已验证的条件下贮藏

A. 厂家　　　　　　B. 名称　　　　　　C. 批号　　　　　　D. 配制日期　　　　　E. 制备人

三、简答题

1. 洁净室（区）沉降菌和浮游菌测试分别采用何种方法？所用的培养基是什么？

2. 悬浮粒子、沉降菌和浮游菌的判断标准分别是什么？

3. 如果某药品的微生物限度检查不合格，你认为可能的污染源有哪些？

4. 药品微生物实验室质量管理指导原则包括哪些？

5. 实验记录至少应包括哪些？

书网融合……

知识回顾　　　　　　微课　　　　　　习题

模块三
实用药品微生物检验技术

学习引导

　　药品微生物无菌检查是药品生物测定的重要项目与内容，是保证药品质量的重要措施之一。凡用于确定要求无菌的药品、医疗器具、原料、辅料及其他品种在出厂前均应进行无菌检查。药品微生物无菌检查是药品卫生学检测最早的项目和各国药典最早收载的检测内容。现今世界各国药典对无菌检查的范围、内容、方法以及抽样都有明文规定，用以保证无菌或灭菌制剂等的用药安全性，并且检测方法在不断完善。

学习目标

1. 掌握　无菌检查法的概念和检查方法。
2. 熟悉　无菌操作技能。
3. 了解　无菌环境要求；能够独立完成无菌检查的全过程。

一、无菌检查法的概念和意义

PPT

（一）概念

　　无菌检查法系用于检查药典要求无菌的药品、生物制品、医疗器械、原料、辅料及其他品种是否无菌的一种方法。它是根据试验的液体培养基是否有微生物生长从而导致培养基变浑浊的现象来判断供试品是否合格的一种检测方法。无菌检查的项目包括需氧菌、厌氧菌和真菌检查。若供试品符合无菌检查法的规定，仅表明供试品在该检验条件下未发现微生物污染。

（二）意义

　　无菌检查是产品上市前发现污染事件的重要关口。凡是直接进入人体血液循环系统、皮下组织、肌肉或者作用于烧（烫）伤、溃疡等部位的样品，如果含有活菌，进入人体后往往会产生剧烈的反应，引起一系列并发症，对患者的安全都可能构成威胁。因此，无菌检测在药品监督和监控有着十分重要的意义。

二、无菌检查的环境要求

　　无菌检查应在无菌条件下进行，试验环境必须达到无菌检查的要求，检验全过程应严格遵守无菌操作，防止微生物污染。防止污染的措施不得影响供试品中微生物的检出。单向流空气区域、工作台面及受控环境应定期按医药工业洁净室（区）悬浮粒子、浮游菌和沉降菌的测试方法的现行国家标准进行洁净度确认。隔离系统应定期按相关的要求进行验证，其内部环境的洁净度须符合无菌检查的要求。日常检验需对试验环境进行监测。

三、无菌检查的操作过程

（一）培养基 🅔微课

1. 培养基的制备及培养条件 培养基应适合需氧菌、厌氧菌或真菌的生长。培养基可按《中国药典》（2020 年版）中配方制备，亦可使用按该配方生产的符合规定的脱水培养基或商品化的预判培养基。硫乙醇酸盐流体培养基主要用于厌氧菌的培养，也可用于需氧菌的培养，培养温度 30 ~ 35℃，胰酪大豆胨液体培养基用于培养真菌和需氧菌，培养温度 20 ~ 25℃。配制后应采用验证合格的灭菌程序灭菌。制备好的培养基若不即时使用，应置于无菌密闭容器中，在 20 ~ 25℃、避光的环境下保存，并在经验证的保存期内使用。

即学即练 8 - 1

答案解析

《中国药典》规定无菌检查法中硫乙醇酸盐流体培养基主要用于（　　）菌的培养，也可用于（　　）菌的培养，培养温度为（　　）℃；胰酪大豆胨液体培养基用于培养（　　）菌和（　　）菌，培养温度（　　）℃。

A. 厌氧　　　　B. 需氧　　　　C. 真　　　　D. 30 ~ 35　　　　E. 20 ~ 25

2. 培养基的适用性检查 无菌检查用的硫乙醇酸盐流体培养基和胰酪大豆胨液体培养基等应符合培养基的无菌性检查及灵敏度检查的要求。本检查可在供试品的无菌检查前或与供试品的无菌检查同时进行。

（1）无菌性检查　每批培养基一般随机取不少于 5 支（瓶），置各培养基规定的温度培养 14 天，应无菌生长。

（2）灵敏度检查

①菌种：培养基灵敏度检查所用的菌株传代次数不得超过 5 代（从菌种保存中心获得的干燥菌种为第 0 代），并采用适宜的菌种保藏技术进行保存和确认，以保证试验菌株的生物学特性。

金黄色葡萄球菌（*Staphylococcus aureus*）［CMCC（B）26 003］

铜绿假单胞菌（*Pseudomonas aeruginosa*）［CMCC（B）10 104］

枯草芽孢杆菌（*Bacillus subtilis*）［CMCC（B）63 501］

生孢梭菌（*Clostridium sporogenes*）［CMCC（B）64 941］

白念珠菌（*Candida albicans*）［CMCC（F）98 001］

黑曲霉（*Aspergillus niger*）［CMCC（F）98 003］

②菌液制备：接种金黄色葡萄球菌、铜绿假单胞菌、枯草芽孢杆菌的新鲜培养物至胰酪大豆胨液体培养基中或胰酪大豆胨琼脂培养基上，接种生孢梭菌的新鲜培养物至硫乙醇酸盐流体培养基中，30 ~ 35℃培养 18 ~ 24 小时。接种白色念珠菌的新鲜培养物至沙氏葡萄糖液体培养基中或沙氏葡萄糖琼脂培养基上，20 ~ 25℃培养 2 ~ 3 天，上述培养物用 pH 7.0 无菌氯化钠 – 蛋白胨缓冲液或 0.9% 无菌氯化钠

溶液制成适宜浓度菌悬液。接种黑曲霉至沙氏葡萄糖琼脂斜面培养基或马铃薯葡萄糖琼脂培养基上，20~25℃培养5~7天或直到获得丰富的孢子，加入适量含0.05%（ml/ml）聚山梨酯80的pH 7.0无菌氯化钠－蛋白胨缓冲液或含0.05%（ml/ml）聚山梨酯80的0.9%无菌氯化钠溶液，将孢子洗脱。然后，采用适宜的方法吸出孢子悬液至无菌试管内，用含0.05%（ml/ml）聚山梨酯80的pH 7.0无菌氯化钠－蛋白胨缓冲液或含0.05%（ml/ml）聚山梨酯80的0.9%无菌氯化钠溶液制成适宜浓度的孢子悬液。

菌悬液若在室温下放置，一般应在2小时内使用；若保存在2~8℃可在24小时内使用。黑曲霉孢子悬液可保存在2~8℃，在验证过的贮存期内使用。

③培养基接种：取适宜装量的硫乙醇酸盐流体培养基7支，分别接种不大于100cfu的金黄色葡萄球菌、铜绿假单胞菌、生孢梭菌各2支，另1支不接种作为空白对照；取适宜装量的胰酪大豆胨液体培养基7支，分别接种不大于100cfu的枯草芽孢杆菌、白色念珠菌、黑曲霉各2支，另1支不接种作为空白对照。接种细菌的培养管培养时间不超过3天，接种真菌的培养管培养时间不得超过5天。

④结果判定：空白对照管应无菌生长，若加菌的培养基管均生长良好，判该培养基的灵敏度检查符合规定。

（二）稀释液、冲洗液及其制备方法

稀释液、冲洗液配制后应采用验证合格的灭菌程序灭菌。

1. 0.1%无菌蛋白胨水溶液　取蛋白胨1.0g，加水1000ml，微温溶解，必要时滤过使澄清，调节pH值至7.1±0.2，分装，灭菌。

2. pH 7.0无菌氯化钠－蛋白胨缓冲液　磷酸二氢钾3.56g，无水磷酸氢二钠5.77g，氯化钠4.30g，蛋白胨1.00g，加水1000ml，微温溶解，必要时滤过使澄清，分装，灭菌。

根据供试品的特性，可选用其他经验证的适宜溶液作为稀释液或冲洗液（如0.9%无菌氯化钠溶液）。如需要，可在上述稀释液或冲洗液的灭菌前或灭菌后加入表面活性剂或中和剂等。

（三）方法适用性试验

进行产品无菌检查时，应进行方法适用性试验，以确认所采用的方法适合于该产品的无菌检查。若检验程序或产品发生变化可能影响检验结果时，应重新进行方法适用性试验。

方法适用性试验按"供试品的无菌检查"的规定及下列要求进行操作。对每一试验菌应逐一进行方法确认。

1. 菌种及菌液制备　金黄色葡萄球菌、枯草芽孢杆菌、生孢梭菌、白色念珠菌、黑曲霉的菌株及菌液制备同培养基灵敏度检查。大肠埃希菌（*Escherichia coli*）[CMCC（B）44 102]的菌液制备同金黄色葡萄球菌。

2. 薄膜过滤法　按供试品的无菌检查要求，取每种培养基规定接种的供试品总量，采用薄膜过滤法过滤，冲洗，在最后一次的冲洗液中加入不大于100cfu的试验菌，过滤。加培养基至滤筒内，接种金黄色葡萄球菌、大肠埃希菌、生孢梭菌的滤筒内加硫乙醇酸盐流体培养基；接种枯草芽孢杆菌、白色念珠菌、黑曲霉的滤筒内加胰酪大豆胨液体培养基。另取一装有同体积培养基的容器，加入等量试验菌，作为对照。置规定温度培养，培养时间不得超过5天。

3. 直接接种法　取符合直接接种法培养基用量要求的硫乙醇酸盐流体培养基6管，分别接入不大于100cfu的金黄色葡萄球菌、大肠埃希菌、生孢梭菌各2管；取符合直接接种法培养基用量要求的胰酪大豆胨液体培养基6管，分别接入不大于100cfu的枯草芽孢杆菌、白色念珠菌、黑曲霉各2管。其中1管

按供试品的无菌检查要求，接入每支培养基规定的供试品接种量；另1管作为对照，置规定的温度培养，培养时间不得超过5天。

4. 结果判断 与对照管比较，如含供试品各容器中的试验菌均生长良好，则说明供试品的该检验量在该检验条件下无抑菌作用或其抑菌作用可以忽略不计，照此检查方法和检查条件进行供试品的无菌检查。如含供试品的任一容器中的试验菌生长微弱、缓慢或不生长，则说明供试品的该检验量在该检验条件下有抑菌作用，应采用增加冲洗量、增加培养基的用量、使用中和剂或灭活剂、更换滤膜品种等方法，消除供试品的抑菌作用，并重新进行方法适用性试验。方法适用性试验也可与供试品的无菌检查同时进行。

（四）供试品的检验数量和检验量

1. 检验数量 检验数量是指一次试验所用供试品最小包装容器的数量，成品每亚批均应进行无菌检查。除另有规定外，出厂产品按表8－1规定；上市产品监督检验按表8－2规定。表8－1、表8－2中最少检验数量不包括阳性对照试验的供试品用量。

2. 检验量 是指供试品每个最小包装接种至每份培养基的最小量。除另有规定外，供试品检验量按表8－3规定。若每支（瓶）供试品的装量按规定足够接种两种培养基，则应分别接种硫乙醇酸盐流体培养基和胰酪大豆胨液体培养基。采用薄膜过滤法时，只要供试品特性允许，应将所有容器内的内容物全部过滤。

表8－1 批出厂产品及生物制品的原液和半成品最少检验数量

供试品	批产量 N（个）	接种每种培养基的最少检验数量
注射剂		
	≤100	10%或4个（取较多者）
	100＜N＜500	10个
	＞500	2%或20个（取较少者）
		20个（生物制品）
大体积注射剂（＞100ml）		2%或10个（取较少者）
		20个（生物制品）
冻干血液制品		
＞5ml	每柜冻干≤200	5个
	每柜冻干＞200	10个
≤5ml	≤100	5个
	100＜N≤500	10个
	＞500	20个
眼用及其他非注射产品		
	≤200	5%或2个（取较多者）
	＞200	10个
桶装无菌固体原料		
	≤4	每个容器
	4＜N≤50	20%或4个容器（取较多者）
	＞50	2%或10个容器（取较多者）
抗生素固体原料药（25g）		6个容器

续表

供试品	批产量 N（个）	接种每种培养基的最少检验数量
生物制品原液或半成品		每个容器（每个容器制品的取样量为总量的 0.1% 或不少于 10ml，每开瓶一次，应如上法抽验）
体外用诊断制品半成品		每批（抽验量应不少于 3ml）
医疗器械		
	≤100	10% 或 4 件（取较多者）
	100 < N ≤ 500	10 件
	> 50	2% 或 20 件（取较少者）

注：若供试品每个容器内的装量不够接种两种培养基，那么表中的最少检验数量应增加相应倍数。

表 8-2　上市抽验样品的最少检验数量

供试品	供试品最少检验数量（瓶或支）
液体制剂	10
固体制剂	10
血液制品	
V < 50ml	6
V ≥ 50ml	2
医疗器械	10

注：1. 若供试品每个容器内的装量不够接种两种培养基，那么表中的最少检验数量应增加相应倍数。

2. 抗生素粉针剂（≥5g）及抗生素原料药（≥5g）的最少检验数量为 6 瓶（或支）。桶装固体原料的最少检验数量为 4 个包装。

表 8-3　供试品的最少检验量

供试品	供试品装量	每支供试品接入每种培养基的最少量
液体制剂	V < 1ml	全量
	1ml ≤ V ≤ 40ml	半量，但不得少于 1ml
	40ml < V ≤ 100ml	20ml
	V > 100ml	10%，但不得少于 20ml
固体制剂	M < 50mg	全量
	50mg ≤ M < 300mg	半量，但不得少于 50mg
	300mg ≤ M ≤ 5g	150mg
	M > 5g	500mg
		半量（生物制品）
生物制品的原液及半成品		半量
医疗器械	外科用敷料棉花及纱布	取 100mg 或 1cm×3cm
	缝合线、一次性医用材料	整个材料[①]
	带导管的一次性医疗器械（如输液袋）	二分之一内表面积
	其他医疗器械	整个器具[①]（切碎或拆散开）

注：①如果医疗器械体积过大，培养基用量可在 2000ml 以上，将其完全浸没。

（五）阳性对照和阴性对照

无菌试验过程中，若需使用表面活性剂、灭活剂、中和剂等试剂，应证明其有效性，且对微生物无毒性。

1. 阳性对照 应根据供试品特性选择阳性对照菌：无抑菌作用及抗革兰阳性菌为主的供试品，以金黄色葡萄球菌为对照菌；抗革兰阴性菌为主的供试品以大肠埃希菌为对照菌；抗厌氧菌的供试品，以生孢梭菌为对照菌；抗真菌的供试品，以白色念珠菌为对照菌。阳性对照试验的菌液制备同方法适用性试验，加菌量不大于100cfu，供试品用量同供试品无菌检查时每份培养基接种的样品量。阳性对照管培养不超过5天，应生长良好。

2. 阴性对照 供试品无菌检查时，应取相应溶剂和稀释液、冲洗液同法操作，作为阴性对照。阴性对照不得有菌生长。

即学即练 8 - 2

答案解析

在无菌检查法的方法验证中，我们应选取（　　）作为无抑菌作用及抗革兰阳性菌为主供试品的对照菌

A. 金黄色葡萄球菌　　　B. 大肠埃希菌　　　C. 生孢梭菌　　　D. 白色念珠菌

（六）供试品的无菌检查

无菌检查法包括薄膜过滤法和直接接种法。只要供试品性质允许，应采用薄膜过滤法。供试品无菌检查所采用的检查方法和检验条件应与方法适用性试验确认的方法相同。

操作时，用适宜的方法对供试品容器表面进行彻底消毒，如果供试品容器内有一定的真空度，可用适宜的无菌器材（如带有除菌过滤器的针头）向容器内导入无菌空气，再按无菌操作启开容器取出内容物。

除另有规定外，按下列方法进行供试品处理及接种培养基。

1. 薄膜过滤法 薄膜过滤法一般应采用封闭式薄膜过滤器（图8-1），根据供试品及其溶剂的特性选择滤膜材质。无菌检查用的滤膜孔径应不大于0.45μm，滤膜直径约为50mm，若使用其他尺寸的滤膜，应对稀释液和冲洗液体积进行调整，并重新验证。使用时，应保证滤膜在过滤前后的完整性。

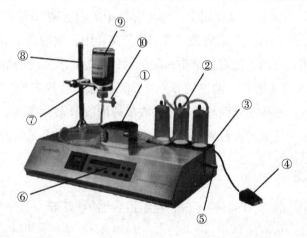

图 8 - 1 封闭式薄膜过滤器
①蠕动泵 ②集菌培养器 ③排液槽 ④脚踏开关液排出口 ⑥显示屏 ⑦支架 ⑧悬杆 ⑨供试品瓶 ⑩双芯针头

水溶性供试液过滤前，一般应先将少量的冲洗液过滤，以润湿滤膜。油类供试品其滤膜和过滤器在使用前应充分干燥。为发挥滤膜的最大过滤效率，应注意保持供试品溶液及冲洗液覆盖整个滤膜表面。供试液经薄膜过滤后，若需要用冲洗液冲洗滤膜，每张滤膜每次冲洗量一般为100ml，总冲洗量一般不

超过 500ml，最高不得超过 1000ml，以避免滤膜上的微生物受损伤。

（1）水溶性液体供试品　取规定量，直接过滤，或混合至含不少于 100ml 适宜稀释液的无菌容器中，混匀，立即过滤。如供试品具有抑菌作用，须用冲洗液冲洗滤膜，冲洗次数一般不少于 3 次，所用的冲洗量、冲洗方法同方法适用性试验。除生物制品外，一般样品冲洗后，1 份滤器中加入 100ml 硫乙醇酸盐流体培养基，1 份滤器中加入 100ml 胰酪大豆胨液体培养基。生物制品样品冲洗后，2 份滤器中加入 100ml 硫乙醇酸盐流体培养基，1 份滤器中加入 100ml 胰酪大豆胨液体培养基。

（2）水溶性固体和半固体供试品　取规定量，加适宜的稀释液溶解或按标签说明复溶，然后照水溶性液体供试品项下的方法操作。

（3）非水溶性供试品　取规定量，直接过滤；或混合溶于适量含聚山梨酯 80 或其他适宜乳化剂的稀释液中，充分混合，立即过滤。用含 0.1%~1% 聚山梨酯 80 的冲洗液冲洗滤膜至少 3 次。加入含或不含聚山梨酯 80 的培养基。接种培养基照水溶性液体供试品项下的方法操作。

（4）可溶于十四烷酸异丙酯的膏剂和黏性油剂供试品　取规定量，混合至适量的无菌十四烷酸异丙酯（无菌十四烷酸异丙酯的制备可采用薄膜过滤法过滤除菌，选用孔径为 0.22μm 的适宜滤膜，或其他适宜的灭菌方法）中，剧烈振摇，使供试品充分溶解，如果需要可适当加热，加热温度一般不超过 40℃，最高不得超过 44℃，趁热迅速过滤。对仍然无法过滤的供试品，于含有适量的无菌十四烷酸异丙酯中的供试液中加入不少于 100ml 的适宜稀释液，充分振摇萃取，静置，取下层水相作为供试液过滤。过滤后滤膜冲洗及接种培养基照非水溶性制剂供试品项下的方法操作。

（5）无菌气雾剂供试品　取规定量，采用专用设备将供试品转移至封闭式薄膜过滤器中。或将各容器置 –20℃ 或其他适宜温度冷冻约 1 小时，取出，迅速消毒供试品开启部位或阀门，正置容器，用无菌钢锥或针样设备以无菌操作迅速在与容器阀门结构相匹配的适宜位置钻一小孔，不同容器钻孔大小和深度应保持基本一致，钻孔后应无明显抛射剂抛出，轻轻转动容器，使抛射剂缓缓释出，释放抛射剂后再无菌开启容器，并将供试液转移至无菌容器中混合，必要时用冲洗液冲洗容器内壁。供试品亦可采用其他适宜的方法取出。然后照水溶性液体供试品或非水溶性供试品项下的方法操作。

（6）装有药物的注射器供试品　取规定量，将注射器中的内容物（若需要可吸入稀释液或标签所示的溶剂溶解）直接过滤，或混合至含适宜稀释液的无菌容器中，然后照水溶性液体或非水溶性供试品项下方法操作。同时应采用适宜的方法对包装中所配带的针头等要求无菌的部件进行无菌检查。

（7）具有导管的医疗器械（输血、输液袋等）供试品　除另有规定外，取规定量，每个最小包装用适量的（通常 50~100ml）冲洗液分别冲洗内壁，收集冲洗液于无菌容器中，然后照水溶性液体供试品项下方法操作。同时应采用适宜的方法对包装中所配带的针头等要求无菌的部件进行无菌检查。

即学即练 8-3

答案解析

供试液经薄膜过滤后，若需要用冲洗液冲洗滤膜，每张滤膜每次冲洗量一般为（　　）ml，总冲洗量一般不超过（　　）ml，最高不得超过（　　）ml，以避免滤膜上的微生物受损伤

A. 100　　　　　　　B. 200　　　　　　　C. 500　　　　　　　D. 1000

---

2. 直接接种法　直接接种法适用于无法用薄膜过滤法进行无菌检查的供试品，即取规定量供试品分别等量接种至硫乙醇酸盐流体培养基和胰酪大豆胨液体培养基中。除生物制品外，一般样品无菌检查

时两种培养基接种的瓶或支数相等；生物制品无菌检查时硫乙醇酸盐流体培养基和胰酪大豆胨液体培养基接种的瓶或支数为2∶1。除另有规定外，每个容器中培养基的用量应符合接种的供试品体积不得大于培养基体积的10%，同时硫乙醇酸盐流体培养基每管装量不少于15ml，胰酪大豆胨液体培养基每管装量不少于10ml。供试品检查时，培养基的用量和高度同方法适用性试验。

（1）混悬液等非澄清水溶性液体供试品　取规定量，等量接种至各管培养基中。

（2）固体供试品　取规定量，直接等量接种至各管培养基中，或加入适宜的溶剂溶解，或按标签说明复溶，取规定量等量接种至各管培养基中。

（3）非水溶性供试品　取规定量，混合，加入适量的聚山梨酯80或其他适宜的乳化剂及稀释剂使其乳化，等量接种至各管培养基中。或直接等量接种至含聚山梨酯80或其他适宜乳化剂的各管培养基中。

（4）敷料供试品　取规定数量，以无菌操作拆开每个包装，于不同部位剪取约100mg或1cm×3cm的供试品，等量接种于各管足以浸没供试品的适量培养基中。

（5）肠线、缝合线等供试品　肠线、缝合线及其他一次性使用的医用材料按规定量取最小包装，无菌拆开包装，等量接种于各管足以浸没供试品的适量培养基中。

（6）灭菌医用器械供试品　除另有规定外，取规定量，必要时应将其拆散或切成小碎段，等量接种于各管足以浸没供试品的适量培养基中。

（7）放射性药品　取供试品1瓶（支），等量接种于装量为7.5ml的硫乙醇酸盐流体培养基和胰酪大豆胨液体培养基中。每管接种量为0.2ml。

3. 培养及观察　将上述接种供试品后的培养基容器分别按各培养基规定的温度培养不少于14天；接种生物制品的硫乙醇酸盐流体培养基的容器应分成两等份，一份置30~35℃培养，一份置20~25℃培养。培养期间应定期观察并记录是否有菌生长。如在加入供试品后或在培养过程中，培养基出现浑浊，培养14天后，不能从外观上判断有无微生物生长，可取该培养液不少于1ml转种至同种新鲜培养基中，将原始培养物和新接种的培养基继续培养不少于4天，观察接种的同种新鲜培养基是否再出现浑浊；或取培养液涂片，染色，镜检，判断是否有菌。

四、结果判断

若供试品管均澄清，或虽显浑浊但经确证无菌生长，判供试品符合规定；若供试品管中任何一管显浑浊并确证有菌生长，判供试品不符合规定，除非能充分证明试验结果无效，即生长的微生物非供试品所含。只有符合下列至少一个条件时方可认为试验无效。

（1）无菌检查试验所用的设备及环境的微生物监控结果不符合无菌检查法的要求。

（2）回顾无菌试验过程，发现有可能引起微生物污染的因素。

（3）在阴性对照中观察到微生物生长。

（4）供试品管中生长的微生物经鉴定后，确证是因无菌试验中所使用的物品和（或）无菌操作技术不当引起的。

试验若经评估确认无效后，应重试。重试时，重新取同量供试品，依法检查，若无菌生长，判供试品符合规定；若有菌生长，判供试品不符合规定。

岗位情景模拟

　　情景描述　据媒体报道，美国一家制药公司合成药物中心的产品在 2012 年引起 20 州真菌性脑膜炎暴发，导致 76 人死亡，700 多人致病。当时多数人是因后背疼痛注射了该药厂生产的类固醇药物。这是美国近代最严重的公共卫生危机事件。

　　讨论　1. 如果您是药品检验员，您会采用哪种方法对注射剂进行检查？

　　　　　　2. 对注射剂进行无菌检查时，应采用哪种培养基对药品中的真菌进行培养？

　　　　　　　　　　　　　　　　　　　　　　　　　　　　　　　答案解析

知识链接

滤膜小知识

　　同学们，你们知道为什么药典规定了进行无菌检查所用的滤膜孔径应不大于 0.45μm 吗？很多人认为直接规定使用 0.22μm 的滤膜更好，因为孔径越小，截留微生物的效果更好。但是实际实验操作中还有其他影响因素吗？首先，无论 0.45μm，还是 0.22μm，都可以起到截留细菌的作用。药典中要求"孔径不大于 0.45μm"，并不排斥使用 0.22μm 孔径的滤膜。再来说一下如果用 0.22μm 的滤膜，可能会遇到某种药物在过滤时堵塞滤膜微孔的情况，而换用 0.45μm 的滤膜，则可以降低这种意外事件的发生率。并且，还有一个重要的原因，在使用薄膜过滤法过滤时，微生物自身或多或少会受到机械损伤，而孔径越小，受伤的概率就越大。微生物如果受损较严重，在后期培养时，微生物的恢复效果就会受到影响，甚至会出现假阴性的结果。综上所述，无论采用哪种孔径的滤膜进行过滤，都要进行方法验证，验证通过才能用该孔径滤膜进行试验。

实践实训

实训项目十七　注射用青霉素的无菌检查（薄膜过滤法）

【实训目的】

　　1. 掌握薄膜过滤法操作过程及其结果判断方法。

　　2. 掌握集菌仪及培养器的使用方法。

【实训要求】

　　1. 严格遵守实训室的制度。

　　2. 认真完成实训任务。

【实训用品】

　　1. 菌种　金黄色葡萄球菌（国家药品检定机构购买）。

　　2. 培养基　硫乙醇酸盐液体培养基（FT）、胰酪大豆胨液体培养基（TSB）。

　　3. 供试品　注射用青霉素钠。

　　4. 稀释液　pH 7.0 无菌氯化钠 – 蛋白胨缓冲液。

　　5. 其他　封闭式薄膜过滤器、无菌吸管、滴管、注射器、针头碘酒、乙醇、棉签等。

【实训过程】

　　1. 培养基的配制与灭菌　取成品培养基按标签所示方法配制，按规定方法灭菌，备用。

2. 稀释液的配制与灭菌　取磷酸二氢钾 3.56g、磷酸氢二钠 7.23g、氯化钠 4.30、蛋白胨 10g，加水 1000ml，加热使溶解，配成 pH 7.0 无菌氯化钠 – 蛋白胨缓冲液，分装，过滤，灭菌。

3. 供试品的无菌检查　采用薄膜过滤法，取规定量，按标签加稀释液复溶，混合至含不少于 100ml 稀释液的无菌容器中，混匀，立即向培养器注射，过滤。用冲洗液冲洗滤膜，冲洗次数一般不少于 3 次，每次冲洗量 100ml。冲洗后，1 份滤器中加入 100ml 硫乙醇酸盐流体培养基，1 份滤器中加入 100ml 胰酪大豆胨液体培养基。阳性对照不加供试品，仅用冲洗液，且在最后一次的冲洗液中加入小于 100cfu 的试验菌。阴性对照仅用稀释液和冲洗液同法操作，不加试验菌。

4. 培养　上述接种供试品后的培养基容器按规定的温度培养 14 天（硫乙醇酸盐流体培养基 30 ~ 35℃，胰酪大豆胨液体培养基 20 ~ 25℃）。培养期间应逐日观察并记录是否有菌生长。培养 14 天后不能从外观上判断有无微生物生长，可取该培养液适量转种至同种新鲜培养基中，培养不少于 4 天，观察接种的同种新鲜培养基是否再出现浑浊；或取培养液涂片，染色，镜检，判断是否有菌。

【注意事项】

1. 所有阳性菌的操作应在负压无菌区域进行，不得与供试品共用空间，防止交叉污染。

2. 无菌检查用培养基应每批进行适用性检查，合格后方可使用。

3. 无菌检查所用的菌株应符合相关规定，并应采用适宜的菌种保存技术进行保存，以保证试验菌株的生物学特性。

4. 当建立药品的无菌检查法时，应进行方法验证，证明所采用的方法适合于该药品的无菌检查。若药品的组分或原检验条件发生改变时，检查方法应重新验证。

5. 供试品的抽验数量和接种量应符合规定。

【实训结果】

无菌检查原始记录如下。

供试品名称									检验编号				
供试品规格									供试品数量				
检测环境	□净化室 1　□净化室 2　□BSL – 2							检测起止日期		月　日 ~ 月　日			
检测依据	☑中国药典（2020 年版）　☑薄膜过滤法/□直接接种法												
检测仪器	□生化培养箱 1　（33 ±1）℃　□生化培养箱 2　（22 ±1）℃　□试管 18 ×180 支 □高压蒸汽灭菌器　□电热恒温干燥箱　□显微镜												
培养基	□硫乙醇酸盐流体培养基（FT）ml（批号） □胰酪大豆胨液体培养基（TSB）ml（批号）												
样液制备	1. 检验数量： 2. 检验量： ☑3. 取，全量通过全封闭薄膜过滤器过滤后，注入 FT 和 TSB，分别置于生化培养箱 1、2 中培养 □4. 取，接种 FT 和 TSB，分别置于生化培养箱 1、2 中培养												

培养天数		1	2	3	4	5	6	7	8	9	10	11	12	13	14
FT	供试品														
	阴性对照														
	阳性对照														
TSB	供试品														
	阴性对照														
	阳性对照														
结果判断		□阴性　　□阳性　　□需确证													

检测者：　　　　　　　　　　　　　复核者：　　　　　　　　　　　　　审核者：

日期：　　　　　　　　　　　　　日期：　　　　　　　　　　　　　日期：

实训项目十八　注射用维生素 C 的无菌检查（直接接种法）

【实训目的】

　　1. 掌握直接接种法操作过程及其结果判断方法。

　　2. 掌握培养基的配制使用方法。

【实训要求】

　　1. 严格遵守实训室的制度。

　　2. 认真完成实训任务。

【实训用品】

　　1. 菌种　金黄色葡萄球菌（国家药品检定机构购买）。

　　2. 培养基　硫乙醇酸盐液体培养基（FT）、胰酪大豆胨液体培养基（TSB）。

　　3. 供试品　维生素 C 注射液。

　　4. 稀释液　pH 7.0 无菌氯化钠 – 蛋白胨缓冲液。

　　5. 其他　无菌试管、吸量管、滴管、注射器、针头碘酒、乙醇、棉签等。

【实训过程】

　　1. 培养基的配制与灭菌　取成品培养基按标签所示方法配制，按规定方法灭菌，备用。

　　2. 稀释液的配制与灭菌　取磷酸二氢钾 3.56g、磷酸氢二钠 7.23g、氯化钠 4.30、蛋白胨 10g，加水 1000ml，加热使溶解，配成 pH 7.0 无菌氯化钠 – 蛋白胨缓冲液，分装，过滤，灭菌。

　　3. 供试品的无菌检查　取规定量供试品，分别等量接种至 FT 和 TSB 中。除生物制品外，一般样品无菌检查时两种培养基接种的瓶或支数相等；生物制品无菌检查时硫乙醇酸盐流体培养基和胰酪大豆胨液体培养基接种的瓶或支数为 2∶1。除另有规定外，每个容器中培养基的用量应符合接种的供试品体积不得大于培养基体积的 10%，同时，硫乙醇酸盐流体培养基每管装量不少于 15ml，胰酪大豆胨液体培养基每管装量不少于 10ml。

　　4. 培养　上述接种供试品后的培养基容器按规定的温度培养 14 天（硫乙醇酸盐流体培养基 30 ~ 35℃，胰酪大豆胨液体培养基 20 ~ 25℃）。培养期间应逐日观察并记录是否有菌生长。培养 14 天后不能从外观上判断有无微生物生长，可取该培养液适量转种至同种新鲜培养基中，培养不少于 4 天，观察接种的同种新鲜培养基是否再出现浑浊；或取培养液涂片，染色，镜检，判断是否有菌。

【注意事项】

　　1. 所有阳性菌的操作应在负压无菌区域进行，不得与供试品共用空间，防止交叉污染。

　　2. 无菌检查用培养基应每批进行适用性检查，合格后方可使用。

　　3. 无菌检查所用的菌株应符合相关规定，并应采用适宜的菌种保存技术进行保存，以保证试验菌株的生物学特性。

　　4. 当建立药品的无菌检查法时，应进行方法验证，证明所采用的方法适合于该药品的无菌检查。若药品的组分或原检验条件发生改变时，检查方法应重新验证。

　　5. 供试品的抽验数量和接种量应符合规定。

【实训结果】

无菌检查原始记录如下。

供试品名称					检验编号		
供试品规格					供试品数量		
检测环境	□净化室1　□净化室2　□BSL－2			检测起止日期		月　日～月　日	
检测依据	☑中国药典（2020年版）　　□薄膜过滤法/☑直接接种法						
检测仪器	□生化培养箱1　33±1℃　□生化培养箱2　22±1℃　□试管18×180支 □高压蒸汽灭菌器121℃ 30min　□电热恒温干燥箱　℃　min　□显微镜						
培养基	□硫乙醇酸盐流体培养基（FT）<u>ml</u>（批号） □胰酪大豆胨液体培养基（TSB）<u>ml</u>（批号）						
样液制备	1. 检验数量： 2. 检验量： □3. 取，全量通过全封闭薄膜过滤器过滤后，注入FT和TSB，分别置于生化培养箱1、2中培养 ☑4. 取，接种FT和TSB，分别置于生化培养箱1、2中培养						

培养天数		1	2	3	4	5	6	7	8	9	10	11	12	13	14
FT	供试品														
	阴性对照														
	阳性对照														
TSB	供试品														
	阴性对照														
	阳性对照														
结果判断				□阴性　□阳性　□需确证											

检测者：　　　　　　　　复核者：　　　　　　　　审核者：
日期：　　　　　　　　　日期：　　　　　　　　　日期：

目标检测

答案解析

一、填空题

1. 硫乙醇酸盐流体培养基主要用于_____的培养，也可用于_____的培养；胰酪大豆胨液体培养基用于_____和_____的培养。

2. 制备好的培养基若不及时使用，应置于_____容器中，在_____的环境下保存，并在_____的保存期内使用。

3. 将硫乙醇酸盐流体培养基分装至适宜的容器中，其装量与容器高度的比例应符合培养结束后培养基氧化层（粉红色）不超过培养基深度的_____。灭菌。在供试品接种前，培养基氧化层的高度不得超过培养基深度的_____，否则，须经100℃水浴加热至粉红色消失（不超过20分钟），迅速冷却，只限加热一次，并防止被污染。

4. 在培养基的无菌性检查中，每批培养基一般随机取不少于_____支（瓶），置各培养基规定的温度培养_____天，应无菌生长。

5. 培养基灵敏度检查所用的菌株传代次数不得超过_____代（从菌种保存中心获得的干燥菌种为第0代），并采用适宜的菌种保藏技术进行保存和确认，以保证试验菌株的生物学特性。

二、选择题

1. 下列药品需要进行无菌检查的是（　　　）

   A. 大体积注射剂　　　　　　　　　　　B. 眼用产品

   C. 大面积烧伤创面敷料　　　　　　　　D. 口服药物

2. 在无菌检查中，下列培养基可用于供试品中真菌培养的是（　　　）

   A. 硫乙醇酸盐流体培养基　　　　　　　B. 胰酪大豆胨液体培养基

   C. 沙氏葡萄糖液体培养基　　　　　　　D. 改良马丁琼脂培养基

3. 无菌检查接种供试品后的培养基容器分别按各培养基规定的温度培养不少于（　　　）天

   A. 7 天　　　　　　B. 10 天　　　　　　C. 14 天　　　　　　D. 21 天

4. 体积为 100ml 的液体制剂接种量为（　　　）

   A. 全量　　　　　B. 半量　　　　　　C. 20ml　　　　　　D. 10ml

5. 某药厂刚生产一批注射剂 200 个（容量 <10ml），其最少抽检数量为（　　　）

   A. 2　　　　　　　B. 5　　　　　　　C. 10　　　　　　　D. 20

6. 薄膜过滤法接种生物制品的硫乙醇酸盐流体培养基的容器应为（　　　）份

   A. 1　　　　　　　B. 2　　　　　　　C. 3　　　　　　　D. 4

7. 胰酪大豆胨液体培养基的培养温度为（　　　）

   A. 20～25℃　　　　B. 25～30℃　　　　C. 30～35℃　　　　D. 35～40℃

8. 可以作为无菌检查用的稀释液的是（　　　）

   A. pH 7.0 无菌氯化钠 - 蛋白胨缓冲液　　B. 0.9% 无菌氯化钠溶液

   C. 0.1% 无菌蛋白胨溶液　　　　　　　D. 5% 葡萄糖溶液

9. 培养基适用性检查包括（　　　）

   A. 无菌性检查　　　B. 灵敏度检查　　　C. 选择性检查　　　D. 特异性检查

10. 培养基灵敏度检查需要菌液制备，黑曲霉的培养基是（　　　）

   A. 沙氏葡萄糖液体培养基　　　　　　　B. 胰酪大豆胨液体培养基

   C. 沙氏葡萄糖琼脂培养基　　　　　　　D. 马铃薯葡萄糖琼脂培养基

三、简答题

1. 简述无菌检查的培养基灵敏度检查过程。

2. 简述无菌检查中利用薄膜过滤法对大体积注射剂的检查过程。

四、实例分析题

某著名生物制药企业生产注射剂（规格 10ml），批生产量为 10000 支，现采用薄膜过滤法进行无菌检查，那么该供试品的最少检验数量是多少？最少检验量是多少？

书网融合……

知识回顾　　　　　　　微课　　　　　　　习题

学习引导

微生物广泛存在于自然界中。药品在生产、运输和储存过程中很容易受其污染，导致药品变质，影响药品质量，危及人民的用药安全。微生物计数法用于检查非无菌制剂及其原料、辅料受微生物污染程度是否符合药典的规定，也可作为企业生产过程中微生物质量监控的手段和依据。

本项目主要学习微生物计数法的检验环境、检验方法及其方法验证、结果判断。

学习目标

1. **掌握**　微生物计数法的检验方法及结果判断。
2. **熟悉**　微生物计数法的原理；微生物总数检查的意义。
3. **了解**　药品中微生物的来源和种类。

一、概述

PPT

微生物计数法用于检查非无菌制剂及其原料、附料等在有氧条件下生长的嗜温细菌和真菌的数量。检查方法包括平皿法、薄膜过滤法和最可能数法。

（一）检测环境的要求

微生物计数检查应在不低于 D 级背景下的生物安全柜或 B 级洁净区域内进行，洁净空气区域、工作台面及环境应定期进行监测。

（二）检验人员的要求

检验人员应具备微生物学或相近专业知识的教育背景；熟悉微生物计数检验方法的检验目的、检验流程及结果评价；接受微生物检验技术、设备操作等方面的培训，经考核合格后方可上岗。

（三）供试品的取样要求

1. 抽样　一般采用随机抽样方法，其抽样量应为检验用量（不少于 2 个最小包装单位）的 3~5 倍量（以备复试或留样观察）。抽样时，凡发现有异常或可疑的样品，应选取有疑问的样品。机械损伤、明显破裂的包装不得作为样品。凡能从药品、瓶口（外盖内侧及瓶口周围）外观看出长螨、发霉、虫蛀及变质的药品，可直接判为不合格品，无需再抽样检验。

2. 检验量 检验量即一次检验所用的供试品量（g、ml、cm^2）。除另有规定外，一般供试品的检验量为 10g 或 10ml；膜剂、贴剂、贴膏剂为 100cm^2。

检验时，应从 2 个以上最小包装单位中抽取样品，大蜜丸不得少于 4 丸，膜剂、贴剂、贴膏剂不得少于 4 片。

贵重药品或微量包装药品，检验量可酌减（表 9-1、表 9-2）。

表 9-1 贵重药品检验量

供试品	检验量
供试品处方中 每一剂量单位（片剂、胶囊剂）活性物质 含量小于或等于 1mg	不少于 10 个剂量单位
每 1g 或 1ml 供试品（制剂） 活性物质的含量低于 1mg	10g 或 10ml 供试品

表 9-2 微量包装药品

供试品	检验量
供试品的活性物质有限或批产量极小（小于 1000ml 或 1000g）	检验量最少为批产量的 1%（除另有规定外） 检验量更少时需要进行风险评估
供试品批产量少于 200 个单位	检验量减少至 2 个单位
供试品批产量少于 100 个单位	检验量减少至 1 个单位

3. 样品的保存 供试品在检验之前，应保存在阴凉干燥处，勿冷藏或冷冻，以防供试品内污染菌因保存条件不妥致死、损伤或繁殖。供试品在检验之前，应保持原包装状态，严禁开启。包装已开启的样品不得作为供试品进行检查。

（四）稀释液、冲洗液

微生物计数法检查所用到的稀释液、冲洗液主要有 pH 7.0 氯化钠-蛋白胨缓冲液、pH 6.8 磷酸盐缓冲液、pH 7.2 磷酸盐缓冲液、pH 7.6 磷酸盐缓冲液、0.9% 氯化钠溶液。

所用稀释液、冲洗液制备好后均需采用验证合格的灭菌程序灭菌后备用。

（五）微生物计数检查的一般步骤

微生物计数检查是指用无菌操作技术将被检样品的供试液分别接种于适合细菌、霉菌和酵母菌生长的培养基中，逐日观察有无细菌、霉菌和酵母菌生长，以判断被检样品是否符合药典的相关规定。

二、试验菌株及菌液制备

（一）试验菌株

试验用菌株的传代次数不得超过 5 代（从菌种保藏中心获得的冷冻干燥菌种为第 0 代），并采用适宜的菌种保藏技术进行保存，以保证试验菌株的生物学特性。

金黄色葡萄球菌（*Staphylococcus aureus*）[CMCC（B）26 003]

铜绿假单胞菌（*Pseudomonas aeruginosa*）[CMCC（B）10 104]

枯草芽孢杆菌（Bacillus subtilis）[CMCC（B）63 501]

白色念珠菌（*Candida albicans*）[CMCC（F）98 001]

黑曲霉（*Aspergillus niger*）［CMCC（F）98 003］

（二）菌液制备

取金黄色葡萄球菌、铜绿假单胞菌、枯草芽孢杆菌、白色念珠菌的新鲜培养物，用 pH 7.0 无菌氯化钠 – 蛋白胨缓冲液或 0.9% 无菌氯化钠溶液制成适宜浓度的菌悬液。

取黑曲霉的新鲜培养物加入适量含 0.05%（ml/ml）聚山梨酯 80 的 0.9% 无菌氯化钠溶液，将孢子洗脱。然后，采用适宜的方法吸出孢子悬液至无菌试管内，用含 0.05%（ml/ml）聚山梨酯 80 的 pH 7.0 无菌氯化钠 – 蛋白胨缓冲液或含 0.05%（ml/ml）聚山梨酯 80 的 0.9% 无菌氯化钠溶液制成适宜浓度的黑曲霉孢子悬液。

菌液制备后若在室温下放置，应在 2h 内使用；若保存在 2~8℃，可在 24h 内使用。黑曲霉孢子悬液可保存在 2~8℃，在验证过的贮存期内使用。

三、供试液的制备

根据供试品的理化特性与生物学特性，采取适宜的方法制备供试液。供试液从制备至加入检验用培养基，不得超过 1 小时。常用的供试液制备方法经确认均不适用，应建立其他适宜的方法。

供试液制备所用中和剂或灭活剂应确认其有效性及对微生物无毒性；所用表面活性剂应确认其对微生物无毒性以及与所使用中和剂或灭活剂的相容性。供试液制备若需加温时，应均匀加热，且温度不应超过 45℃。

（一）常用的供试品制备方法

1. 水溶性供试品　取供试品，加 pH 7.0 无菌氯化钠 – 蛋白胨缓冲液，或 pH 7.2 磷酸盐缓冲液，或胰酪大豆胨液体培养基，混匀，制成 1∶10 的供试液。若需要，调节供试液 pH 值至 6~8。必要时，用同一稀释液将供试液进一步 10 倍系列稀释。水溶性液体制剂可用混合的供试品原液作为供试液。

2. 水不溶性非油脂类供试品　取供试品，加 pH 7.0 无菌氯化钠 – 蛋白胨缓冲液，或 pH 7.2 磷酸盐缓冲液，或胰酪大豆胨液体培养基，制成 1∶10 的供试液。分散力较差的供试品，可在稀释液中加入表面活性剂如 0.1%（ml/ml）的聚山梨醇 80，使供试品分散均匀。若需要，调节供试液 pH 值至 6~8。必要时，用稀释液或含上述表面活性剂的稀释液进一步 10 倍系列稀释。

3. 油脂类供试品　取供试品，加入无菌十四烷酸异丙酯使溶解，或与最少量能使供试品乳化的无菌聚山梨酯 80 或其他无抑菌性的无菌表面活性剂充分混匀。表面活性剂的温度一般不超过 40℃（特殊情况下，最多不超过 45℃），小心混合，若需要可在水浴中进行，然后加入预热的稀释液制成 1∶10 供试液，保温，混合，并在最短时间内形成乳状液。必要时，用稀释液或含上述表面活性剂的稀释液进一步 10 倍系列稀释。

4. 膜剂供试品　取供试品，剪碎，加入适量的 pH 7.0 无菌氯化钠 – 蛋白胨缓冲液，或 pH 7.2 无菌磷酸盐缓冲液，或胰酪大豆胨液体培养基，浸泡，振摇，以供试品浸液作为 1∶10 供试液。若需要，调节供试液 pH 值至 6~8。必要时，用同一稀释液将供试液进一步 10 倍系列稀释。

5. 肠溶及结肠溶制剂供试品　取供试品，肠溶制剂加入 pH 6.8 无菌磷酸盐缓冲液，结肠溶制剂加入 pH 7.6 磷酸盐缓冲液，均置 45℃ 水浴中，振摇，使溶解，制成 1∶10 供试液。必要时，用同一稀释液将供试液进一步 10 倍系列稀释。

6. 气雾剂供试品　取供试品，置 −20℃ 或其他适宜温度冷冻约 1h，取出，迅速消毒供试品容器的开启部位或阀门。正置容器，用无菌钢锥或针样设备在与阀门结构相匹配的适宜位置钻一小孔，供试品各容器钻孔大小和深度应尽量保持一致，拔出钢锥时应无明显抛射剂抛出。轻轻转动容器，使抛射剂缓缓释出。亦可采用专用设备释出抛射剂。释放抛射剂后再无菌开启容器，并将供试品转移至无菌容器中混合，必要时用冲洗液冲洗容器内壁。然后取样检查。

7. **贴剂、贴膏剂供试品**　取供试品，去掉贴剂的保护层，放置在无菌玻璃或塑料片上，粘贴面朝上。用适宜的无菌多孔材料（如无菌纱布）覆盖贴剂的粘贴面以避免贴剂粘贴在一起。然后将其置于适宜体积并含有灭活剂（如聚山梨酯80或卵磷脂）的稀释剂中，振荡至少30min。必要时，用同一稀释液将供试液进一步10倍系列稀释。

（二）供试品抗菌活性的去除或灭活

当供试品具有抗菌活性时，应消除供试液的抗菌活性后，再依法检查。

常用的方法如下。

1. **稀释法**　取适量的供试液，加至较大量的稀释液或培养基中，使单位体积内的供试品含量减少至不具抗菌作用。本法适用于抑菌作用不强的供试品。

2. **加入适宜的中和剂或灭活剂**　中和剂或灭活剂可用于消除干扰物的抑菌活性，最好在稀释液或培养基灭菌前加入。常见干扰物的中和剂或灭活方法（表9-3）。

3. **薄膜过滤法**　微生物计数法中的"薄膜过滤法"。本法适用于含有各种抑菌、抗菌、防腐等成分的供试品。

4. **上述几种方法的联合使用。**

表9-3　常见干扰物的中和剂或灭活方法

干扰物	可选用的中和剂或灭活方法
戊二醛、汞制剂	亚硫酸氢钠
酚类、乙醇、醛类、吸附物	稀释法
醛类	甘氨酸
季铵化合物、对羟基苯甲酸、双胍类化合物	卵磷脂
季铵化合物、碘、对羟基苯甲酸	聚山梨酯
水银	巯基醋酸盐
水银、汞化物、醛类	硫代硫酸盐
EDTA、喹诺酮类抗生素	镁或钙离子
磺胺类	对氨基苯甲酸
β-内酰胺类抗生素	B-内酰胺酶

》》 岗位情景模拟

情景描述　某企业要对同一批次口服液进行微生物数的检查。要求检验人员根据供试品的特点制定检验方案，并做检查方法的适用性试验，填写检验记录，根据检验结果判断药品的微生物总数是否符合《中国药典》（2020年版）的非无菌药品微生物限度标准。企业对一批次口服液进行微生物计数检查。

讨论　1. 为什么要对计数方法进行适用性试验？所采用的方法是什么？

2. 这一批次口服液，做微生物计数检查时，需要对所用培养基进行适用性检查吗？如果用，应如何检查？

答案解析

四、计数培养基的适用性检查

微生物计数法用的培养基为胰酪大豆胨琼脂培养基、胰酪大豆胨液体培养基、沙氏葡萄糖琼脂培养基。其中，胰酪大豆胨琼脂培养基或胰酪大豆胨液体培养基用于测定需氧菌总数，沙氏葡萄糖琼脂培养基用于测定霉菌和酵母菌总数。

（1）适用性检查　供试品微生物计数中所使用的商品化的预制培养基、由脱水培养基或按处方配制的培养基均应进行适用性检查（表9-4）。

表9-4　计数培养基适用性检查

	第一组[1]	第二组[2]	第三组[3]
试验菌	金黄色葡萄球菌 铜绿假单胞菌 枯草芽孢杆菌	白色念珠菌 黑曲霉	白色念珠菌 黑曲霉
培养基	胰酪大豆胨琼脂培养基 胰酪大豆胨液体培养基	胰酪大豆胨琼脂培养基	沙氏葡萄糖琼脂培养基
加菌量（cfu）	不大于100	不大于100	不大于100
接种方法	平皿倾注法、平皿涂布法、直接接种法		
平行试验	2管/2个平皿	2个平皿	2个平皿
培养温度（℃）	30~35	30~35	20~25
培养时间（天）	不超过3	不超过5	不超过5
对照试验	对照培养基代替被检培养基进行相应试验		
结果判定	1. 被检固体培养基上的菌落平均数与对照培养基上的菌落平均数的比值在0.5~2范围内 2. 被检固体培养基上的菌落形态大小应与对照培养基上的菌落一致 3. 被检液体培养基管与对照培养基管比较，试验菌应生长良好		

注：1. 第一组：胰酪大豆胨液体培养基、琼脂培养基对需氧细菌的适用性验证；2. 第二组：胰酪大豆胨琼脂培养基对氧真菌的适用性验证；3. 第三组：沙氏葡萄糖琼脂培养基对需氧真菌的适用性验证。

（2）阴性对照　为确认试验条件是否符合要求，应进行培养基的阴性对照试验。阴性对照试验应无菌生长，若阴性对照有菌生长，应进行偏差调查。

五、计数方法适用性试验

供试品的微生物计数方法应进行方法适用性试验，以确认所采用的方法是否适合于该产品的微生物计数。若检验程序或产品发生变化可能影响检验结果时，计数方法应重新进行适用性试验。

计数方法适用性试验采用的是微生物回收试验法。

（一）试验菌株菌及菌液配制

同"二"试验菌株及菌液制备。

（二）供试液的制备

同"三"供试液的制备。

（三）接种和稀释

为确认供试品中的微生物能被充分检出，首先应选择最低稀释级的供试液按以下分组进行接种和稀释（表9-5），制备微生物回收试验用供试液。若因供试品抗菌活性或溶解性较差的原因导致无法选择最低稀释级的供试液进行方法适用性试验时，应采用适宜的方法对供试液进行进一步的处理。

所加菌液的体积应不超过供试液体积的1%。

表9-5 计数方法适用性试验分组

分组	方法
试验组	供试液中加入规定量试验菌液，混匀，使每1ml供试液或每张滤膜所滤过的供试液中含菌量不大于100cfu
供试品对照组	供试液中不加入试验菌液，以稀释液替代，同试验组操作
菌液对照组	不含中和剂、灭活剂的稀释液替代供试液，按试验组操作加入试验菌液，进行微生物回收试验

（四）抗菌活性的去除或灭活

供试液接种后，按"微生物回收"规定的方法进行微生物计数。若试验组菌落数减去供试品对照组菌落数的值小于菌液对照组菌落数值的50%，供试液可经过中和、稀释或薄膜过滤处理后再加入试验菌悬液进行方法适用性试验。

（五）供试品中微生物的回收

微生物的回收可采用平皿法、薄膜过滤法或MPN法。微生物计数法适用性试验用的各试验菌应逐一进行微生物回收试验。

1. 平皿法 平皿法包括倾注法和涂布法。每株试验菌每种培养基至少制备2个平皿，以算术均值作为计数结果。

（1）倾注法 取按要求制备好的供试液1ml，置直径90mm的无菌平皿中，立即倾注15~20ml温度不超过45℃熔化的胰酪大豆胨琼脂培养基（每株试验菌至少制备2个平皿）或沙氏葡萄糖琼脂培养基（白色念珠菌、黑曲霉菌各制备2个平皿），混匀，凝固。其中含金黄色葡萄球菌、铜绿假单胞菌、枯草芽孢杆菌的平皿置30~35℃培养不超过3天；白色念珠菌、黑曲霉的平皿置20~25℃培养不超过5天。若使用直径较大的平皿，培养基的用量应相应增加。

同法测定供试品对照组及菌液对照组菌数。计算各试验组的平均菌数。

（2）涂布法 取适量（通常15~20ml）温度不超过45℃熔化的胰酪大豆胨琼脂培养基或沙氏葡萄糖培养基，注入直径90mm的无菌平皿中，凝固，制成平板，并用适宜的方法使培养基表面干燥。每一平板表面接种不少于0.1ml的供试液。按与"倾注法"相同条件培养、计数。同法测定供试品对照组及菌液对照组菌数。计算各试验组的平均菌落数。

2. 薄膜过滤法

（1）滤膜、冲洗液 薄膜过滤法所采用的滤膜孔径应不大于0.45μm，直径一般为50mm，若采用其他直径的滤膜，冲洗量应进行相应的调整。供试品及其溶剂应不影响滤膜材质对微生物的截留。滤器及滤膜使用前应采用适宜的方法灭菌。

使用时，应保证滤膜在过滤前后的完整性。水溶性供试液过滤前先将少量的冲洗液过滤以润湿滤膜。油类供试品，其滤膜和滤器在使用前应充分干燥。为发挥滤膜的最大过滤效率，应注意保持供试品溶液及冲洗液覆盖整个滤膜表面。

供试液经薄膜过滤后，若需要用冲洗液冲洗滤膜，每张滤膜每次冲洗量一般为100ml。总冲洗量一般不超过500ml，最多不得超过1000ml，以避免滤膜上的微生物受损伤。

（2）过滤 取供试液适量（一般相当于1g、1ml或10cm²的供试品，若供试品中所含的菌数较多时，供试液可酌情减量），加至适量的稀释液中，混匀，过滤。用适量的冲洗液冲洗滤膜。

（3）培养　若测定需氧菌总数，转移滤膜菌面朝上贴于胰酪大豆胨琼脂培养基平板上；若测定霉菌和酵母菌总数，转移滤膜菌面朝上贴于沙氏葡萄糖琼脂培养基平板上。按规定条件培养、计数。

每株试验菌，每种培养基至少制备一张滤膜。同法测定供试品对照组及菌液对照组菌数。计算各试验组的平均菌数。

3. MPN 法　MPN 法的精密度和准确度不及薄膜过滤法和平皿计数法，仅在供试品需氧菌总数没有适宜计数方法的情况下使用，本法不适用于霉菌计数。

（六）结果判断

计数方法适用性试验中，采用平皿法或薄膜过滤法时，试验组菌落数减去供试品对照组菌落数的值与菌液对照组菌落数的比值应在 0.5～2 范围内。

若各试验菌的回收试验均符合要求，照所用的供试液制备方法及计数方法进行该供试品的需氧菌总数、霉菌和酵母菌总数计数。

方法适用性确认时，若采用上述方法还存在一株或多株试验菌的回收达不到要求，那么选择回收最接近要求的方法和试验条件进行供试品的检查。

六、供试品的检查 　微课

按计数方法适用性试验确认的计数方法进行供试品中需氧菌总数、霉菌和酵母菌总数的测定。胰酪大豆胨琼脂培养基或胰酪大豆胨液体培养基用于测定需氧菌总数；沙氏葡萄糖琼脂培养基用于测定霉菌和酵母菌总数。

（一）阴性对照

供试品检查时，以稀释液代替供试液进行阴性对照试验，阴性对照试验应无菌生长。若阴性对照有菌生长，应进行偏差调查。

即学即练 9 - 1

做阴性对照管时培养基中加入的是（　　　　）

答案解析　　A. 菌悬液　　　　B. 蒸馏水　　　　C. 无菌的稀释剂　　　　D. 不加任何物质

（二）计数方法

1. 平皿法　平皿法包括倾注法和涂布法。

平皿法的操作步骤如下。

制备供试液→稀释→吸样注皿，倾注培养基→培养→菌落计数→菌数报告

（1）供试液制备　除另有规定外，取规定量供试品，按方法适用性试验确认的方法进行供试液制备。

（2）稀释　10 倍递增稀释。取 1∶10 供试液 1ml 加入 9ml 的稀释液于无菌试管中制成 1∶10^2 的供试液，再取 1∶10^2 的供试液 1ml 加入另一支含 9ml 稀释液的无菌试管中，制成 1∶10^3 稀释级的供试液，以此类推可制成其他稀释级。

（3）吸样注皿，倾注培养基。

1）倾注法　先用灭菌吸管分别吸取适宜的，连续 2～3 个稀释级供试液各 1ml（一般取 1∶10、1∶10²、1∶10³ 三个稀释度），至每一个灭菌平皿中，每一稀释级，每种培养基至倾注 2 个平皿。之后，立即倾注 15～20ml 温度不超过 45℃熔化的胰酪大豆胨琼脂培养基或沙氏葡糖糖琼脂培养基，混匀，凝固。每个稀释度，每种培养基至少制备两个平皿（图 9-1）。

2）涂布法　取适量（通常 15～20ml）温度不超过 45℃熔化的胰酪大豆胨琼脂培养基或沙氏葡萄糖培养基，注入无菌平皿中，凝固，制成平板，并用适宜的方法使培养基表面干燥。每一稀释级，每种培养基制备 2 个平板。每一平板表面接种不少于 0.1ml 的供试液。

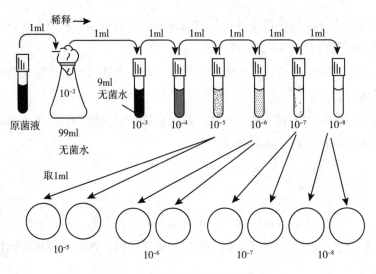

图 9-1　平皿法计数操作示意图

即学即练 9-2

供试品微生物计数时，如果连续 3 个稀释度，每个稀释度制备 2 个平皿，总共需准备（　　　）个平皿？

A. 10　　　　　　　B. 12　　　　　　　C. 14　　　　　　　D. 16

（4）培养　除另有规定外，胰酪大豆胨琼脂培养基平板在 30～35℃培养箱中培养 3～5 天，沙氏葡萄糖琼脂培养基平板在 20～25℃培养箱培养 5～7 天。

（5）计数　观察菌落生长情况，点计平板上生长的所有菌落数，计数并报告。菌落蔓延生长成片的平板不宜计数。点计菌落数后，计算各稀释级供试液的平均菌落数，按菌数报告规则报告菌数。若同稀释级两个平板的菌落数平均值不小于 15，则两个平板的菌落数不能相差 1 倍或以上。

（6）菌落报告规则　需氧菌总数测定宜选取平均菌落数小于 300cfu 的稀释级，霉菌和酵母菌总数测定宜选取平均菌落数小于 100cfu 的稀释级，作为菌数报告的依据。

取最高的平均菌落数，计算 1g、ml 或 10cm² 供试品中所含的微生物数，取两位有效数字报告。

若各稀释级的平板均无菌落生长，或仅最低稀释级的平板有菌落生长，但平均菌落数小于 1 时，以 <1 乘以最低稀释倍数的值报告菌数。

2. 薄膜过滤法 制备供试液→选择滤膜→滤膜过滤、冲洗→培养→菌落计数→菌数报告

（1）供试液制备 除另有规定外，按计数方法适用性试验确认的方法进行供试液制备。

（2）选择滤膜 薄膜过滤法所采用的滤膜孔径应不大于 $0.45\mu m$，直径一般为 $50mm$，若采用其他直径的滤膜，冲洗量应进行相应的调整。供试品及其溶剂应不影响滤膜材质对微生物的截留。滤器及滤膜使用前应采用适宜的方法灭菌。

使用时，应保证滤膜在过滤前后的完整性。水溶性供试液过滤前先将少量的冲洗液过滤以润湿滤膜。油类供试品，其滤膜和滤器在使用前应充分干燥。为发挥滤膜的最大过滤效率，应注意保持供试品溶液及冲洗液覆盖整个滤膜表面。

（3）滤膜过滤 取相当于 $1g$、$1ml$ 或 $10cm^2$ 供试品的供试液，若供试品所含菌数较多时，可取适宜稀释级的供试液，照方法适用性试验确认的方法加至适量稀释液中，立即过滤，冲洗。

用冲洗液冲洗滤膜时，每张滤膜每次冲洗量一般为 $100ml$。总冲洗量一般不超过 $500ml$，最多不得超过 $1000ml$，以避免滤膜上的微生物受损伤。

冲洗后取出滤膜，菌面朝上贴于胰酪大豆胨琼脂培养基或沙氏葡萄糖琼脂培养基上培养（图 9-2）。

（4）培养和计数 测定需氧菌总数，转移滤膜菌面朝上贴于胰酪大豆胨琼脂培养基平板上；测定霉菌和酵母菌总数，转移滤膜菌面朝上贴于沙氏葡萄糖琼脂培养基平板上。按规定条件培养、计数。

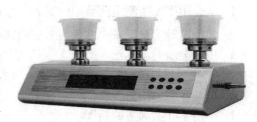

图 9-2 薄膜过滤设备

每种培养基至少制备一张滤膜，每张滤膜上的菌落数应不超过 $100cfu$。

（5）菌数报告规则 以相当于 $1g$、$1ml$ 或 $10cm^2$ 供试品的菌落数报告菌数。若滤膜上无菌落生长，以 <1 报告菌数（每张滤膜过滤 $1g$、$1ml$ 或 $10cm^2$ 供试品），或 <1 乘以最低稀释倍数的值报告菌数。

3. MPN 法 取规定量供试品，按方法适用性试验确认的方法进行供试液制备和供试品接种，所有试验管在 $30\sim35℃$ 培养 $3\sim5$ 天，如果需要确认是否有微生物生长，按方法适用性试验确定的方法进行。

记录每一稀释级微生物生长的管数，从"微生物最可能数检索表"查每克或每毫升供试品中需氧菌总数的最可能数。

（三）结果判断

需氧菌总数是指胰酪大豆胨琼脂培养基上生长的总菌落数（包括真菌菌落数）；霉菌和酵母菌总数是指沙氏葡萄糖琼脂培养基上生长的总菌落数（包括细菌菌落数）。

若因沙氏葡萄糖琼脂培养基上生长的细菌使霉菌和酵母菌的计数结果不符合微生物限度要求，可使用含抗生素（如氯霉素庆大霉素）的沙氏葡萄糖琼脂培养基或其他选择培养基（如玫瑰红钠琼脂培养基）进行霉菌和酵母菌总数测定。

若供试品的需氧菌总数霉菌和酵母菌总数的检查结果均符合该品种项下的规定，判供试品符合规定；若其中任何一项不符合该品种项下的规定，判供试品不符合规定。

知识链接

灭菌用生物指示剂

生物指示剂是一种对特定灭菌程序有确定及稳定耐受性的特殊活微生物制成品,可用于灭菌设备的性能确认,特定物品的灭菌工艺研发、建立、验证,生产过程灭菌效果的监控,也可用于隔离系统和无菌洁净室除菌效果的验证评估。

实践实训

实训项目十九　葡萄糖酸钙口服液的微生物计数检查

【实训目的】

1. 学会用平皿法测定药品中的需氧菌总数、霉菌和酵母菌总数。

2. 规范填写实验记录,准确判断实验结果。

3. 建立无菌操作意识。

【实训要求】

1. 严格遵守实训室的制度。

2. 认真完成实训任务。

【实训用品】

1. **材料**　葡萄糖酸钙口服液。

2. **试剂**　0.9%无菌氯化钠溶液、pH 7.0 无菌氯化钠–蛋白胨缓冲液。

3. **培养基**　胰酪大豆胨琼脂培养基、沙氏葡萄糖琼脂培养基。

4. **设备、仪器**　无菌室、超净工作台、生物安全柜、恒温培养箱(30~35℃)、生化培养箱(20~25℃)、菌落计数器、锥形瓶(250~300ml、500ml、1000ml)、培养皿直径(90mm)、带塞试管(18mm×180mm、28mm×198mm)、吸管(1ml分度0.01、10ml分度0.1)。(玻璃器皿均于高压蒸汽121℃灭菌30min,烘干备用)

5. **其他用具**　酒精灯、灭菌剪刀和镊子,试管架、火柴、记号笔、白瓷盆、实验记录纸。

【实训过程】

1. **供试液制备**　取供试品10ml,加入90ml的pH 7.0 无菌氯化钠–蛋白胨缓冲液配制成1∶10的供试液

2. **10 倍递增稀释**　取1∶10供试液1ml加入含9ml pH 7.0 无菌氯化钠–蛋白胨缓冲液的试管中制成1∶10^2的供试液,再取1∶10^2的供试液1ml加入另一支含9ml pH 7.0 无菌氯化钠–蛋白胨缓冲液的试管中,制成1∶10^3稀释级的供试液。

3. **吸样注皿(倾注法)**　分别吸取上述3个稀释级供试液各1ml(每个稀释级用1支灭菌吸管),至每个直径90mm的灭菌平皿中进行细菌、霉菌和酵母菌数测定,每一稀释级每种培养基至少注2~3个平皿(一般为左手执平皿,将盖半开,右手执吸管),注皿时,将1ml供试液慢慢全部注入平皿中,管内无残留液体,防止反流到吸管尖端部。

4. 阴性对照 待各级稀释液注皿完毕后，用 1 支 1ml 吸管吸取稀释剂（pH 7.0 无菌氯化钠 – 蛋白胨缓冲液）各 1ml，分别注入 4 个平皿中。其中 2 个作需氧菌数阴性对照；另 2 个作霉菌、酵母菌数阴性对照。

5. 倾注培养基 分别将预先配制好的需氧菌计数用的胰酪大豆胨琼脂培养基，霉菌、酵母菌计数用的沙氏葡萄糖琼脂培养基，倾注上述各个平皿约 15ml，以顺时针或逆时针方向快速旋转平皿，使供试液或稀释液与培养基混匀，置操作平台上待凝。在旋转平皿时切勿将培养基溅到皿边及皿盖上。

6. 培养 将需氧菌计数平板倒置于 30 ~ 35℃培养箱中培养 3 ~ 5 天，霉菌、酵母菌计数平板倒置于 20 ~ 25℃培养箱中培养 5 ~ 7 天。

7. 菌落计数 将平板置菌落计数器上或从平板的背面直接以肉眼点计，以透射光衬以暗色背景，仔细观察菌落生长情况，点计平板上生长的所有菌落数，计数并报告。菌落蔓延生长成片的平板不宜计数。

点计菌落数后，计算各稀释级供试液的平均菌落数，按菌数报告规则报告菌数。若同稀释级两个平板的菌落数平均值不小于 15，则两个平板的菌落数不能相差 1 倍或以上。

8. 菌数报告 需氧菌总数测定宜选取平均菌落数小于 300cfu 的稀释级，霉菌和酵母菌总数测定宜选取平均菌落数小于 100cfu 的稀释级，作为菌数报告的依据。

取最高的平均菌落数，计算 1ml 葡萄糖酸钙口服液中所含的微生物数，取两位有效数字报告。

若各稀释级的平板均无菌落生长，或仅最低稀释级的平板有菌落生长，但平均菌落数小于 1 时，以 <1 乘以最低稀释倍数的值报告菌数。

9. 结果报告 若供试品的需氧菌总数霉菌和酵母菌总数的检查结果均符合该品种项下的规定，判供试品符合规定；若其中任何一项不符合该品种项下的规定，判供试品不符合规定。

【注意事项】

1. 检验全过程要严格遵守无菌操作。
2. 吸取供试液时要先摇匀，供试液从制备到加入培养基不能超过 1h。
3. 倾注培养基时，温度不能太高，否则会杀死供试液中需氧菌、霉菌及酵母菌。
4. 菌落计数时要逐日观察，逐日记录。

【实训思考】

1. 平皿法测定时，为什么要做阴性对照？
2. 阴性对照如果出现阳性结果，对测定结果有何影响？
3. 为什么测定全过程要严格遵守无菌操作？

【实训结果】

若葡萄糖酸钙口服液的需氧菌总数霉菌和酵母菌总数的检查结果均符合该品种项下的规定，判供试品符合规定；若其中任何一项不符合该品种项下的规定，判供试品不符合规定。

文件编号		检品编号	
室温（℃）		湿度（%）	
检品名称		规　格	
生产批号		包装日期	

续表

生产单位		检品数量	
供样单位		收验日期	
检验目的		检验日期	
检验依据		报告日期	
沉降菌落数	无菌室：左_____ 中_____ 右_____ 净化台：左_____ 中_____ 右_____ 空白对照_____		
供试品/液 制备方法			
检验方法			
供试品（g/ml）		缓冲液（ml）	
需氧菌培养箱编号		生化培养箱编号	

需氧菌数、霉菌和酵母菌数检查

	需氧菌数 （胰酪大豆胨琼脂培养基 30～35℃培养3～5天）					霉菌、酵母菌数 （沙氏葡萄糖琼脂培养基 20～25℃培养5～7天）				
	原液	1：10	1：10^2	1：10^3	阴性对照	原液	1：10	1：10^2	1：10^3	阴性对照
1										
2										
3										
平均值										
菌落数（个/ml）										
结果分析										
结论	□（均）符合规定					□（均）不符合规定				

实训项目二十　双黄连口服液的微生物计数检查

【实训目的】

1. 学会用薄膜过滤法测定药品中的需氧菌总数、霉菌和酵母菌总数。

2. 规范填写实验记录，准确判断实验结果。

3. 建立无菌操作意识。

【实训要求】

1. 严格遵守实训室的制度。

2. 认真完成实训任务。

【实训用品】

1. 材料　双黄连口服液。

2. **试剂** 0.9% 无菌氯化钠溶液、pH 7.0 无菌氯化钠 - 蛋白胨缓冲液。

3. **培养基** 胰酪大豆胨琼脂培养基、沙氏葡萄糖琼脂培养基。

4. **设备、仪器** 无菌室、超净工作台、生物安全柜、恒温培养箱（30～35℃）、生化培养箱（23～28℃）、0.45μm 滤膜及薄膜过滤器、菌落计数器、锥形瓶（250～300ml，500ml，1000ml）、培养皿直径（90mm）、带塞试管（18mm×180mm、28mm×198mm）、吸管（1ml 分度 0.01、10ml 分度 0.1）。（玻璃器皿均于高压蒸汽 121℃灭菌 30min，烘干备用）

5. **其他用具** 酒精灯、灭菌剪刀和镊子，试管架、火柴、记号笔、白瓷盆、实验记录纸。

【实训过程】

1. **选择滤膜** 取滤膜孔径不大于 0.45μm，直径不小于 50mm 可拆卸的滤器。滤器及滤膜使用前应采用适宜的方法进行灭菌。使用时，必须保证滤膜在过滤前后的完整性。

2. **供试液的制备** 按平皿法制备 1∶10 的供试液 100ml。

3. **过滤** 取上述供试液适量（相当于 1ml 的双黄连口服液），照方法适用性试验确认的方法加至适量稀释液中，立即过滤。

4. **冲洗** 取 100ml pH 7.0 无菌氯化钠 - 蛋白胨缓冲液冲洗滤膜，总冲洗量不得超过 500ml。

5. **阴性对照** 取试验用 pH 7.0 无菌氯化钠 - 蛋白胨缓冲液 1ml 同供试液方法过滤、冲洗，作为阴性对照。

6. **贴滤膜** 冲洗后取出滤膜，菌面朝上贴于培养基平板上（胰酪大豆胨琼脂培养基、沙氏葡萄糖琼脂培养基各贴 1 张滤膜）。滤膜贴于平板上时不得有空隙或气泡，否则影响微生物生长。

7. **培养计数** 培养条件和计数方法同平皿法，每张滤膜上的菌落数应不超过 100cfu。

8. **菌数报告** 以相当于 1ml 双黄连口服液的菌落数报告菌数。若滤膜上无菌落生长，以 <1 报告菌数（每张滤膜过滤 1ml 供试品），或 <1 乘以最低稀释倍数的值报告菌数。

9. **结果报告** 以相当于 1ml 双黄连口服液的菌落数报告菌数。若滤膜上无菌落生长，以 <1 报告菌数（每张滤膜过滤 1ml 供试品），或 <1 乘以最低稀释倍数的值报告菌数。

【注意事项】

1. 水溶性供试液过滤前先将少量的冲洗液过滤以润湿滤膜。油类供试品其滤膜和过滤器在使用前应充分干燥。

2. 为发挥滤膜的最大过滤效率，应注意保持供试品溶液及冲洗液覆盖整个滤膜表面。

3. 供试液经薄膜过滤后，若需要用冲洗液冲洗滤膜，以滤膜直径为 50mm 的滤膜计，每张滤膜每次冲洗量不超过 100ml，总冲洗量不得超过 500ml，最多不能超过 1000ml，以免造成滤膜上的微生物损伤。

【实训思考】

1. 为什么不能用大量稀释液冲洗滤膜？

2. 为什么贴滤膜时要菌面朝上？

【实训结果】

若葡萄糖酸钙口服液的需氧菌总数霉菌和酵母菌总数的检查结果均符合该品种项下的规定，判供试品符合规定；若其中任何一项不符合该品种项下的规定，判供试品不符合规定。

实训记录

文件编号		检品编号	
室温（℃）		湿度（%）	
检品名称		规　格	
生产批号		包装日期	
生产单位		检品数量	
供样单位		收验日期	
检验目的		检验日期	
检验依据		报告日期	
沉降菌落数	无菌室：左_____ 中_____ 右_____ 净化台：左_____ 中_____ 右_____空白对照_____		
供试品/液 制备方法			
检验方法			
供试品（g/ml）		缓冲液（ml）	
需氧菌培养箱编号		生化培养箱编号	

需氧菌数、霉菌和酵母菌数检查

	需氧菌数 （胰酪大豆胨琼脂培养基 30～35℃培养3～5天）					霉菌、酵母菌数 （沙氏葡萄糖琼脂培养基 20～25℃培养5～7天）				
	原液	1∶10	1∶10²	1∶10³	阴性对照	原液	1∶10	1∶10²	1∶10³	阴性对照
1										
2										
3										
平均值										
菌落数（个/ml）										
结果分析										
结　论	□（均）符合规定					□（均）不符合规定				

实训项目二十一　更年宁微生物总数检查方法验证

【实训目的】

1. 学会用"平皿法"判断计数方法的适用性

2. 规范填写实验记录，准确判断实验结果。

3. 建立无菌操作意识。

【实训要求】

1. 严格遵守实训室的制度。

2. 认真完成实训任务。

【实训用品】

1. 材料 更年宁。

2. 试剂 0.9%无菌氯化钠溶液、pH 7.0 无菌氯化钠–蛋白胨缓冲液。

3. 验证用菌种及培养基 铜绿假单胞菌、枯草芽孢杆菌、金黄色葡萄球菌、白念珠菌、黑曲霉菌胰酪大豆胨琼脂培养基、沙氏葡萄糖琼脂培养基。

4. 设备、仪器等 无菌室、超净工作台、生物安全柜、恒温培养箱（30 ~ 35℃）、生化培养箱（23 ~ 28℃）、0.45μm 滤膜及薄膜过滤器、菌落计数器、匀浆杯、锥形瓶（250 ~ 300ml、500ml、1000ml）、培养皿（直径90mm）、带塞试管（18mm×180mm，28mm×198mm）、吸管（1ml 分度 0.01、10ml 分度 0.1）。（玻璃器皿均于高压蒸汽 121℃灭菌 30min，烘干备用）

5. 其他用具 白金耳、酒精灯、灭菌剪刀和镊子、试管架、火柴、记号笔、白瓷盆、实验记录纸。

【实训过程】

1. 菌液制备

（1）取经35℃培养18 ~ 24 小时的金黄色葡萄球菌、枯草芽孢杆菌、铜绿假单胞菌肉汤液体培养物 2 ~ 3 白金耳加入 9ml 0.9% 氯化钠溶液中，10 倍稀释至 10^{-3} ~ 10^{-7} 为 50 ~ 100cfu/ml，做活菌计数用。

（2）取经25℃培养18 ~ 24 小时的白色念珠菌液体培养物 2 ~ 3 白金耳加入 9ml 0.9% 氯化钠溶液中，10 倍稀释至 10^{-3} ~ 10^{-7} 为 50 ~ 100cfu/ml，做活菌计数备用。

（3）取经培养 1 周的黑曲霉斜面培养物，加 0.9% 氯化钠溶液 3ml，洗下霉菌孢子，取 0.1ml 加入 9ml 0.9% 氯化钠溶液中，10 倍稀释至 10^{-3} ~ 10^{-7} 为 50 ~ 100cfu/ml，做活菌计数备用。

2. 供试液制备 取更年宁 10g 置匀浆杯中，加入 pH 7.0 无菌氯化钠–蛋白胨缓冲液 100ml，以 4000r/min 开机 2min，即为 1∶10 的供试液。

3. 适用性试验

（1）试验分组 见表 9 – 6。

表 9 – 6 适用性试验分组

分组	方法
试验组	供试液中加入规定量试验菌液，混匀，使每 1ml 供试液或每张滤膜所滤过的供试液中含菌量不大于 100cfu
供试品对照组	供试液中不加入试验菌液，以稀释液替代，同试验组操作
菌液对照组	不含中和剂、灭活剂的稀释液替代供试液，按试验组操作加入试验菌液，进行微生物回收试验

（2）试验操作 试验采用平皿法中的倾注法：取按要求制备好的供试液 1ml，置直径 90mm 的无菌平皿中，立即倾注 15 ~ 20ml 温度不超过 45℃熔化的胰酪大豆胨琼脂培养基（每株试验菌至少制备 2 个平皿）或沙氏葡萄糖琼脂培养基（白色念珠菌、黑曲霉菌各制备 2 个平皿），混匀，凝固。

（3）培养 含金黄色葡萄球菌、铜绿假单胞菌、枯草芽孢杆菌的平皿置 30 ~ 35℃培养不超过 3 天；白色念珠菌、黑曲霉的平皿置 20 ~ 25 培养不超过 5 天。

（4）计算各试验组的平均菌数 同法测定供试品对照组及菌液对照组菌数。

4. 结果判断 试验组菌落数减去供试品对照组菌落数的值与菌液对照组菌落数的比值应在 0.5 ~ 2 范围内。若各试验菌的回收试验均符合要求，照所用的供试液制备方法及计数方法进行更年宁的需氧菌总数、霉菌和酵母菌总数计数。

若还存在一株或多株试验菌的回收达不到要求，那么选择回收最接近要求的方法和试验条件进行供试品的检查。

【注意事项】

1. 所用标准菌种的传代次数不得超过 5 代。以冷冻干燥的原始菌种开启后转种培养，其培养物为第 1 代。

2. 做计数方法适用性试验时，加入菌量 50～100cfu 为宜。加菌量过多，菌落拥挤，则不好计数；加菌量过少，则误差较大。

【实训思考】

1. 为什么要做计数方法的适用性试验？
2. 试验用菌株应如何保存？

【实训结果】

更年宁计数方法适用性试验中，采用平皿法试验，试验组菌落数减去供试品对照组菌落数的值与菌液对照组菌落数的比值应在 0.5～2 范围内。

若各试验菌的回收试验均符合要求，按照所用的供试液制备方法及计数方法进行更年宁的需氧菌总数、霉菌和酵母菌总数计数。

若采用上述方法还存在一株或多株试验菌的回收达不到要求，那么选择回收最接近要求的方法和试验条件进行供试品的检查。微生物计数检查方法验证实验记录如下。

菌种	铜绿假单胞菌	枯草芽孢杆菌	金黄色葡萄球菌	白念珠菌	黑曲霉菌
代数					
稀释级					
实验次数					
菌液数（cfu/ml）					
试验组					
供试品对照组					
菌液对照组					

目标检测

答案解析

一、填空题

1. 微生物计数检查是检查_____条件下，_____和_____的检查。

2. 供试液制备若需用水浴加温时，温度不应超过_____，时间不得超过_____分钟，供试液从制备至加入检验用培养基，不得超过_____小时。

3. 药品微生物总数检查方法验证试验所用的菌株包括_____、_____、_____、_____、_____。

4. 薄膜过滤法采用的滤膜孔径应不大于_____μm，直径一般为_____mm。

5. 微生物计数的方法有_____、_____、_____。

二、单项选择题

1. 供试品检验之前应保存在（　　　）

    A. 冷藏　　　　　　　　B. 冷冻　　　　　　　　C. 阴凉干燥处　　　　　　D. 常温干燥处

2. 验证试验所用的菌株传代次数不得超过（　　　）代

    A. 3　　　　　　　　　　B. 4　　　　　　　　　　C. 5　　　　　　　　　　D. 6

3. 微生物计数方法的适用性试验中，采用平皿法或薄膜过滤法时，试验组菌落数减去供试品对照组菌落数的值与菌液对照组菌落数的比值应在（　　　）范围内

    A. 0.5 ~ 2　　　　　　　B. 0.5 ~ 1　　　　　　　C. 1 ~ 2　　　　　　　　D. 1 ~ 1.5

4. 供试液经薄膜过滤后，若需要用冲洗液冲洗滤膜，每张滤膜每次冲洗量为（　　　）ml

    A. 50　　　　　　　　　B. 100　　　　　　　　　C. 150　　　　　　　　　D. 200

5. 微生物计数检查时，接种供试品的胰酪大豆胨琼脂培养基平板在（　　　）培养箱中培养（　　　）天。

    A. 37℃，1　　　　　　B. 37℃，3　　　　　　C. 30 ~ 35℃，2　　　　D. 30 ~ 35℃，3

三、简答题

1. 什么是检验量？简述微生物计数时检验量的规定。

2. 简述微生物计数法适用性检查的主要步骤。

四、实例分析题

用平皿法检测药品中微生物总数时，不同稀释级的平板菌落数应与稀释倍数呈反比，若出现高稀释级平板菌落数大于低稀释级的逆反现象，可能是检测过程出现差错，试分析可能出错的检验步骤。

书网融合……

知识回顾

微课

习题

项目十　控制菌的检查

学习引导

微生物与人类有着密切的关系，对人类既有益处，又有害处。由于药品被有害微生物污染引起使用者的感染以致造成严重后果的事例也有报道。20 世纪 60 年代，瑞典从匈牙利、丹麦进口一批甲状腺粉，由于被沙门菌污染了，结果造成 237 人患上了沙门菌病；由铜绿假单胞菌污染滴眼剂，导致病人发生角膜溃疡；使用了破伤风梭菌污染的妇科用药引发破伤病而死亡。药品中污染微生物的数量越高，其中所含致病菌的概率也越高。这是造成药源性感染疾病的直接原因。如何减少这些药源性感染疾病的发生呢？一方面是药品生产过程中控制好环境的洁净度；另外一方面，要严格执行药品的控制菌的检查。

本项目主要介绍药典规定的各个控制菌的检查方法、原则等。

学习目标

1. **掌握**　控制菌检查法概念、检验项目、检查方法、检验步骤以及结果判断。
2. **熟悉**　控制菌检查的限度标准。
3. **了解**　控制菌检查的意义。

PPT

一、概述

药品的控制菌检查是属于药品的微生物限度检查的一项内容。控制菌检查法用于在规定的试验条件下，检查供试品中是否存在特定的微生物。用于检查非无菌制剂及其原料、辅料等是否符合相应的微生物限度标准时，应按《中国药典》规定进行检验，包括样品取样量和结果判断等。药品的控制菌检查包括：耐胆盐革兰阴性菌（bile‑tolerant gram‑negative bacteria）检查、大肠埃希菌（*Escherichia coli*）检查、沙门菌（*Salmonella*）检查、铜绿假单胞菌（*Pseudomonas aeruginosa*）检查、金黄色葡萄球菌（*Staphylococcus aureus*）检查、梭菌（*Clostridia*）检查、白色念珠菌（*Candida albicans*）检查。

所谓的控制菌是指针对某一类剂型而言的特定指示性微生物。供试品检出控制菌或其他致病菌时，按一次检出结果为准，不再复试。控制菌检查时的供试液制备同及实验环境要求同"微生物计数法"（上一章的内容）。检验全过程必须严格遵守无菌操作，防止再污染，防止污染的措施不得影响供试品中微生物的检出。单向流空气区域、工作台面及环境应定期按医药工业洁净室（区）悬浮粒子、浮游菌和沉降菌的测试方法的现行国家标准进行洁净度验证。

如果供试品具有抗菌活性，应尽可能去除或中和。供试品检查时，若使用了中和剂或灭活剂，应确认有效性及对微生物无毒性。供试液制备时如果使用了表面活性剂，应确认其对微生物无毒性以及与所使用中和剂或灭活剂的相容性。

控制菌检查的人员要求：试验操作人员要具备微生物学方面的知识，经过无菌试验培训。

控制菌检查的一般步骤包括供试液的制备、增菌培养、分离培养、鉴定试验（纯培养、革兰染色及生化试验或特定试验等）等。

增菌培养的目的是为了抑制不需要的细菌生长，而有利于需检菌的生长。为此，不同的控制菌其增菌培养基会不同。

选择和分离培养的目的是为了分离到需检菌的单菌落，而便于做纯培养和生化试验。

纯培养的目的是为了得到纯种的培养物，便于做生化试验。

生化试验，是根据不同菌种代谢情况，如酶等的不同，而进行的鉴别。现在生化试验已经有全自动生化鉴定仪可供使用，大大减少了工作人员的工作量，更加快速地对微生物进行生化鉴定。

 岗位情景模拟

情景描述 某药厂要生产一批新药，为口腔黏膜给药制剂，要建立其微生物限度检查。

讨论 如何确定控制菌的检查项目？请写出检查流程示意图。

答案解析

二、培养基适用性检查

控制菌检查用的商品化的预制培养基、由脱水培养基或按处方配制的培养基均应进行培养基的适用性检查，以确定在控制菌检查过程中所使用的培养基的促生长能力、指示特性、抑制能力达到要求。控制菌检查用培养基的适用性检查项目包括促生长能力、抑制能力及指示特性的检查。

（一）控制菌检查的菌种及菌液制备

1. 菌种

金黄色葡萄球菌（*Staphylococcus aureus*）［CMCC（B）26 003］

铜绿假单孢菌（*Pseudomonas aeruginosa*）［CMCC（B）10 104］

大肠埃希菌（*Escherichia coli*）［CMCC（B）44102］

乙型副伤寒沙门菌（*Salmonella paratyphi B*）［CMCC（B）50094］

白色念珠菌（*Candida albicans*）［CMCC（F）98 001］

生孢梭菌（*Clostridium sporogenes*）［CMCC（B）64941］

2. 菌液制备 将金黄色葡萄球菌、铜绿假单胞菌、大肠埃希菌、乙型副伤寒沙门菌分别接种于胰酪大豆胨液体培养基中或胰酪大豆胨琼脂培养基上，30～35℃培养18～24小时；将白色念珠菌接种于沙氏葡萄糖琼脂培养基上或沙氏葡萄糖液体培养基中，20～25℃培养2～3天；将生孢梭菌接种于梭菌增菌培养基中置厌氧条件下30～35℃培养24～48小时或接种于硫乙醇酸盐流体培养基中30～35℃培养18～24小时。上述培养物用pH 7.0无菌氯化钠－蛋白胨缓冲液或0.9%无菌氯化钠溶液制成适宜浓度的菌悬液。

菌液制备后若在室温下放置，应在 2 小时内使用；若保存在 2~8℃环境，可在 24 小时内使用。生孢梭菌孢子悬液可替代新鲜的菌悬液，孢子悬液可保存在 2~8℃环境，在验证过的贮存期内使用。

3. 阴性对照试验 为确认试验条件是否符合要求，应进行阴性对照试验，阴性对照试验应无菌生长。如阴性对照有菌生长，应进行偏差调查。

4. 培养基适用性检查 控制菌检查用培养基的适用性检查所用菌株及检测项目见表 10-1。

表 10-1 控制菌检查用培养基的促生长能力、抑制能力和指示特性

控制菌检查	培养基	特性	试验菌株
耐胆盐革兰阴性菌	肠道增菌液体培养基	促生长能力	大肠埃希菌、铜绿假单胞菌
		抑制能力	金黄色葡萄球菌
	紫红胆盐葡萄糖琼脂培养基	促生长能力 + 指示特性	大肠埃希菌、铜绿假单胞菌
大肠埃希菌	麦康凯液体培养基	促生长能力 抑制能力	大肠埃希菌 金黄色葡萄球菌
	麦康凯琼脂培养基	促生长能力 + 指示特性	大肠埃希菌
沙门菌	RV 沙门菌增菌液体培养基	促生长能力 抑制能力	乙型副伤寒沙门菌 金黄色葡萄球菌
	木糖赖氨酸脱氧胆酸盐琼脂	促生长能力 + 指示特性	乙型副伤寒沙门菌
	三糖铁琼脂培养基	指示特性	乙型副伤寒沙门菌
铜绿假单胞菌	溴化十六烷基三甲铵琼脂培养基	促生长能力 抑制能力	铜绿假单胞菌 大肠埃希菌
金黄色葡萄球菌	甘露醇氯化钠琼脂培养基	促生长能力 + 指示特性 抑制能力	金黄色葡萄球菌 大肠埃希菌
梭菌	梭菌增菌培养基	促生长能力	生孢梭菌
	哥伦比亚琼脂培养基	促生长能力	生孢梭菌
白色念珠菌	沙氏葡萄糖液体培养基	促生长能力	白色念珠菌
	沙氏葡萄糖琼脂培养基	促生长能力 + 指示特性	白色念珠菌
	念珠菌显色培养基	促生长能力 + 指示特性 抑制能力	白色念珠菌 大肠埃希菌

（1）**液体培养基促生长能力检查** 分别接种不大于 100cfu 的试验菌（表 10-1）于被检培养基和对照培养基中，在相应控制菌检查规定的培养温度及不大于规定的最短培养时间下培养，与对照培养基比较，被检培养基管试验菌应生长良好。

（2）**固体培养基促生长能力检查** 用涂布法分别接种不大于 100cfu 的试验菌（表 10-1）于被检培养基和对照培养基平板上，在相应控制菌检查规定的培养温度及不大于规定的最短培养时间下培养，被检培养基与对照培养基上生长的菌落大小、形态特征应一致。

（3）**培养基抑制能力检查** 接种不少于 100cfu 的试验菌（表 10-1）于被检培养基和对照培养基中，在相应控制菌检查规定的培养温度及不小于规定的最长培养时间下培养，试验菌应不得生长。

（4）**培养基指示特性检查** 用涂布法分别接种不大于 100cfu 的试验菌（表 10-1）于被检培养基和对照培养基平板上，在相应控制菌检查规定的培养温度及不大于规定的最短培养时间下培养，被检培养基上试验菌生长的菌落大小、形态特征、指示剂反应情况等应与对照培养基一致。对照培养基系指培养

基处方特别制备、质量优良的培养基，用于培养基适用性检查，由中国药品生物制品检定所研制和分发。需进行适用性检查的培养基是指预制培养基、由脱水培养基或按处方配制的培养基。每批培养基配制好或者新购制都要进行培养基的适用性检查，以保证在控制菌检查过程中所使用的培养基其本身的促生长能力、抑制能力和指示特性达到使用的要求。

以大肠希菌检查用麦康凯液体培养基为例进行促生长能力和抑制能力的检查见图 10 - 1。

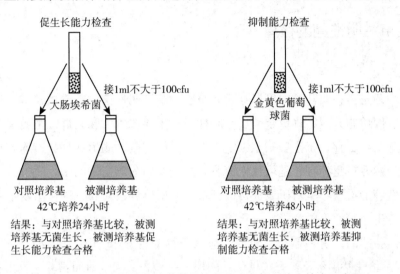

图 10 - 1 麦康凯液体培养基促生长能力和抑制能力检查示意图

即学即练 10 - 1

以下不是培养基适用性要检查的项目的是（　　　）

A. 生长能力　　　　B. 抑制能力　　　　C. 指示特性　　　　D. 无菌性

答案解析

三、控制菌检查方法适用性试验 🎬微课

1. 供试液制备　按上一章"供试品检查"中的规定制备供试液。

2. 试验菌　根据各品种项下微生物限度标准中规定检查的控制菌选择相应试验菌株，确认耐胆盐革兰阴性菌检查方法时，采用大肠埃希菌和铜绿假单胞菌为试验菌。

3. 适用性试验　按控制菌检查法取规定量供试液及不大于 100cfu 的试验菌接入规定的培养基中；采用薄膜过滤法时，取规定量供试液，过滤，冲洗，在最后一次冲洗液中加入试验菌，过滤后，注入规定的培养基或取出滤膜接入规定的培养基中。依相应的控制菌检查方法，在规定的温度和最短时间下培养，应能检出所加试验菌相应的反应特征。

4. 结果判断　上述试验若检出试验菌，按此供试液制备法和控制菌检查方法进行供试品检查；若未检出试验菌，应采用适宜方法消除供试品的抑菌活性并重新进行方法适用性试验。如果经过试验确证供试品对试验菌的抗菌作用无法消除，可认为受抑制的微生物不易存在于该供试品中，选择抑菌成分消除相对彻底的方法进行供试品的检查。

四、对照试验

1. 阳性对照试验　阳性对照试验方法同供试品的控制菌检查，对照菌的加量应不大于 100cfu。阳性对照试验应检出相应的控制菌。阳性对照试验的目的是检查供试品是否有抑菌活性及培养条件是否合适。阳性对照试验应在专用的阳性接种室操作，以免污染环境和供试品。

2. 阴性对照试验　以稀释剂代替供试液照相应控制菌检查法检查，阴性对照试验应无菌生长。如果阴性对照有菌生长，应进行偏差调查。阴性对照试验的目的是检验试验环境、试验物品、操作人员的技术是否符合无菌要求。

五、耐胆盐革兰阴性菌的检查

（一）简述

耐胆盐革兰阴性菌是指在胆汁酸中可以存活并繁殖的革兰阴性菌，其成员较多。耐胆盐革兰阴性菌主要包括肠杆菌科、假单胞菌属、气单胞菌属。肠杆菌科主要包含大肠菌群，来源于人畜粪便的菌。假单胞菌属包括假单胞菌科，存在于土壤、水、空气中，人体皮肤、肠道和呼吸道均有存在的菌。气单胞菌属属于弧菌科，自然界广泛存在，是可从土壤及人类粪便中分离出来的菌。

耐胆盐革兰阴性菌的检查不是对所属成员进行系统分析鉴定，对属、种作出鉴定结论，而是作为指示菌检查，对药物卫生质量作出限量指标进行控制。

阳性对照试验：供试品进行控制菌检查时，应做阳性对照试验。阳性对照试验的加菌量为不大于100cfu，供试品和增菌培养基用量及检查按供试品的控制菌检查。阳性对照试验应检出相应的控制菌，耐胆盐革兰阴性菌检查，其阳性对照菌即为传代次数不超过5代的标准菌株大肠埃希菌和铜绿假单胞菌。

阳性对照试验的目的：检查供试品是否有抑菌作用及培养条件是否适宜。

阴性对照试验：取稀释剂10ml加入100ml（或200ml）相应控制菌检查用的增菌培养基中，培养应无菌生长。

阴性对照试验的目的：检验试验环境、试验物品、操作人员的技术是否符合无菌要求。

（二）检查程序

1. 供试液制备和预培养　取供试品，用胰酪大豆胨液体培养基作为稀释剂。照"微生物计数法"制成1：10供试液，混匀，在20~25℃培养，培养时间应使供试品中的细菌充分恢复但不增殖（约2小时）。

2. 定性试验　除另有规定外，取相当于1g或1ml供试品的上述预培养物接种至适宜体积（经方法适用性试验确定）肠道菌增菌液体培养基中，30~35℃培养24~48小时后，划线接种于紫红胆盐葡萄糖琼脂培养基平板上，30~35℃培养18~24小时。如果平板上无菌落生长，判供试品未检出耐胆盐革兰阴性菌。

以普通片剂为例进行耐胆盐革兰阴性菌定性试验检查见图10-2（未包括阳性对照和阴性对照）。

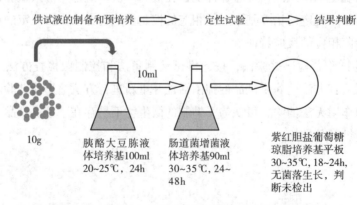

图10-2　耐胆盐革兰阴性菌定性试验检查流程示意图

3. 定量试验 取相当于0.1g、0.01g和0.001g（或0.1ml、0.01ml和0.001ml）供试品的预培养物或其稀释液分别接种至适宜体积（经方法适用性试验确定）肠道菌增菌液体培养基中，30～35℃培养24～48小时。上述每一培养物分别划线接种于紫红胆盐葡萄糖琼脂培养基平板上，30～35℃培养18～24小时。

以普通片剂为例进行耐胆盐革兰阴性菌定性试验检查见图10-3（未包括阳性对照和阴性对照）。

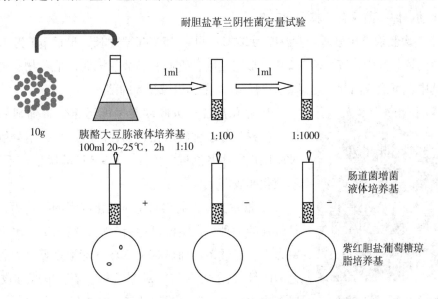

图10-3 耐胆盐革兰阴性菌定量试验检查流程示意图

4. 结果判断 若紫红胆盐葡萄糖琼脂培养基平板上有菌落生长，则对应培养管为阳性，否则为阴性。根据各培养管检查结果，从表10-2查1g或1ml供试品中含有耐胆盐革兰阴性菌的可能菌数。

表10-2 耐胆盐革兰阴性菌的可能菌数（N）

各供试品量的检出结果			每1g（或1ml）供试品中可能的菌数（cfu）
0.1g或0.1ml	0.01g或0.01ml	0.001g或0.001ml	
+	+	+	$>10^3$
+	+	-	$10^2 < N < 10^3$
+	-	-	$10 < N < 10^2$
-	-	-	<10

注：①+代表紫红胆盐葡萄糖琼脂平板上有菌落生长；-代表紫红胆盐葡萄糖琼脂平板上无菌落生长。②若供试品量减少10倍（如0.01g或0.01ml，0.001g或0.001ml，0.0001g或0.0001ml），则每1g（或1ml）供试品中可能的菌数（N）应相应增加10倍。

即学即练 10-2

以下控制菌的检查不需要做系统鉴别试验的是（ ）

答案解析 A. 大肠埃希菌　　B. 沙门菌　　C. 耐胆盐革兰阴性菌　　D. 金黄色葡萄球菌

六、大肠埃希菌的检查

（一）简述

大肠埃希菌（*Escherichia coli*）即大肠杆菌，为肠杆菌科埃希菌属的模式种。大肠埃希菌是人和温血动物肠道内的栖居菌，随粪便排出体外。在药品中检出大肠埃希菌，表明该样品受到人和温血动物的粪便污染，即可能污染肠道病原体。除普通大肠埃希菌外尚有致病性大肠埃希菌，可引起婴幼儿、成人爆发性腹泻。为保证人体健康，口服药品必须检查大肠埃希菌，口腔黏膜给药制剂和呼吸道给药制剂也不得检出大肠埃希菌。

1. 形态特征　大肠埃希菌为两端钝圆的短小直杆菌，革兰染色阴性，无芽孢，多有鞭毛，以周身鞭毛运动或不运动。许多菌株有荚膜和微荚膜。

2. 培养特征　大肠埃希菌最适培养温度为37℃，可在15~46℃生长，最适pH为7.4~7.6，兼性厌氧。在营养肉汤培养基中，37℃培养24h，形成菌膜，管底有黏液状沉淀，培养物有粪臭味；在营养肉汤琼脂培养基中，可形成凸起、光滑、湿润、乳白色、边缘整齐的菌落。

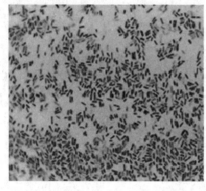

3. 生化反应　大肠埃希菌能迅速分解葡萄糖、乳糖、麦芽糖、甘露醇等多种碳水化合物，产酸产气，不分解尿素，靛基质试验阳性，甲基红试验阳性，V-P试验阴性，不利用枸橼酸盐，不液化明胶。

4. 抵抗力　大肠埃希菌对理化因素的抵抗力，在无芽孢菌中是较强的一种，在室温可存活数周，在土壤、水中存活数月，耐寒力强，能过冬。加热60℃ 30min能被杀死。大肠埃希菌革兰染色为阴性（图10-4）。对漂白粉、酚、甲醛和戊二醛等均较敏感，水中含（0.5~1）×10⁶氯能被杀死。

图10-4　大肠埃希菌革兰染色

大肠埃希菌对丁胺卡那及头孢菌素类较敏感，对磺胺类、链霉素、氯霉素、金霉素、四环素等产生不同程度的耐药性。

（二）检查程序

阳性对照试验：供试品进行控制菌检查时，应做阳性对照试验。阳性对照试验的加菌量为不大于100cfu，供试品和增菌培养基用量及检查按供试品的控制菌检查。阳性对照试验应检出相应的控制菌，其阳性对照菌即为传代次数不超过5代的标准菌株大肠埃希菌。

阳性对照试验的目的：检查供试品是否有抑菌作用及培养条件是否适宜。

阴性对照试验：取稀释剂10ml加入100ml（或200ml）相应控制菌检查用的增菌培养基中，培养，应无菌生长。

阴性对照试验的目的：检验试验环境、试验物品、操作人员的技术是否符合无菌要求。

1. 供试液制备和增菌培养　取供试品，照"微生物计数法"制成1:10供试液。取相当于1g或1ml供试品的供试液，接种至适宜体积（经方法适用性试验确定）的胰酪大豆胨液体培养基中，混匀，30~35℃培养18~24小时。

2. 选择和分离培养　取上述培养物1ml接种至100ml麦康凯液体培养基中，40~42℃培养24~48小时。取麦康凯液体培养物划线接种于麦康凯琼脂培养基平板上，30~35℃培养18~72小时。

3. 结果判断　若麦康凯琼脂培养基平板上有菌落生长，应进行分离、纯化及适宜的鉴定试验，确证是否为大肠埃希菌；若麦康凯琼脂培养基平板上没有菌落生长，或虽有菌落生长但鉴定结果为阴性，判供试品未检出大肠埃希菌。

以普通片剂为例的大肠埃希菌检查流程见图10-5（未包括阳性对照和阴性对照）。

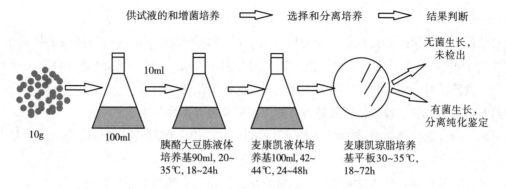

图 10 - 5　大肠埃希菌检查流程示意图

七、沙门菌的检查

(一) 简述

沙门菌属是肠杆菌科的重要致病菌，按《Bergey 系统细菌学手册》第一卷（1984），沙门菌分 5 个亚属。2003 年出版的第八版的《临床微生物手册》将沙门菌属分成两个菌种及肠炎沙门菌和乍得沙门菌，其中肠炎沙门菌分 6 个亚属，包括常见的伤寒、甲型副伤寒、乙型副伤寒、丙型副伤寒、鼠伤寒、猪霍乱等沙门菌在内，当时已发现 2501 个血清型。O 抗原抗血清的 A - E 群包含了沙门菌分离株的95%，所以用沙门菌 A - FO 多价血清进行沙门菌初筛试验。药品中的沙门菌是以鉴定沙门菌属为准，即对每 10g（或 10ml）药品中是否检出沙门菌作出检验报告。

由于沙门菌血清繁多，各血清的生化及血清学特性虽密切相关，却不尽相同，采用一种增菌培养基和两种分离培养基，不可能涵盖所有沙门菌的最适增菌及分离条件。此外，由于药品在生产过程中，常受到加热、干燥等加工步骤的影响，药品中污染的沙门菌可受到损伤或呈休眠状态，故须在增菌培养前先进行预增菌，然后再进行增菌及分离、三糖铁琼脂初步鉴别、生化试验、血清学试验等步骤。

沙门菌可通过人、畜、禽的粪便或带菌者接触，直接或间接的污染药品原料、辅料及生产的各个环节，所以来源于动物的药物，如脏器、粪便、全虫体等污染概率较高。因此，药品微生物限度标准规定，以动物来源的药物、动物脏器制品不得检出沙门菌。

1. 形态特征　沙门菌为革兰阴性杆菌，无芽孢，菌体端钝圆，除个别菌种外，都具有周身鞭毛，能运动，一般无荚膜，少数有包膜。

2. 培养特征　沙门菌为需氧或兼性厌氧，最适生长温度为 37℃，最适 pH 为 6.8 ~ 7.8。在鉴别培养基上，菌落细小，透明或半透明。由于一般不分解乳糖，菌落无色，产生 H_2S，故在 DHL 琼脂上形成黑色或中心黑色的菌落。

3. 生化反应　沙门菌分解葡萄糖、麦芽糖、甘露醇产酸不产气；不分解乳糖、蔗糖；靛基质试验（-）；尿素酶试验（-）；氰化钾试验（-）；赖氨酸脱羧试验（+）；硫化氢反应（+或-）；动力检查（+）。

4. 抵抗力　沙门菌对热、消毒药和外界不良因素的抵抗力与大肠杆菌相似。在水中能存活数周至数月；在粪便中存活 1 ~ 2 个月。60℃ 10 ~ 20min 被杀死，在 5% 石炭酸、0.2% 升汞溶液中 5min 被杀死。对氯霉素、土霉素敏感。胆盐和煌绿对沙门菌的抑制作用较大肠杆菌小得多，故可用于该菌分离。

（二）检查程序

阳性对照试验：供试品进行控制菌检查时，应做阳性对照试验。阳性对照试验的加菌量为不大于100cfu，供试品和增菌培养基用量及检查按供试品的控制菌检查。阳性对照试验应检出相应的控制菌，沙门菌检查，其阳性对照菌即为传代次数不超过5代的标准菌株沙门菌。

阳性对照试验的目的：检查供试品是否有抑菌作用及培养条件是否适宜。

阴性对照试验：取稀释剂10ml加入100ml（或200ml）相应控制菌检查用的增菌培养基中，培养，应无菌生长。

阴性对照试验的目的：检验试验环境、试验物品、操作人员的技术是否符合无菌要求。

1. 供试液制备和增菌培养　取10g或10ml供试品直接或处理后接种至适宜体积（经方法适用性试验确定）的胰酪大豆胨液体培养基中，混匀，30～35℃培养18～24小时。

2. 选择和分离培养　取上述培养物0.1ml接种至10ml RV沙门菌增菌液体培养基中，30～35℃培养18～24小时。取少量RV沙门菌增菌液体培养物划线接种于木糖赖氨酸脱氧胆酸盐琼脂培养基平板上，30～35℃培养18～48小时。沙门菌在木糖赖氨酸脱氧胆酸盐琼脂培养基平板上生长良好，菌落为淡红色或无色、透明或半透明、中心有或无黑色。用接种针挑选疑似菌落于三糖铁琼脂培养基高层斜面上进行斜面和高层穿刺接种，培养18～2小时，或采用其他适宜方法进一步鉴定。

3. 结果判断　若木糖赖氨酸脱氧胆酸盐琼脂培养基平板上有疑似菌落生长，且三糖铁琼脂培养基的斜面为红色、底层为黄色，或斜面黄色、底层黄色或黑色，应进一步进行适宜的鉴定试验，确证是否为沙门菌。如果平板上没有菌落生长，或虽有菌落生长但鉴定结果为阴性，或三糖铁琼脂培养基的斜面未见红色、底层未见黄色；或斜面黄色、底层未见黄色或黑色，判供试品未检出沙门菌。

以普通片剂为例的沙门菌检查流程见图10-6（未包括阳性对照和阴性对照）。

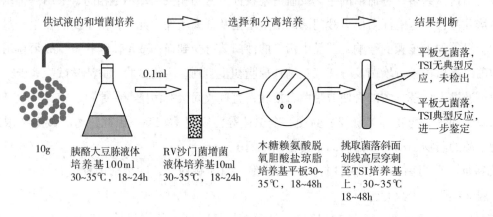

图10-6　沙门菌检查流程示意图

八、铜绿假单胞菌的检查

（一）概述

铜绿假单胞菌（*Pseudomonas aeruginosa*）为假单胞菌属（*Pseudomonas*）的模式种。本菌首先从临床样本中分离所得，该菌感染使脓汁呈铜锈样的蓝绿色，故命名为铜绿假单胞菌，习称绿脓杆菌。此菌广泛分布在土壤、水及空气，人和动物的皮肤、肠道、呼吸道均有存在，故可通过环境和生产的各个环节污染药品。本菌是常见的化脓性感染菌，在烧伤、烫伤，眼科及其他外科疾患中常引起继发感染。由于本菌对许多抗菌药物具有天然的耐药性，增加了治疗难度，国内外药典均将铜绿假单孢菌检查列为检查项目之一。铜绿假单孢菌按增菌、分离、纯培养、革兰染色镜检及生化试验等步骤进行检验。

1. 形态特征　铜绿假单胞菌为革兰阴性、直或微弯曲的杆菌，无芽孢，无荚膜，有 1~3 根的单端鞭毛，运动活泼。

2. 培养特征　铜绿假单胞菌除在硝酸盐培养基中以外都是专性好氧。最适生长温度为 35℃，在含硝酸盐及亚硝酸盐培养基中于 42℃能发育生长是本菌的特点之一。此菌营养要求不高，基本培养基生长良好，因是专性好氧菌，在培养基表面生长较旺盛，在液体深部发育不良，在条件适宜的营养肉汤培养基中生长迅速，24h 液面出现菌膜，菌液表面呈现蓝绿色或黄绿色水溶性色素，本菌能产生水溶性绿脓色素与荧光素；在固体培养基上形成湿润，扁平，边缘不整齐，较大的菌落，并具有生姜味。在血平板上大多数菌株能形成溶血环。

3. 生化反应　铜绿假单胞菌生化反应能分解葡萄糖产酸不产气，不分解乳糖，麦芽糖，甘露醇，蔗糖。靛基质试验（ - ）、尿素酶（ + ）、氧化酶（ + ）、硝酸盐还原产气试验（ + ）、枸橼酸盐利用试验（ + ）、不产生 H_2S（ - ）、液化明胶（ + ）。

4. 抵抗力　铜绿假单胞菌对热抵抗力不强，56℃ 30min 可被杀死。在 1% 石炭酸、0.2% 来苏尔溶液处理 5min 可将其杀死。对青霉素、链霉素等不敏感，对新霉素、庆大霉素、多粘菌素 B 轻度至中度敏感。但易产生耐药性。本菌对十六烷三甲基溴化铵有抗性，故可用于该菌分离。此外本菌在陈旧培养物极易死亡，保存时须注意。

（二）检查程序

阳性对照试验：供试品进行控制菌检查时，应做阳性对照试验。阳性对照试验的加菌量为不大于 100cfu，供试品和增菌培养基用量及检查按供试品的控制菌检查。阳性对照试验应检出相应的控制菌，铜绿假单胞菌的检查，其阳性对照菌即为传代次数不超过 5 代的标准菌株铜绿假单胞菌。

阳性对照试验的目的：检查供试品是否有抑菌作用及培养条件是否适宜。

阴性对照试验：取稀释剂 10ml 加入 100ml（或 200ml）相应控制菌检查用的增菌培养基中，培养，应无菌生长。

阴性对照试验的目的：检验试验环境、试验物品、操作人员的技术是否符合无菌要求。

1. 供试液制备和增菌培养　取供试品，照"微生物计数法"制成 1：10 供试液。取相当于 1g 或 1ml 供试品的供试液，接种至适宜体积（经方法适用性试验确定的）的胰酪大豆胨液体培养基中，混匀，30~35℃培养 18~24h。

2. 选择和分离培养　取上述培养物划线接种于溴化十六烷基三甲铵琼脂培养基平板上，30~35℃培 18~72h。取上述平板上生长的菌落进行氧化酶试验，或采用其他适宜方法进一步鉴定。

3. 氧化酶试验　将洁净滤纸片置于平皿内，用无菌玻璃棒取上述平板上生长的菌落涂于滤纸片上，滴加新配制的 1% 二盐酸 N，N - 二甲基对苯二胺试液，在 30s 内若培养物呈粉红色并逐渐变为紫红色，为氧化酶试验阳性，否则为阴性。

4. 结果判断　若溴化十六烷基三甲铵琼脂培养基平板上有菌落生长，且氧化酶试验阳性，应进一步进行适宜的鉴定试验，确证是否为铜绿假单胞菌。如果平板上没有菌落生长，或虽有菌落生长但鉴定结果为阴性，或氧化酶试验阴性，判供试品未检出铜绿假单胞菌，以普通片剂为例的沙门菌检查流程见

图 10 – 7（未包括阳性对照和阴性对照）。

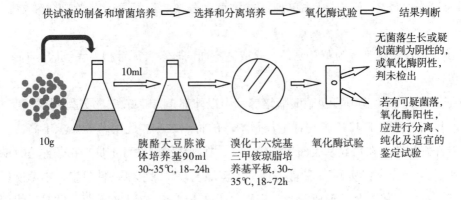

图 10 – 7　以普通片剂为例铜绿假单胞菌检查流程示意图

九、金黄葡萄球菌的检查

（一）概述

金黄色葡萄球菌（*Staphylococcus aureus*）为葡萄球菌属中的一种，广泛分布于自然界，空气、土壤、水及物品上，人和动物皮肤及与外界相通的腔道中，也经常有本菌存在。本菌可产生多种毒素及酶，这些毒性物质能引起局部及全身化脓性炎症，严重时可发展成为败血症和脓毒血症，是人类化脓性感染中重要的病原菌。

金黄色葡萄球菌检查按增菌、分离、纯培养、革兰染色镜检和血浆凝固酶试验等步骤进行。本法适用于外用药品及一般滴眼剂、眼膏剂的检查。

1. 形态特征　金黄色葡萄球菌菌体呈球形，直径 0.5～1.5μm，平均直径 0.8μm，菌体大小均匀一致。无鞭毛和芽孢，除及少数菌株外一般不形成荚膜。

金黄色葡萄球菌菌体易被碱性染料着色，因此革兰染色呈阳性，但已衰老、死亡的菌体由于核酸含量降低等原因，被中性粒细胞吞噬后的菌体碱性染料就不易着色了，常呈革兰染色阴性。

2. 培养特征　金黄色葡萄球菌对营养条件要求不高，需氧或兼性厌氧，最适生长温度为 37℃，最适生长 pH 值为 7.4。该菌耐盐性极强，在含有 10%～15% 氯化钠的培养若仍可生长繁殖，可用于金黄色葡萄球菌的分离。金黄色葡萄球菌革兰染色阳性（图 10 – 8）。金黄色葡萄球菌可产生脂溶性的金黄色色素，不溶于水，因此菌落着色，培养基不着色。本菌含有卵磷脂酶，可将卵磷脂分解而使菌落出现乳浊圈。

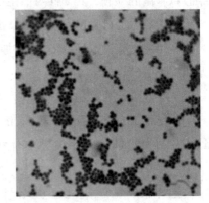

图 10 – 8　金黄色葡萄球菌革兰染色

3. 生化反应　金黄色葡萄球菌的生化活性很强，能分解葡萄糖、麦芽糖、乳糖、蔗糖、甘露醇等多种糖类，乳酸为其最终代谢产物，但不产气体。该菌甲基红反应和 V – P 试验为（＋）；靛基质试验（－）；尿素酶试验（＋）；硝酸盐还原试验（＋）；明胶液化（＋）；甘露醇（＋）；血浆凝固酶试验（＋）；耐热性 DNA 酶试验（＋）。

4. 抵抗力　本菌抵抗力较强，干燥情况下能生存数月，80℃30min 的条件下尚能存活，5% 石炭酸或 0.1% 升汞溶液 10~15min，70% 乙醇在数分钟内杀死该菌。本菌对青霉素敏感，但有抗性菌株，且日渐增多；对磺胺敏感性较低；对庆大霉素、先锋霉素较敏感；对红霉素、链霉素敏感；而对氯霉素敏感性较差。

（二）检查程序

阳性对照试验：供试品进行控制菌检查时，应做阳性对照试验。阳性对照试验的加菌量为不大于 100cfu，供试品和增菌培养基用量及检查按供试品的控制菌检查。阳性对照试验应检出相应的控制菌。金黄色葡萄球菌检查，其阳性对照菌即为传代次数不超过 5 代的标准菌株金黄色葡萄球菌。

阳性对照试验的目的：检查供试品是否有抑菌作用及培养条件是否适宜。

阴性对照试验：取稀释剂 10ml 加入 100ml（或 200ml）相应控制菌检查用的增菌培养基中，培养，应无菌生长。

阴性对照试验的目的：检验试验环境、试验物品、操作人员的技术是否符合无菌要求。

1. 供试液制备和增菌培养　取供试品，照"微生物计数法"制成 1 : 10 供试液。取相当于 1g 或 1ml 供试品的供试液，接种至适宜体积（经方法适用性试验确定）的胰酪大豆胨液体培养基中，混匀，30~35℃培养 18~24h。

2. 选择和分离培养　取上述培养物划线接种于甘露醇氯化钠琼脂培养基平板上，30~35℃培养 18~72h。

3. 结果判断　若甘露醇氯化钠琼脂培养基平板上有黄色菌落或外周有黄色环的白色菌落生长，应进行分离、纯化及适宜的鉴定试验，确证是否为金黄色葡萄球菌；若平板上没有与上述形态特征相符或疑似的菌落生长，或虽有相符或疑似的菌落生长但鉴定结果为阴性，判供试品未检出金黄色葡萄球菌。

以普通片剂为例的沙门菌检查流程见图 10-9（未包括阳性对照和阴性对照）。

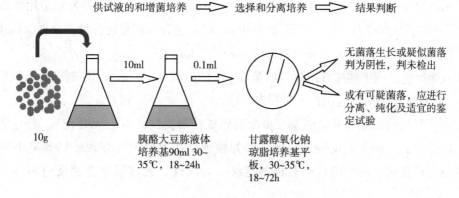

图 10-9　金黄色葡萄球菌检查流程示意图

十、梭菌的检查

（一）概述

梭菌属（*Clostridium*）过去称为梭状芽孢杆菌属，菌体 1μm×5μm 的革兰阳性杆菌，能形成芽孢。芽孢多大于菌体的宽度，细菌膨胀呈梭形，故名梭状芽孢杆菌。该菌属中主要病原菌有产气荚膜梭菌

（*C. perfringens*）、破伤风梭菌（*C. tetani*）、肉毒梭菌（*C. botulinum*）和艰难梭菌（*C. difficile*），均能产生强烈的外毒素使人和动物致病。因此，对于某些用于阴道、创伤、溃疡的药品，必须控制梭菌。

检查梭菌的方法主要是增菌产毒培养和镜检形态观察，必要时做分离培养后再行鉴定。

1. 形态特征　梭菌属为革兰阳性菌，通常以周生鞭毛运动，个别种如产气荚膜梭菌无鞭毛，不运动，但能形成荚膜。大部分菌体呈杆状或稍弯曲，两端钝圆或平直。形成的芽孢比菌体宽，在菌体的中央或近端，少数菌种的芽孢在菌体顶端如鼓槌状，但多数芽孢使菌体中部膨大呈梭形。

2. 培养特征　大多数为专性厌氧，大多数种在 pH 6.5 ~ 7.0，30 ~ 37℃生长最快，在疱肉培养基中，肉汤浑浊，肉渣部分被消化，微变黑，产生气体，生成甲基硫醇及硫化氢。

3. 生化反应　极不活泼，一般不发酵糖类，能液化明胶，产生硫化氢，形成吲哚，不能还原硝酸盐为亚硝酸盐，对蛋白质有微弱消化作用。

4. 抵抗力　对环境抵抗力很强，有的芽孢可以在土壤中存活数十年。多数菌对磺胺药、青霉素、土霉素等较为敏感，但对新霉素、卡那霉素和多粘菌素等不甚敏感。

（二）检查程序

阳性对照试验：供试品进行控制菌检查时，应做阳性对照试验。阳性对照试验的加菌量为不大于100cfu，供试品和增菌培养基用量及检查按供试品的控制菌检查。阳性对照试验应检出相应的控制菌。梭菌检查，其阳性对照菌即为传代次数不超过 5 代的标准菌株梭菌。

阳性对照试验的目的：检查供试品是否有抑菌作用及培养条件是否适宜。

阴性对照试验：取稀释剂 10ml 加入 100ml（或 200ml）相应控制菌检查用的增菌培养基中，培养，应无菌生长。

阴性对照试验的目的：检验试验环境、试验物品、操作人员的技术是否符合无菌要求。

1. 供试液制备及热处理　取供试品，照"微生物计数法"制成 1：10 供试液。取相当于 1g 或 1ml 供试品的供试液 2 份，其中 1 份置 80℃保温 10 分钟后迅速冷却。

2. 增菌、选择和分离培养　将上述 2 份供试液分别接种至适宜体积（经方法适用性试验确定）的梭菌增菌培养基中，置厌氧条件下 30 ~ 35℃培养 48h。取上述每一培养物少量，分别涂抹接种于哥伦比亚琼脂培养基平板上，置厌氧条件下 30 ~ 35℃培养 48 ~ 72h。

3. 过氧化氢酶试验　取上述平板上生长的菌落，置洁净玻片上，滴加 3% 过氧化氢试液，若菌落表面有气泡产生，为过氧化氢酶试验阳性，否则为阴性。

4. 结果判断　若哥伦比亚琼脂培养基平板上有厌氧杆菌生长（有或无芽孢），且过氧化氢酶反应阴性，应进一步进行适宜的鉴定试验，确证是否为梭菌；如果哥伦比亚琼脂培养基平板上没有厌氧杆菌生长，或虽有相符或疑似的菌落生长但鉴定结果为阴性，或过氧化氢酶反应阳性，判供试品未检出梭菌。

以普通片剂为例的沙门菌检查流程见图 10 - 10（未包括阳性对照和阴性对照）。

即学即练 10 - 3

以下控制菌检查时，需要进行厌氧培养的是（　　　　）

答案解析　A. 大肠埃希菌　　　B. 梭菌　　　C. 白色念珠菌　　　D. 沙门菌

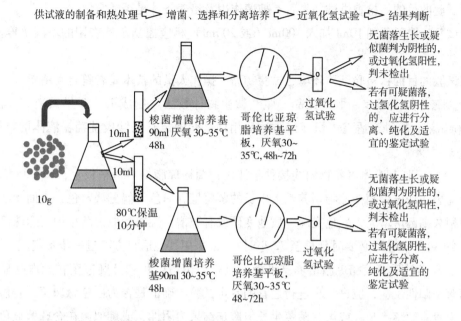

图 10 – 10　梭菌检查流程示意图

十一、白色念珠菌的检查

（一）概述

白色念珠菌（*Candida albicans*）又名白假丝酵母菌（*Saccharomyces albicaus*）属假丝酵母菌属（*Saccharomyces*）。白色念珠菌是条件致病菌，是医学全身性真菌感染病的重要组成之一。一旦感染，常可引起心内膜炎、肺炎、尿布疹、鹅口疮、阴道炎、脑膜炎及败血症等。

白色念珠菌广泛分布于土壤、水和空气中，目前国内外的药品、食品标准已把白色念珠菌作为微生物检验中酵母菌的代表菌，因此有些药品依据给药途径和剂型将白色念珠菌作为控制菌是非常必要的。

1. 形态特征　此菌细胞呈圆形或卵圆形，很像酵母菌，比葡萄球菌大 5～6 倍，革兰染色阳性，但着色不均匀（图 10 – 11）。出芽方式繁殖，生成假菌丝，假菌丝长短不一，并不分枝。

2. 培养特征　此菌在血琼脂或沙氏琼脂上，37℃ 或室温孵育 2～3 天后，生成灰白乳酪样菌落，涂片镜检，可看到表层为卵圆形芽生细胞，底层有较多假菌丝。若接种于 4% 玉米琼脂上，室温孵育 3～5 天可见假菌丝，芽生孢子，厚膜孢子。

3. 抵抗力　白色念珠菌对热的抵抗力不强，加热至 60℃ 1 小时后即可死亡。但对干燥、日光、紫外线及化学制剂等抵抗力较强。

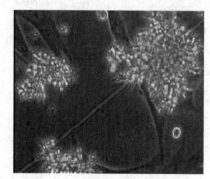

图 10 – 11　显微镜下的白色念珠菌

（二）检查程序

阳性对照试验：供试品进行控制菌检查时，应做阳性对照试验。阳性对照试验的加菌量为不大于 100cfu，供试品和增菌培养基用量及检查按供试品的控制菌检查。阳性对照试验应检出相应的控制菌，白色念珠菌检查，其阳性对照菌即为传代次数不超过 5 代的标准菌株白色念珠菌。

阳性对照试验的目的：检查供试品是否有抑菌作用及培养条件是否适宜。

阴性对照试验：取稀释剂 10ml 加入 100ml（或 200ml）相应控制菌检查用的增菌培养基中，培养，应无菌生长。

阴性对照试验的目的：检验试验环境、试验物品、操作人员的技术是否符合无菌要求。

1. 供试液制备和增菌培养 取供试品，照"微生物计数法"制成 1∶10 供试液。取相当于 1g 或 1ml 供试品的供试液，接种至适宜体积（经方法适用性试验确定）的沙氏葡萄糖液体培养基中，混匀，30～35℃培养 3～5 天。

2. 选择和分离 取上述预培养物划线接种于沙氏葡萄糖琼脂培养基平板上，30～35℃培养 24～48 小时。白色念珠菌在沙氏葡萄糖琼脂培养基上生长的菌落呈乳白色，偶见淡黄色，表面光滑有浓酵母气味，培养时间稍久则菌落增大，颜色变深、质地变硬或有皱褶。挑取疑似菌落接种至念珠菌显色培养基平板上，培养 24～48 小时（必要时延长至 72 小时），或采用其他适宜方法进一步鉴定。

3. 结果判断 若沙氏葡萄糖琼脂培养基平板上有疑似菌落生长，且疑似菌在念珠菌显色培养基平板上生长的菌落呈阳性反应，应进一步进行适宜的鉴定试验，确证是否为白色念珠菌；若沙氏葡萄糖琼脂培养基平板上没有菌落生长，或虽有菌落生长但鉴定结果为阴性，或疑似菌在念珠菌显色培养基平板上生长的菌落呈阴性反应，判供试品未检出白色念珠菌。

以普通片剂为例的沙门菌检查流程见图 10 - 12（未包括阳性对照和阴性对照）。

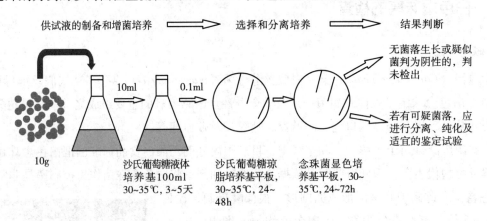

图 10 - 12　白色念珠菌检查流程示意图

 知识链接 ....

细菌检查试验原理

1. 大肠埃希菌检查试验原理

麦康凯琼脂平板划线分离培养原理　因麦康凯琼脂中含有乳糖、胆盐和中性红等，如为大肠埃希菌可分解乳糖产酸，使 pH 下降，使培养基中的指示剂显红色，因此菌落呈桃红色或中心桃红，圆形，扁平，光滑湿润。不分解乳糖的菌落呈粉红色或不着色（无色）。

2. 沙门菌检查试验原理

（1）预增菌的原理　药品中的沙门菌，因受到加温、冷冻、酸碱、高渗等加工过程的影响，未死的沙门菌受到不同程度的损伤，如果将供试品直接进行增菌培养，往往不易得到阳性结果，故在增菌培养之前，将供试品直接接种在无选择性的营养肉汤增菌培养基中培养 18～24h，使受损伤的沙门菌得以修复，然后再转种至增菌培养基中。

（2）初步鉴别试验的原理　三糖铁琼脂培养基含有两套指示系统，检查糖类发酵和 H_2S 的产生。三糖铁琼脂中乳糖、蔗糖、葡萄糖的比例为 10∶10∶1，以酚红做指示剂，沙门菌仅能发酵葡萄糖，产生酸量较少，斜面部分由于沙门菌生长氧化分解蛋白胨而释放氨基使培养基 pH 上升，酚红指示剂显示出碱性色（红色），而底层部分由于含氧量较低，仍保持酸性反应呈酸性色（黄色）。三糖铁琼脂斜面中的硫代硫酸钠和硫酸亚铁是 H_2S 反应的指示系统，产生 H_2S 的沙门菌使硫代硫酸钠分解，产生的 H_2S 和亚铁离子形成硫化亚铁不溶性黑色沉淀。反应需在较为厌氧的条件下进行，故观察到的黑色反应在培养基的底层。

3. 铜绿假单胞菌检查试验原理

铜绿假单胞菌具有氧化酶或细胞色素氧化酶，在有分子氧和细胞色素存在时，可将二甲基对苯二胺氧化成红颜色的醌类化合物。

4. 金黄色葡萄球菌检查试验原理

甘露醇氯化钠培养基的组成中含有氯化钠、甘露醇、酚红。其中氯化钠的含量较高，抑制革兰阴性菌的生长，由于金黄色葡萄球菌耐高盐，金黄色葡萄球菌仍能生长，起到了分离的作用；甘露醇可被致病性金黄色葡萄球菌分解产生酸，在酸性环境中，酚红指示剂呈现酸性颜色，浅橙黄色，因此若有致病性金黄色葡萄球菌培养基呈浅橙黄色。

📝 实践实训

实训项目二十二　葡萄糖酸钙口服溶液中大肠埃希菌检测

【实训目的】

掌握大肠埃希菌检测的程序及注意事项。

【实训要求】

1. 能按下达的任务要求，完成大肠埃希菌检查的试验设计。
2. 能根据试验设计完成试验的准备及试验的具体操作。
3. 能根据试验反应的结果做出正确的结论。

【实训用品】

1. 器材　酒精灯，75% 酒精棉球，试管架，火柴，记号笔，乳胶手套，乳胶帽，无菌服，口罩，研钵或匀浆仪，量筒，称量纸，不锈钢药勺，试管及试管塞，移液管（1ml 或 10ml），培养皿，锥形瓶及锥形瓶塞子，接种环，消毒缸等。

2. 设备　无菌室，超净工作台，培养箱，电热干燥箱，高压蒸汽灭菌锅，显微镜，天平，冰箱，紫外灯等。

3. 试剂及培养基

（1）培养基　胰酪大豆胨液体培养基、麦康凯液体培养基、麦康凯琼脂培养基分别按照各培养基配方配制，分装，灭菌备用。

（2）需配制的稀释剂　0.9% 的氯化钠溶液或 0.9% 氯化钠 – 蛋白胨缓冲液（pH 7.0），分装，灭菌，备用。

（3）消毒液　75% 乙醇和 0.2% 苯扎溴铵溶液。

4. 阳性对照用菌液 取大肠埃希菌［CMCC（B）44 102］的营养琼脂斜面培养物少许，接种至胰酪大豆胨液体培养基中或胰酪大豆胨琼脂培养基上，30～35℃培养18～24小时，培养物用稀释液制成不大于100cfu/ml的菌悬液。注：需在阳性对照室进行处理。

【实训过程】

阳性对照试验：供试品进行控制菌检查时，应做阳性对照试验。阳性对照试验的加菌量为不大于100cfu，供试品和增菌培养基用量及检查按供试品的控制菌检查。阳性对照试验应检出相应的控制菌，大肠埃希菌检查，其阳性对照菌即为传代次数不超过5代的标准菌株大肠埃希菌。

阳性对照试验的目的：检查供试品是否有抑菌作用及培养条件是否适宜。

阴性对照试验：取稀释剂10ml加入100ml（或200ml）相应控制菌检查用的增菌培养基中，培养，应无菌生长。

阴性对照试验的目的：检验试验环境、试验物品、操作人员的技术是否符合无菌要求。

1. 供试液制备 取至少2个最小包装，在无菌室，用托盘天平称取10g待检药品，置锥形瓶中，取pH 7.0无菌氯化钠–蛋白胨缓冲溶液100ml置锥形瓶中，溶解，混匀，即成1：10供试液。

2. 增菌培养 取1：10供试液10ml，接种至适宜体积（经方法适用性试验确定，一般为90ml）的胰酪大豆胨液体培养基中，混匀，30～35℃培养18～24小时。

3. 阳性对照 取1：10供试液10ml，接种至适宜体积（经方法适用性试验确定，一般为90ml）的胰酪大豆胨液体培养基中，在阳性接种间，加入不大于100cfu/ml的阳性对照菌液1ml。

4. 阴性对照试验 取10ml pH 7.0无菌氯化钠–蛋白胨缓冲溶液，至适宜体积（经方法适用性试验确定，一般为90ml）的胰酪大豆胨液体培养基中，混匀，30～35℃培养18～24小时。

5. 选择和分离培养 取上述培养物1ml接种至100ml麦康凯液体培养基中，40～42℃培养24～48小时。取麦康凯液体培养物划线接种于麦康凯琼脂培养基平板上，30～35℃培养18～72小时。阳性对照同法操作。

6. 结果判断 阳性对照试验呈阳性，阴性对照试验呈阴性，试验结果成立。此时若麦康凯琼脂培养基平板上有菌落生长，应进行分离、纯化及适宜的鉴定试验，确证是否为大肠埃希菌；若麦康凯琼脂培养基平板上没有菌落生长，或虽有菌落生长但鉴定结果为阴性，判供试品未检出大肠埃希菌。

大肠埃希菌检查见图10－13。

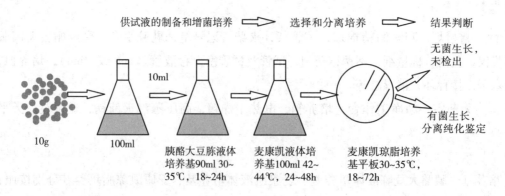

图10－13 大肠埃希菌检查示意图

【实训结果】

大肠埃希菌检查结果记录如下。

检品编号： 室温： 湿度：

检品名称		检品编号
批号		包装效期
生产单位		检品数量
供样单位		收验日期
检验目的		检验日期
检验依据		报告日期

供试液制备：

1. 常规法 供试品____g（ml）0.9%无菌氯化钠溶液或 pH 7.0 无菌氯化钠 – 蛋白胨缓冲液____ml

（1）匀浆仪____挡____min （2）研钵法 （3）保温振摇法

2. 非水溶性供试品 供试品____g（ml）加乳化剂____g（ml）

3. 含抑菌性供试品处理方法 供试品____g（ml）0.9%无菌氯化钠溶液或 pH 7.0 无菌氯化钠 – 蛋白胨缓冲液____ml

【实训评价】

葡萄糖酸钙口服液大肠埃希菌检查操作要点及考核标准

评价指标	操作要点	考核标准	分值	得分
实训准备 （10分）	无菌环境：无菌室、超净工作台 设备：恒温培养箱（30~35℃）、生化培养箱（23~28℃）； 仪器：菌落计数器、锥形瓶（250~300ml，500ml，1000ml）、培养皿（直径9cm）、带塞试管（18mm×180mm，28mm×198mm）、吸管（1ml 分度0.01，10ml 分度0.1）玻璃器皿均于高压蒸汽121℃灭菌30min，烘干； 用具：酒精灯、灭菌剪刀和镊子、试管架、火柴、记号笔、白瓷盆、实训记录纸； 试剂及培养基：0.9%无菌氯化钠溶液、pH 7.0 无菌氯化钠 – 蛋白胨缓冲液、胰酪大豆胨液体培养基、麦康凯培养基	是否准备齐全	10	
实训过程 （50分）	1. 供试液制备	操作是否规范	5	
	2. 10 倍递增稀释	操作是否规范	5	
	3. 吸样注皿	操作是否规范	5	
	4. 阴性对照	操作是否规范	5	
	5. 倾注培养基	操作是否规范	5	
	6. 培养	操作是否规范	5	
	7. 菌落计数	操作是否规范	5	
	8. 菌数报告	操作是否规范	5	
	9. 结果报告	操作是否规范	5	
	10. 复试	操作是否规范	5	
检验记录 （10分）	认真填写检验记录	是否符合要求	10	
实训结果 （10分）	根据检验记录，查阅药典，判断药品微生物总数检查是否符合规定		10	
清场 （5分）	1. 清洗实训用品	是否干净	2	
	2. 打扫清理实验室	是否整洁	2	
	3. 关好实训室水、电、门、窗	是否完成	1	
讨论 （10分）	实训过程中遇到的问题及解决方法	是否积极参与	10	
实训报告 （5分）	认真书写实训报告	是否符合要求	5	

目标检测

答案解析

一、选择题

1. 大肠埃希菌检查时，增菌培养用的培养基是（　　　）

    A. 胆盐乳糖培养基　　　　　　　　　　B. 营养琼脂培养基

    C. EMB 培养基　　　　　　　　　　　　D. 胰酪大豆胨液体培养基

2. 增菌培养的目的是（　　　）

    A. 使菌快速生长

    B. 抑制菌生长

    C. 抑制不需要的菌生长，而有利于需检菌的生长

    D. 抑制需检菌的生长，而不利于不需要的菌的生长

3. 下列菌被列为粪便污染指示菌，是非规定口服药品的常规必检项目的是（　　　）

    A. 沙门菌　　　　　　　　　　　　　　B. 大肠埃希菌

    C. 金黄色葡萄球菌　　　　　　　　　　D. 铜绿假单胞菌

4. 乌鸡白凤丸配方中含有动物脏器，则一定要检的两个控制菌是（　　　）

    A. 大肠埃希菌、金黄色葡萄球菌　　　　B. 金黄色葡萄球菌、沙门菌

    C. 铜绿假单胞菌、大肠埃希菌　　　　　D. 沙门菌、大肠埃希菌

5. 沙门菌检查进一步鉴别试验时，采用的培养基是（　　　）

    A. 三糖铁琼脂培养基　　　　　　　　　B. EMB 培养基

    C. 十六烷三甲基溴化铵琼脂培养基　　　D. 麦康凯琼脂培养基

6. 铜绿假单胞菌会产生的色素是（　　　）

    A. 水溶性的金黄色色素　　　　　　　　B. 水溶性的绿脓菌素

    C. 脂溶性的绿脓菌素　　　　　　　　　D. 脂溶性的金黄色色素

7. 控制菌检查的操作人员，一定要具备的知识是（　　　）

    A. 化学　　　　　　B. 生物学　　　　　C. 微生物学　　　　　D. 生物化学

8. 以下菌产生特征性脂溶性色素的是（　　　）

    A. 大肠杆菌　　　　B. 沙门菌　　　　　C. 铜绿假单胞菌　　　D. 金黄色葡萄球菌

9. 金黄色葡萄球菌，是革兰（　　　）菌

    A. 阳性　　　　　　B. 阴性　　　　　　C. 无性　　　　　　　D. 阴阳

10. 以下培养基是白色念珠菌的增菌培养基的是（　　　）

    A. 亚碲酸钠肉汤　　　　　　　　　　　B. 沙氏葡萄糖液体培养基

    C. 十六烷基三甲铵琼脂培养基　　　　　D. EMB 培养基

（11～16 题共用备选答案）

    A. 紫红胆盐葡萄糖琼脂培养基　　　　　B. 木糖赖氨酸脱氧胆酸盐琼脂培养基

    C. 溴化十六烷基三甲铵琼脂培养基　　　D. 沙氏葡萄糖琼脂培养基

    E. 麦康凯琼脂培养基　　　　　　　　　F. 甘露醇氯化钠琼脂培养基

11. 金黄色葡萄球菌的分离培养基用（　　　）

12. 大肠埃希菌的分离培养基用（　　　）

13. 耐胆盐革兰阴性菌的分离培养基用（　　　）

14. 沙门菌的分离培养基用（　　　）

15. 铜绿假单胞菌的分离培养基用（　　　）

16. 白色念珠菌分离培养基用（　　　）

二、判断题

1. 沙门菌分离培养时需要同时用两种培养基。　　　　　　　　　　　　　　　　　　（　　　）

2. 控制菌检查可以复检。　　　　　　　　　　　　　　　　　　　　　　　　　　　（　　　）

3. 控制菌检查中，耐高盐的菌是铜绿假单胞菌。　　　　　　　　　　　　　　　　　（　　　）

4. 沙门菌需要预增菌培养，且供试品的检验量与其他控制菌检查相同。　　　　　　　（　　　）

5. 梭菌的增菌培养方法与其他控制菌相同。　　　　　　　　　　　　　　　　　　　（　　　）

6. 口服药品要进行白色念珠菌检查。　　　　　　　　　　　　　　　　　　　　　　（　　　）

三、简答题

1. 请写出耐胆盐革兰阴性菌的定性试验流程。

2. 请写出大肠埃希菌的菌检程序。

3. 请写出金黄色葡萄球菌的菌检程序。

书网融合……

知识回顾

微课

习题

　中药饮片微生物限度检查

学习引导

　　中药饮片是由中药材经炮制加工而成的可直接用于中医临床的产品，其大多源自天然植物、动物或矿物，通常携带有大量微生物。多数中药饮片的炮制过程简单（如净制、炒制等），灭菌不完全，使得具有致病力的微生物有所残余。此外，在运输和贮存过程中，与操作人员及外部非洁净环境的接触也增加了中药饮片受致病微生物污染的可能，从而使其安全性受到影响。中药饮片受微生物污染后表现形式各异，最常见的情况为菌落超标？控制菌检测不符合规定等。那么，如何判断中药饮片菌落是否超标？控制菌是否符合规定？检验方法是否有效呢？

　　本项目主要介绍中药饮片微生物限度检查的基本概念，微生物总数检查，耐热菌检查、控制菌总数检查以及检查方法的适用性。

📖 **学习目标**

　　1. **掌握**　中药饮片微生物计数和控制菌总数的检查方法。
　　2. **熟悉**　中药饮片微生物限度检查环境要求；微生物计数的报告规则。
　　3. **了解**　中药饮片微生物限度检查的意义。

一、概述

（一）中药饮片微生物限度检查法的概念和意义 🅔 微课　　　　　　　　　　　　　　　　PPT

　　中药饮片微生物限度检查法用于检查中药材及中药饮片的微生物污染程度。检查项目包括需氧菌总数、霉菌和酵母菌总数、耐热菌总数、耐胆盐革兰阴性菌、大肠埃希菌、沙门菌检查。

　　微生物计数包括需氧菌、霉菌数及酵母菌总数、耐热菌总数的检查，是对中药饮片中所污染活菌数量的检查，检查方法为平皿计数法（倾注）。耐热菌总数是指供试液置于水浴（98～100℃）30分钟处理后按需氧菌总数测定方法检出的微生物总称。耐热菌总数的检查针对的是煎煮类中药饮片，中药饮片在服用前一般需经加热处理，虽然加热可以减少样品的生物负载、降低致病风险，但加热处理并不能杀灭中药饮片中的耐热菌，同时容易导致产品腐败变质及生物毒素累积。因此，耐热菌计数可以评估该类中药饮片在加热处理后残留微生物的情况。

　　控制菌检查包括耐胆盐革兰阴性菌、大肠埃希菌、沙门菌检查。任务是完成中药饮片质量的安全性控制，控制菌检查是以一次检出为准，不得复检，在操作过程及结果判断上要求态度严谨认真。

中药饮片是关系患者生命健康的特殊商品。为保证药品质量，需对微生物污染进行必要的控制和检验。中药饮片微生物限度检查的意义如下。

1. 完善中药饮片质量评价体系 中药饮片微生物污染量高，并可能存在条件致病菌。许多实例表明，中药饮片污染微生物不仅危及患者用药安全，而且也间接影响中药饮片的药效。虽然中药饮片在使用前大多需经煎煮等工艺处理，但在用药过程中仍存在潜在风险，其残留的致病微生物仍可能对患者造成危害。

2. 规范中药饮片的加工生产过程 我国中药饮片整体生产水平和技术条件还有待提高，产品仍普遍存在微生物污染的现象，并可能存在条件致病菌，《中国药典》（2020 年版）收载的"中药饮片微生物限度检查"项目，在引导中药生产企业重视微生物污染、规范中药饮片加工过程等方面具有积极作用，为中药饮片生产企业的规范管理和炮制过程中微生物的控制提供依据。

（二）中药饮片微生物限度检查的环境要求

中药饮片微生物限度检查的试验环境应符合微生物限度检查的要求，应在不低于 D 级背景下的生物安全柜或 B 级洁净区域内进行，B 级区域的空气供给应通过终端高效空气过滤器（HEPA）。检验的全过程必须严格遵守无菌操作，防止再污染，防止污染的措施不得影响供试品中微生物的检出。洁净空气区域、工作台面及环境应定期进行监测。

除另有规定外，本法中的需氧菌及控制菌培养温度为 30 ~ 35℃；真菌、酵母菌培养温度为 20 ~ 25℃。

即学即练 11 – 1

中药饮片微生物限度检查包括（   ）

A. 需氧菌总数   B. 霉菌和酵母菌总数   C. 耐热菌总数

D. 耐胆盐革兰阴性菌   E. 大肠埃希菌   F. 沙门菌检查

答案解析

二、微生物计数

（一）供试品检查

1. 抽样量 药材和饮片取样法系指供检验用药材或饮片样品的取样方法。取样时均应符合下列有关规定。

（1）抽取样品前，应核对品名、产地、规格等级及包件式样，检查包装的完整性、清洁程度以及有无水迹、霉变或其他物质污染等情况，详细记录。凡有异常情况的包件，应单独检验并拍照。

（2）从同批药材和饮片包件中抽取供检验用样品的原则如下。

总包件数不足 5 件的，逐件取样；

5 ~ 99 件，随机抽 5 件取样；

100 ~ 1000 件，按 5% 比例取样；

超过 1000 件的，超过部分按 1% 比例取样；

贵重药材和饮片，不论包件多少均逐件取样。

（3）每一包件至少在 2 ~ 3 个不同部位各取样品 1 份；包件大的应从 10cm 以下的深处在不同部位分

别抽取；对破碎的、粉末状的或大小在 1cm 以下的药材和饮片，可用采样器（探子）抽取样品；对包件较大或个体较大的药材，可根据实际情况抽取有代表性的样品。

每一包件的取样量：一般药材和饮片抽取 100～500g；粉末状药材和饮片抽取 25～50g；贵重药材和饮片抽取 5～10g。

（4）将抽取的样品混匀，即为抽取样品总量。若抽取样品总量超过检验用量数倍时，可按四分法再取样，即将所有样品摊成正方形，依对角线划"X"，使分为四等份，取用对角两份；再如上操作，反复数次，直至最后剩余量能满足供检验用样品量。

（5）最终抽取的供检验用样品量，一般不得少于检验所需用量的 3 倍，即 1/3 供实验室分析用，另 1/3 供复核用，其余 1/3 留样保存。

一般中药饮片，抽取试验样品，大包装饮片每批抽取 100～500g，混匀；独立小包装饮片按装量抽取 100～500g 的包装数。

2. 检验量 即一次试验所用的供试品量（g 或 ml）。除另有规定外，中药饮片的检验量为 25g 或 25ml。贵重品种或密度较小品种（如金银花、穿心莲、夏枯草）等可酌减，如 10g 或 10ml。

3. 供试品的检查 供试品的需氧菌总数、霉菌和酵母菌总数及耐热菌总数测定一般采用平皿法。用胰酪大豆胨琼脂培养基测定需氧菌总数和耐热菌总数，用沙氏葡萄糖琼脂培养基测定霉菌和酵母菌总数。

（1）阴性对照试验 以稀释液代替供试液进行阴性对照试验，阴性对照试验应无菌生长。如果阴性对照有菌生长，应进行偏差调查。

（2）供试液制备 除另有规定外，取规定量供试品，按计数方法适用性试验确认的方法进行供试液制备，并进行 10 倍系列稀释。

（3）供试品检查 按方法适用性试验确认的菌数测定方法，取上述供试品系列稀释液 2～3 级进行菌数测定，每稀释级每种培养基至少制备 2 个平板。

（4）培养和计数 除另有规定外，胰酪大豆胨琼脂培养基平板在 30～35℃培养 3～5 天，沙氏葡萄糖琼脂培养基平板在 20～25℃培养 5～7 天，观察菌落生长情况，点计平板上生长的所有菌落数，计数并报告。菌落蔓延生长成片的平板不宜计数。点计菌落数后，计算各稀释级供试液的平均菌落数，按菌数报告规则报告菌数。若同稀释级两个平板的菌落数平均值不小于 15，则两个平板的菌落数不能相差 1 倍或以上。

需氧菌总数是指胰酪大豆胨琼脂培养基上生长的总菌落数（包括真菌菌落数）；霉菌和酵母菌总数是指沙氏葡萄糖琼脂培养基上生长的总菌落数（包括细菌菌落数）。若因沙氏葡萄糖琼脂培养基上生长的细菌使霉菌和酵母菌的计数结果不符合微生物限度要求，可使用含抗生素（如氯霉素、庆大霉素）的沙氏葡萄糖琼脂培养基或其他选择性培养基（如玫瑰红钠琼脂培养基）进行霉菌和酵母菌总数测定。使用选择性培养基时，应进行培养基适用性检查。

4. 菌数报告规则 需氧菌总数及耐热菌测定宜选取平均菌落数小于 300cfu 的稀释级，霉菌和酵母菌总数测定宜选取平均菌落数小于 100cfu 的稀释级，作为菌数报告的依据。取最高的平均菌落数，计算 1g 或 1ml 供试品中所含的微生物数，取两位有效数字报告（示例 1、2、3）。如各稀释级的平板均无菌落生长，或仅最低稀释级的平板有菌落生长，但平均菌落数小于 1 时，以 <1 乘以最低稀释倍数的值报告菌数（示例 4、5、6、7）。

菌数报告规则示例见表 11-1。

表 11-1　菌数报告规则示例

菌数报告规则示例	各稀释级（供试液1ml/皿）平均菌落计数（cfu）				菌数报告数（cfu/g, ml, 10cm²）
	原液	1:10	1:10²	1:10³	
1	–	64	8	2	640
2	–	420	64	8	6400
3	–	不可计	420	64	64000
4	–		0.5	0	<100
5	–	–	0	0	<100
6	–	0	0	0	<10
7	0	0	0	0	<1

（二）培养基适用性检查和方法适用性试验

1. 菌种及菌液制备

（1）菌种　试验用菌株的传代次数不得超过5代（从菌种保藏中心获得的干燥菌种为第0代），并采用适宜的菌种保藏技术进行保存，以保证试验菌株的生物学特性。计数培养基适用性检查和计数方法适用性试验用菌株见表11-2。

表 11-2　试验菌液的制备和使用

试验菌株	试验菌液的制备	计数培养基适用性检查		计数方法适用性试验	
		需氧菌总数、耐热菌总数计数	霉菌和酵母菌总数计数	需氧菌总数、耐热菌总数计数	霉菌和酵母菌总数计数
金黄色葡萄球菌（Staphylococcus aureus）[CMCC（B）26 003]	胰酪大豆胨琼脂培养基或胰酪大豆胨液体培养基，培养温度30～35℃，培养时间18～24h	胰酪大豆胨琼脂培养基，培养温度30～35℃，培养时间不超过3d，接种量不大于100cfu		胰酪大豆胨琼脂培养基，培养温度30～35℃，培养时间不超过3d，接种量不大于100cfu	
铜绿假单胞菌（Pseudomonas aeruginosa）[CMCC（B）10 104]	胰酪大豆胨琼脂培养基或胰酪大豆胨液体培养基，培养温度30～35℃，培养时间18～24h	胰酪大豆胨琼脂培养基，培养温度30～35℃，培养时间不超过3d，接种量不大于100cfu		胰酪大豆胨琼脂培养基，培养温度30～35℃，培养时间不超过3d，接种量不大于100cfu	
枯草芽孢杆菌（Bacillus subtilis）[CMCC（B）63 501]	胰酪大豆胨琼脂培养基或胰酪大豆胨液体培养基，培养温度30～35℃，培养时间18～24h	胰酪大豆胨琼脂培养基，培养温度30～35℃，培养时间不超过3d，接种量不大于100cfu		胰酪大豆胨琼脂培养基，培养温度30～35℃，培养时间不超过3d，接种量不大于100cfu	
白色念珠菌（Candida albicans）[CMCC（F）98 001]	沙氏葡萄糖琼脂培养基或沙氏葡萄糖液体培养基，培养温度20～25℃，培养时间2～3d	胰酪大豆胨琼脂培养基，培养温度30～35℃，培养时间不超过5d，接种量不大于100cfu	沙氏葡萄糖琼脂培养基，培养温度20～25℃，培养时间不超过5d，接种量不大于100cfu	胰酪大豆胨琼脂培养基，培养温度30～35℃，培养时间不超过5d，接种量不大于100cfu	沙氏葡萄糖琼脂培养基，培养温度20～25℃，培养时间不超过5d，接种量不大于100cfu
黑曲霉（Aspergillus niger）[CMCC（F）98 003]	沙氏葡萄糖琼脂培养基或马铃薯葡萄糖琼脂培养基，培养温度20～25℃，培养时间5～7d，或直到获得丰富的孢子	胰酪大豆胨琼脂培养基，培养温度30～35℃，培养时间不超过5d，接种量不大于100cfu	沙氏葡萄糖琼脂培养基，培养温度20～25℃，培养时间不超过5d，接种量不大于100cfu	胰酪大豆胨琼脂培养基，培养温度30～35℃，培养时间不超过5d，接种量不大于100cfu	沙氏葡萄糖琼脂培养基，培养温度20～25℃，培养时间不超过5d，接种量不大于100cfu

注：当需用玫瑰红钠琼脂培养基测定霉菌和酵母菌总数时，应进行培养基适用性检查，检查方法同沙氏葡萄糖琼脂培养基。

（2）菌液制备　按表11-2规定程序培养各试验菌株。取金黄色葡萄球菌、铜绿假单胞菌、枯草芽孢杆菌、白色念珠菌的新鲜培养物，用 pH 7.0 无菌氯化钠-蛋白胨缓冲液或 0.9% 无菌氯化钠溶液制成适宜浓度的菌悬液；取黑曲霉的新鲜培养物加入适量含 0.05%（ml/ml）聚山梨酯 80 的 pH 7.0 无菌氯化钠-蛋白胨缓冲液或含 0.05%（ml/ml）聚山梨酯 80 的 0.9% 无菌氯化钠溶液，将孢子洗脱。然后，采用适宜的方法吸出孢子悬液至无菌试管内，用含 0.05%（ml/ml）聚山梨酯 80 的 pH 7.0 无菌氯化钠-蛋白胨缓冲液或含 0.05%（ml/ml）聚山梨酯 80 的 0.9% 无菌氯化钠溶液制成适宜浓度的黑曲霉孢子悬液。

菌液制备后若在室温下放置，应在 2 小时内使用；若保存在 2~8℃，可在 24 小时内使用。黑曲霉孢子悬液可保存在 2~8℃，在验证过的贮存期内使用。

2. 培养基适用性检查　微生物计数用的商品化的预制培养基、由脱水培养基或按处方配制的培养基均应进行培养基适用性检查。

按表11-2规定，接种不大于 100cfu 的菌液至胰酪大豆胨琼脂培养基平板或沙氏葡萄糖琼脂培养基平板，置于表11-2规定条件下培养。每一试验菌株平行制备 2 个平板。同时，用相应的对照培养基替代被检培养基进行上述试验。

被检固体培养基上的菌落平均数与对照培养基上的菌落平均数的比值应在 0.5~2 范围内，且菌落形态大小应与对照培养基上的菌落一致。

3. 方法适用性试验

（1）供试液制备　取供试品，置适量的 pH 7.0 无菌氯化钠-蛋白胨缓冲液，或 pH 7.2 磷酸盐缓冲液，或胰酪大豆胨液体培养基中使成 1:10 供试液，充分振摇荡洗（不少于 15min）或用有隔均质袋处理，取其液体作为供试液。取上述 1:10 供试液适量，置水浴（98~100℃）30min 处理后迅速冷却，作为耐热菌总数测定用的供试液。分散力较差的供试品，可在稀释液中加入表面活性剂如 0.1%（ml/ml）聚山梨酯 80，使供试品分散均匀。若需要，调节供试液 pH 值至 6~8。然后用同一稀释液将供试液进一步 10 倍系列稀释。供试液从制备至加入检验用培养基，不得超过 1 小时。

（2）接种和稀释　按表11-2规定及下列要求进行供试液的接种和稀释，制备微生物回收试验用供试液。所加菌液的体积应不超过供试液体积的 1%，一般选择最低稀释级的供试液进行计数方法适用性试验。若供试品污染的微生物数较多，低稀释级供试液可能影响微生物回收结果，因此，应选择低微生物污染的样品或选择适宜稀释级的供试液进行方法适用性试验。

试验组：取上述制备好的供试液，加入试验菌液，混匀，使每 1ml 供试液加菌量不大于 100cfu。

供试品对照组：取制备好的供试液，以稀释液代替菌液同试验组操作。

菌液对照组：取相应稀释液替代供试液，按试验组操作加入试验菌液并进行微生物回收试验。

（3）供试品中微生物的回收　计数方法适用性试验用的各试验菌应逐一进行微生物回收试验。微生物的回收一般采用平皿法。每株试验菌每种培养基至少制备 2 个平板，以算术平均值作为计数结果。

取上述"试验组"制备的供试液 1ml，置直径 90mm 的无菌平皿中，注入 15~20ml 温度不超过 45℃熔化的胰酪大豆胨琼脂或沙氏葡萄糖琼脂培养基，混匀，凝固，倒置培养。若使用直径较大的平皿，培养基的用量应相应增加。按规定的条件培养、计数。同法测定供试品对照组及菌液对照组菌数。计算各组平均菌落数。

（4）结果判断　计数方法适用性试验中，试验组菌落数减去供试品对照组菌落数的值与菌液对照组菌落数的比值应在 0.5~2 范围内。若各试验菌的回收试验均符合要求，照所用的供试液制备方法及计数方法进行该供试品的需氧菌总数、霉菌和酵母菌总数及耐热菌总数计数。若因供试品抗菌活性或溶解性较差等原因导致试验菌的回收试验不符合要求，将供试液进行进一步的稀释或采用其他适宜的方法处理，重新进行方法适用性试验。

$$供试品组的菌回收率（\%）= \frac{试验组平均菌数 - 供试品对照组平均菌落数}{菌液对照组平均菌数} \times 100\%$$

即学即练 11 -2

　　中药饮片微生物计数中供试品的需氧菌总数、霉菌和酵母菌总数及耐热菌总数测定一般采用（　　　）

答案解析

A. 薄膜过滤法　　　　B. 稀释法　　　　C. 平皿法　　　　D. 离心沉淀法

三、控制菌检查

（一）培养基适用性检查和方法适用性试验

1. 菌种及菌液制备

（1）菌种　试验用菌株的传代次数不得超过 5 代（从菌种保藏中心获得的干燥菌种为第 0 代），并采用适宜的菌种保藏技术进行保存，以保证试验菌株的生物学特性。

金黄色葡萄球菌（*Staphylococcus aureus*）［CMCC（B）26 003］

铜绿假单胞菌（*Pseudomonas aeruginosa*）［CMCC（B）10 104］

大肠埃希菌（*Escherichia coli*）［CMCC（B）44 102］

乙型副伤寒沙门菌（*Salmonella paratyphi B*）［CMCC（B）50 094］

（2）菌液制备　将金黄色葡萄球菌、铜绿假单胞菌、大肠埃希菌、沙门菌分别接种于胰酪大豆胨液体培养基中或胰酪大豆胨琼脂培养基上，30 ~ 35℃培养 18 ~ 24 小时。上述培养物用 pH 7.0 无菌氯化钠 – 蛋白胨缓冲液或 0.9% 无菌氯化钠溶液制成适宜浓度的菌悬液。

菌液制备后若在室温下放置，应在 2 ~ 小时内使用；若保存在 2 ~ 8℃，可在 24 小时内使用。

2. 培养基适用性检查　控制菌检查用的商品化的预制培养基、由脱水培养基或按处方配制的培养基均应进行培养基的适用性检查。

控制菌检查用培养基的适用性检查项目包括促生长能力、抑制能力及指示特性的检查。各培养基的检查项目及所用的菌株见表 11 – 3。

表 11 –3　控制菌检查用培养基的促生长能力、抑制能力和指示特性

控制菌检查	培养基	特性	试验菌株
耐胆盐革兰阴性菌	肠道菌增菌液体培养基	促进能力 抑制能力	大肠埃希菌、铜绿假单胞菌 金黄色葡萄球菌
	紫红胆盐葡萄糖琼脂培养基	促生长能力 + 指示特性	大肠埃希菌、铜绿假单胞菌
大肠埃希菌	麦康凯液体培养基	促进能力 抑制能力	大肠埃希菌 金黄色葡萄球菌
	麦康凯琼脂培养基	促生长能力 + 指示特性	大肠埃希菌
沙门菌	RV 沙门菌增菌液体培养基	促进能力 抑制能力	乙型副伤寒沙门菌 金黄色葡萄球菌
	木糖赖氨酸脱氧胆酸盐琼脂培养基	促生长能力 + 指示特性	乙型副伤寒沙门菌
	三糖铁琼脂培养基	指示能力	乙型副伤寒沙门菌

（1）液体培养基促生长能力检查　分别接种不大于100cfu的试验菌（见表11-3）于被检培养基和对照培养基中，在相应控制菌检查规定的培养温度及不大于规定的最短培养时间下培养，与对照培养基管比较，被检培养基管试验菌应生长良好。

（2）固体培养基促生长能力检查　用涂布法分别接种不大于100cfu的试验菌（见表11-3）于被检培养基和对照培养基平板上，在相应控制菌检查规定的培养温度及不大于规定的最短培养时间下培养，被检培养基与对照培养基上生长的菌落大小、形态特征应一致。

（3）培养基抑制能力检查　接种不少于100cfu的试验菌（见表11-3）于被检培养基和对照培养基中，在相应控制菌检查规定的培养温度及不小于规定的最长培养时间下培养，试验菌应不得生长。

（4）培养基指示特性检查　用涂布法分别接种不大于100cfu的试验菌（见表11-3）于被检培养基和对照培养基平板上，在相应控制菌检查规定的培养温度及不大于规定的最短培养时间下培养，被检培养基上试验菌生长的菌落大小、形态特征、指示剂反应情况等应与对照培养基一致。

3. 控制菌检查方法适用性试验　供试品的控制菌检查方法应进行方法适用性试验，以确认所采用的方法适合于该产品的控制菌检查。

（1）供试液制备　按下列"供试品检查"中的规定制备供试液。

（2）试验菌　根据各品种项下微生物限度标准中规定检查的控制菌选择相应试验菌株，确认耐胆盐革兰阴性菌检查方法时，采用大肠埃希菌和铜绿假单胞菌为试验菌。

（3）适用性试验　取规定量供试液及不大于100cfu的试验菌接入规定的培养基中，依相应的控制菌检查方法，在规定的温度和最短时间下培养，应能检出相应控制菌。

（4）结果判断　上述试验若检出相应控制菌，按此供试液制备法和控制菌检查方法进行供试品检查。否则，应采用适宜的方法（如培养基稀释或薄膜过滤方法）消除供试品的抑菌活性，并重新进行方法适用性试验。

（二）供试品检查

供试品的控制菌检查应按经方法适用性试验确认的方法进行。

1. 阳性对照试验　阳性对照试验方法供试品的控制菌检查，取规定量供试液及不大于100cfu的试验菌接入规定的培养基中，依相应的控制菌检查方法，在规定的温度和最短时间下培养，应能检出相应控制菌。

对照菌的加量应不大于100cfu。阳性对照试验应检出相应的控制菌。

2. 阴性对照试验　以稀释剂代替供试液照相应控制菌检查法检查，阴性对照试验应无菌生长。如果阴性对照有菌生长，应进行偏差调查。

3. 耐胆盐革兰阴性菌

（1）供试液制备和预培养　取供试品，置适量的胰酪大豆胨液体培养基中使成1∶10供试液，充分振摇荡（不少于15分钟）或用有隔均质袋处理，取其液体作为供试液，在20~25℃培养，培养时间应使供试品中的细菌充分恢复但不增殖（约2小时）。

（2）选择和分离培养　取相当于0.1g、0.01g和0.001g（或其他适宜的连续3级稀释液）供试品的预培养物分别接种至适宜体积（经方法适用性试验确定）的肠道菌增菌液体培养基中，供试液加入量不得超过培养基体积的10%，30~35℃培养24~48小时。上述每一培养物分别划线接种于紫红胆盐葡萄糖琼脂培养基平板上，30～35℃培养18～24小时。

（3）结果判断 若紫红胆盐葡萄糖琼脂培养基平板上有菌落生长，则对应培养管为阳性，否则为阴性。根据各培养管检查结果，查1g或1ml供试品中含有耐胆盐革兰阴性菌的可能菌数（同药典）可见表10－2。

4. 大肠埃希菌

（1）供试液制备和增菌培养 取供试品，置适量的pH 7.0无菌氯化钠－蛋白胨缓冲液，或pH 7.2磷酸盐缓冲液，或胰酪大豆胨液体培养基中使成1∶10供试液。取相当于1g供试品的供试液，接种至适宜体积（经方法适用性试验确定）的胰酪大豆胨液体培养基中，供试液加入量不超过培养基体积的10%，混匀，30～35℃培养18～24小时。

（2）选择和分离培养 取上述培养物1ml接种至100ml麦康凯液体培养基中，42～44℃培养24～48小时。取麦康凯液体培养物划线接种于麦康凯琼脂培养基平板上，30～35℃培养18～72小时。

（3）结果判断 若麦康凯琼脂培养基平板上有菌落生长，则进行分离、纯化、染色镜检和IMViC试验，确认是否为大肠埃希菌；若麦康凯琼脂培养基平板上没有菌落生长，报告未检出大肠埃希菌。

5. 沙门菌

（1）供试液制备和增菌培养 取10g供试品直接或处理后接种至适宜体积（经方法适用性试验确定）的胰酪大豆胨液体培养基中，混匀，30～35℃培养18～24小时。

（2）选择和分离培养 取上述培养物0.1ml接种至10ml RV沙门菌增菌液体培养基中，30～35℃培养18～24小时。取少量RV沙门菌增菌液培养物划线接种于木糖赖氨酸脱氧胆酸盐琼脂培养基平板上，30～35℃培养18～48小时。

沙门菌在木糖赖氨酸脱氧胆酸盐琼脂培养基平板上生长良好，菌落为淡红色或无色、透明或半透明、中心有或无黑色。用接种针挑选疑似菌落于三糖铁琼脂培养基高层斜面上进行斜面和高层穿刺接种，培养18～24小时，或采用其他适宜方法进一步鉴定。

（3）初步鉴别试验 若木糖赖氨酸脱氧胆酸盐琼脂培养基平板上有疑似菌落生长，且三糖铁琼脂培养基的斜面为红色、底层为黄色，或斜面黄色、底层黄色或黑色，进一步进行纯化、生化试验、血清凝集试验及革兰染色等鉴定试验，确证是否为沙门菌。如果平板上没有菌落生长，或虽有菌落生长但鉴定结果为阴性，或三糖铁琼脂培养基的斜面未见红色、底层未见黄色；或斜面黄色、底层未见黄色或黑色，判供试品未检出沙门菌。

▶▶ 岗位情景模拟

　　情景描述 中医中药是我国传统文化精髓。在日常保健和疾病治疗中，中医中药依然占有重要地位。全国中药资源普查表明，我国现有中药材1万2千多种，其中99%来源于植物和动物，少数来源于矿物。中药材除鲜用外，大部分要经历短则数月、长则数年的贮藏。在此过程中，植物和动物性药材极易受到微生物侵染而发生变质。

　　讨论 作为当地食品药品检定单位的工作人员，你将如何对送检的中药饮片进行微生物限度检查？检查内容包括那些方面？

答案解析

四、结果判断

各品种项下规定的微生物限度标准解释如下。

10cfu：可接受的最大菌数为50；

10^2cfu：可接受的最大菌数为500；

10^3cfu：可接受的最大菌数为5000；

10^4cfu：可接受的最大菌数为50000；依此类推。

供试品检出控制菌或其他致病菌时，按一次检出结果为准，不再复试。

若供试品的需氧菌总数、霉菌和酵母菌总数、耐热菌总数、控制菌检查结果均符合该品种项下的规定，判供试品符合规定；若其中任何一项不符合该品种项下的规定，判供试品不符合规定。

即学即练 11 – 3

中药饮片微生物限度检查中控制菌检查应检查（　　　）

答案解析　A. 耐胆盐革兰阴性菌　　　B. 大肠埃希菌　　　C. 沙门菌　　　D. 酵母菌

📝 实践实训

实训项目二十三　山药饮片微生物计数

【实训目的】

1. 学会用平皿计数法检查山药饮片的微生物总数。

2. 能独立进行菌落计数和报告，能规范操作，规范填写实验记录和书写实验报告。

【实训要求】

1. 严格遵守实训室管理规章制度。

2. 按照实训计划进行操作。

3. 认真分析和讨论实训中出现的问题。

【实训用品】

1. 实训材料　山药饮片。

2. 设备、器材

（1）设备　无菌室、超净工作台、恒温培养箱、冰箱、电热干燥箱、高压蒸汽灭菌器、菌落计数器、天平。

（2）器材　量筒、锥形、培养皿（直径90mm）、带塞试管、吸管（玻璃器皿均于高压蒸汽121℃灭菌30min，烘干）。

（3）用具　酒精灯、灭菌剪刀和镊子、试管架、称量纸、火柴、记号笔、白瓷盆、实验记录纸。

3. 试剂及培养基　0.9%无菌氯化钠溶液、pH 7.0无菌氯化钠 – 蛋白胨缓冲液、胰酪大豆胨琼脂培养基（TSA）、沙氏葡萄糖琼脂培养基（SDA）。

【实训过程】

1. 供试液制备　取山药饮片适量，无菌粉碎，称取10g，加pH 7.0无菌氯化钠–蛋白胨缓冲液至100ml，使浓度为1∶10供试液，充分震荡，备用。

2. 需氧菌、霉菌酵母菌、耐热菌计数

（1）需氧菌总数计数　取上述供试液，依次10倍递增稀释至1∶10000，分别取1∶10供试液及1∶100、1∶1000、1∶10000稀释级样品混匀液1ml，置于无菌平皿，每个稀释级平行制备2个平皿。同时，分别吸取1ml pH 7.0无菌氯化钠–蛋白胨缓冲液置于2个平皿，作为空白对照。各平皿立即倾注46℃胰酪大豆胨琼脂培养基，待凝固后，置30~35℃培养5天，观察结果。

（2）霉菌酵母菌总数计数　取上述供试液，依次10倍递增稀释至1∶10000，分别取1∶10供试液及1∶100、1∶1000、1∶10000稀释级样品混匀液1ml，置于无菌平皿，每个稀释级平行制备2个平皿。同时，分别吸取1ml pH 7.0无菌氯化钠–蛋白胨缓冲液置于2个无菌平皿，作为空白对照。各平皿立即倾注46℃沙氏葡萄糖琼脂培养基（SDA），待凝固后，置20~25℃培养7天，观察结果。

（3）耐热菌数　取上述供试液置沸水浴30min后迅速冷却，依次10倍递增稀释至1∶10000，分别取1∶10供试液及1∶100、1∶1000、1∶10000稀释级样品混匀液1ml，置于无菌平皿，每个稀释级平行制备2个平皿。同时，分别吸取1ml pH 7.0无菌氯化钠–蛋白胨缓冲液置于2个平皿，作为空白对照。各平皿立即倾注46℃胰酪大豆胨琼脂培养基，待凝固后，置30~35℃培养5天，观察结果。

3. 菌落计数　将平板置菌落计数器上或从平板的背面直接以肉眼点计，以透射光衬以暗色背景，仔细观察。勿漏计细小的琼脂层内和平皿边缘生长的菌落。

4. 菌数报告　计算各稀释级供试液的平均菌落数，细菌宜选取平均菌落数小于300cfu，霉菌宜选取平均菌落数小于100cfu的稀释级，作为菌数报告（取两位有效数字）的依据。以最高的平均菌落数乘以稀释倍数的值报告1g、1ml供试品中所含的菌。如各稀释级的平板均无菌落生长，或仅最低稀释级的平板有菌落生长，但平均菌落数小于1时，以<1乘以最低稀释倍数的值报告菌数。

【注意事项】

1. 检验全过程要严格遵守无菌操作。

2. 吸取供试液时要先摇匀，供试液从制备到加入培养基不能超过1h。

3. 倾注培养基时，温度不能太高，否则会杀死供试液中的细菌、霉菌及酵母菌等。

4. 倾注培养基后，应以顺时针或逆时针方向快速旋转平皿，使供试液或稀释液与培养基混匀，置操作平台上待凝。在旋转平皿时切勿将培养基溅到皿边及皿盖上。

【实训结果】

中药饮片微生物总数检验记录如下。

检品名称		规格	
室温（℃）		湿度（%）	
生产批号		检品数量	
生产单位		检验日期	

续表

细菌数、霉菌和酵母菌数、耐热菌数检查												
项目 稀释度 平板	细菌数 （胰酪大豆胨琼脂培养 基30~35℃培养5天）				霉菌、酵母菌数 （沙氏葡萄糖琼脂培养 基20~25℃培养7天）				耐热菌数 （胰酪大豆胨琼脂培养 基30~35℃培养5天）			
	1:10	$1:10^2$	$1:10^3$	$1:10^4$	1:10	$1:10^2$	$1:10^3$	$1:10^4$	1:10	$1:10^2$	$1:10^3$	$1:10^4$
1												
2												
平均菌落数（cfu/ml）												
结果分析												
结论												

实训项目二十四　山药饮片大肠埃希菌检查

【实训目的】

掌握大肠埃希菌检查程序及注意事项。

【实训要求】

1. 能够按照任务要求，完成大肠埃希菌检查的试验设计。

2. 根据试验设计完成试验的准备及试验的具体操作。

3. 认真分析和讨论实训中出现的问题。

4. 根据试验反映的结果做出正确的结论。

【实训用品】

1. **实训材料**　山药饮片。

2. **设备、器材**

（1）设备　无菌室、超净工作台、恒温培养箱、冰箱、电热干燥箱、高压蒸汽灭菌器、菌落计数器、天平。

（2）器材　量筒、锥形、培养皿（直径90mm）、带塞试管、吸管（玻璃器皿均于高压蒸汽121℃灭菌30min，烘干）。

（3）用具　酒精灯、灭菌剪刀和镊子、试管架、称量纸、火柴、记号笔、白瓷盆、实验记录纸。

3. **试剂及培养基**　革兰染色试剂、对甲氨基苯甲醛试剂、V－P试剂、甲基红指示剂、蛋白胨水培养基、磷酸盐葡萄糖蛋白胨水培养基、枸橼酸盐琼脂培养基、胰酪大豆胨液体培养基、麦康凯液体培养基、麦康凯琼脂培养基等。

4. **菌种**　大肠埃希菌（*Escherichia coli*）［CMCC（B）44 102］菌悬液（1ml含10~100cfu）。

【实训过程】

1. **供试液制备和增菌培养**　取山药饮片适量，无菌粉碎，称取10g，加胰酪大豆胨液体培养基至100ml，使浓度为1:10供试液，充分振摇荡洗（不少于15分钟），取其液体作为供试液。取10ml供试液，接种至100ml的胰酪大豆胨液体培养基中（供试液加入量不超过培养基体积的10%），混匀，30~35℃培养18~24小时。大肠埃希菌检验流程见图11-1。

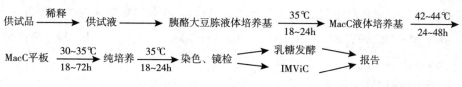

图 11-1　大肠埃希菌检验流程图

2. 选择和分离培养　取上述培养物 1ml 接种至 100ml 麦康凯液体培养基中，42～44℃培养 24～48 小时。取麦康凯液体培养物划线接种于麦康凯琼脂培养基平板上，30～35℃培养 18～72 小时。

【实训结果】

若麦康凯琼脂培养基平板上没有菌落生长，或虽有菌落生长但鉴定结果为阴性，判供试品未检出大肠埃希菌；若麦康凯琼脂培养基平板上有菌落生长，进行分离、纯化及鉴定试验，确证是否为大肠埃希菌。

【注意事项】

1. 检验全过程要严格遵守无菌操作。
2. 麦康凯培养基中的菌落应经分离、纯化后再进行鉴定。

 知识链接

中药饮片小知识

中医药是中华优秀文化的瑰宝，中药饮片是中药产业中的重要组成部分。中药研究人员发现多味中药易发生霉变，其中大多数是常用药材，主要有牛膝、天冬、玉竹、黄精、当归、甘草、百步、白术、天花粉、葛根、山药、知母、麦冬、苍术、五味子、党参、蜈蚣、桑白皮等。霉菌和酵母菌在分类学上均属于真菌，受到霉菌或酵母菌污染的药物不仅导致药品变质，还因其产生的代谢产物及其各种毒素导致服用者产生急性或慢性中毒病症，甚至某些真菌还可导致或诱发癌症。因此，一经发现中药霉变，应停止使用，及时处置或销毁。

目标检测

答案解析

一、填空题

1. 中药饮片微生物限度检查法用于检查中药材及中药饮片的微生物污染程度。检查项目包括_____。
2. 中药饮片微生物限度检查的试验环境应符合微生物限度检查的要求，应在不低于_____级背景下的生物安全柜或洁净区域内进行。
3. 耐热菌总数的检查针对的是_____。耐热菌总数是指供试液置于水浴（98～100℃）_____分钟处理后按需氧菌总数测定方法检出的微生物总称。

二、选择题

1. 验证实验所用的菌株传代次数不得超过（　　）代
   A. 3　　　　　　　　B. 4　　　　　　　　C. 5　　　　　　　　D. 6
2. 一般供试品的检查量为（　　）
   A. 1g 或 1ml　　　　B. 5g 或 5ml　　　　C. 10g 或 10ml　　　　D. 20g 或 20ml

3. 微生物限度检查时，细菌及控制菌培养温度为（　　　）℃，真菌、酵母菌培养温度为（　　　）℃

   A. 23～28；30～35　　B. 37；30　　　　　　　C. 45；30　　　　　　　　D. 30～35；20～25

三、简答题

1. 简述中药饮片微生物限度检查的意义。

2. 简述平皿计数法检查中药饮片的微生物总数的操作步骤。

3. 简述中药饮片控制菌检查中大肠埃希菌检查的一般程序。

书网融合……

知识回顾　　　　微课　　　　习题

学习引导

　　抗生素是由微生物生成的极微量便具有选择性杀死或抑制病原菌细胞生长的一类有机化合物，是医疗中广泛使用的药品。对其活性成分的检定在临床应用中具有重要的指导作用。

　　本章介绍抗生素效价及其单位的表示方法、抗生素效价的微生物检定法及其原理，着重介绍管碟法中二剂量法的概念、原理和检定方法。

📖 学习目标

1. **掌握**　抗生素的效价测定方法——管碟法。
2. **熟悉**　抗生素效价单位的含义及表示方法，标准品和供试品的概念。
3. **了解**　无菌检查的原理和意义。

　　抗生素的含量测定方法有两类，即生物学分析和化学分析。抗生素微生物检定属生物学分析，即通过检测抗生素对微生物的抑制作用，计算抗生素含量（活性）的方法。抗生素微生物检定的特点是灵敏度高，所需样品的量少，但操作繁琐，测定时间长。抗生素微生物检定包括两种方法，即管碟法和浊度法。

▶▶ 岗位情景模拟

　　情景描述　某药企有一批抗生素检品要进行含量测定。要求检验人员依据《中国药典》（2020年版）首先判断该检品是否应该按照微生物检定法测定其效价。之后，选择适宜的效价检定方法。同时，检验人员做好检定前的准备工作，制定检定方案，注意操作要点，完成效价检定任务。

　　讨论　1. 如果采用管碟法测定抗生素效价，制备双碟时，底层、菌层操作的关键点是什么？

　　　　　2. 如果供试品的测试效价低于估计效价的90%或高于估计效价的110%，是否要进行重新测试？为什么？

答案解析

一、抗生素的效价

PPT

　　抗生素的含量（活性成分）用效价或重量来表示。通过生物发酵生产的抗生素，其含量（活性成分）用效价表示；通过化学合成或半合成的抗生素，其含量用重量表示。

抗生素效价是指每毫升或每毫克抗生素中活性成分的含量。抗生素效价以"单位表示"，具有一定抗菌效能的最小效价单元称为"单位"，用 U 或 μg 表示。抗生素效价单位有质量单位、类似质量单位、质量折算单位、特定单位。

（一）质量单位

质量单位以抗生素中抗菌活性部分的质量 1μg 作为 1U，即 1μg = 1U，1mg = 1000U。例如，硫酸链霉素的效价单位是以活性成分链霉素碱的质量表示的，即 1U = 1μg 链霉素碱，这里是"活性微克"而不是"重量微克"。采用这种表示方法，对同一类抗生素的各种盐类虽然称重不同，但只要效价单位一样或有效部分质量一样，实际有效含量都是相同的。硫酸链霉素、硫酸庆大霉素、硫酸卡那霉素等大部分抗生素均用质量单位表示。

（二）类似质量单位

类似质量单位以特定的纯粹抗生素盐类的质量 1μg 作为 1U，即 1μg = 1U，1mg = 1000U，其中包括了无抗菌活性的酸根在内。例如，四环素盐酸盐，1μg = 1U，这 1μg 包括了无生物活性的盐酸根在内。这种类似质量单位并不合理，但在国际上已经习惯沿用。

（三）质量折算单位

质量折算单位以特定的纯抗生素制品的某一质量为 1U 加以计算。例如，青霉素的单位，以国际标准品青霉素 G 钠盐 0.5988μg 为 1U，则 1mg = 1670U。1mg 青霉素钾的单位：1670 × 356.4/372.5 = 1598U。

（四）特定单位

特定单位是指对于不易得到纯品，组成成分较复杂的多组分抗生素，在开始生产及临床使用时，只能以一特定量的标准品（或对照品）作为 1U。例如，特定的一批杆菌肽称重 0.018mg 为 1U，即 1mg = 55U。

以上均为抗生素的理论效价，实际样品往往低于该理论效价。

二、抗生素微生物检定用标准品

标准品是指含有单一成分或混合组分，用于生物检定、抗生素或生化药品中效价、毒性或含量测定的国家药品标准物质。抗生素标准品是与供试品同质的，纯度较高的抗生素，分为国际标准品和国家标准品。抗生素国际标准品由世界卫生组织委托一些国家的检定机构或药厂标定，主要供各国在检定国家标准品时作对照用，不用于检验和科研工作，其单位为国际单位（IU）。我国的抗生素国家标准品由中国食品药品检定研究院统一向全国各使用单位分发。凡是国际上已制备的国际标准品品种，在制备国家标准品时，均与国际标准品比较而定出效价，对于我国特有的品种则根据一定的原则自定效价单位。每当下发新批号标准品后，原有批号的标准品则自动作废。

标准品均应按其标签或使用说明书所示的内容使用或贮藏。

供试品是检定其效价的样品。供试品的活性组分应与标准品基本相同，需用各品种项下规定的溶剂溶解，再按估计效价或标示量稀释至与标准品相当的浓度后才能用于效价检定。

即学即练 12 - 1

抗生素国际标准品是（　　　）

A. 主要供各国在检定国家标准品时作对照用

B. 用于药品检验工作

C. 用科研工作

D. 由世界卫生组织委托一些国家的检定机构或药厂标定

三、抗生素效价微生物检定 微课

管碟法

管碟法是利用抗生素在琼脂培养基内的扩散作用，比较标准品和供试品两者对接种的试验菌产生抑菌圈的大小，以测定供试品效价的一种方法。

（一）检定原理

抗生素溶液在涂布高度敏感试验菌的琼脂培养基内扩散，形成含一定浓度抗生素的透明抑菌圈，抑菌圈边缘处的浓度是抗生素的最低抑菌浓度。根据分子扩散动力学公式可知，抗生素总量的对数与所形成抑菌圈半径的平方呈直线关系，即量反应直线。已知效价的标准品和未知效价的供试品，在相同试验条件下，在一定剂量范围内，量反应直线互相平行，因此供试品抗生素的效价可用已知效价的标准品来测定。

根据实验设计，管碟法分为二剂量法和三剂量法，其中二剂量法使用最多。二剂量法是将抗生素的标准品、供试品各稀释成高、低两种剂量（剂距为4∶1或2∶1），在同一含试验菌的琼脂培养基平板上进行对比，根据两种剂量4种溶液所产生的抑菌圈大小，计算供试品的效价。

三剂量法是用高、中、低三种剂量（剂距为1∶0.8），在同一条件下比较抗生素标准品与供试品溶液产生的抑菌圈大小，以求得供试品效价的方法。三剂量法比二剂量法多一种抗生素剂量，在选用时，要求剂量的大小一定要在直线关系的范围内。

（二）检定方法

1. 管碟法的操作流程　见图 12 - 1。

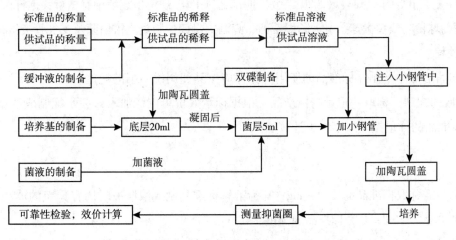

图 12 - 1　管碟法的操作流程

（1）试验用菌液、缓冲液、培养基的配制　按药典规定进行制备。

（2）标准品与供试品溶液的制备　按药典规定制备标准品与供试品的高、低浓度溶液。

（3）双碟的制备　制备底层及含一定量试验菌的菌层，并安置小钢管。

（4）滴加药液到小钢管　将标准品、供试品溶液滴入对应的小钢管中。

（5）培养　在恒温培养箱中培养至规定时间。

（6）抑菌圈测量　可用手工或仪器测量。

（7）计算结果　先进行可靠性测验，若符合规定，再进行效价计算。

2. 检测环境　抗生素效价微生物检定实验室分为两部分。一部分为一般操作间，另一部分为半无菌操作间。实验室应防止其他抗生素污染，光线明亮，室温控制在 20～25℃，操作台要用水平仪校准成水平。

3. 检测用仪器、设备

（1）玻璃仪器　毛细滴管、移液管、容量瓶、称量瓶，要按"玻璃器皿国家计量检定规程"进行标定，要符合一级品标准。

（2）设备　超净工作台、恒温培养箱、万分之一电子天平、干燥箱、水浴锅、钢管放置器、抑菌圈测量仪或游标卡尺、水平仪。

（3）双碟　为玻璃或塑料平皿，内径 90mm，高 16～17mm，碟底水平、厚薄均匀，无气泡，碟底要做平度检查。

（4）陶瓦盖　内径约 103mm，外径 108mm，表面平坦，吸水性强。

（5）钢管　内径（6.0±0.1）mm，外径（7.8±0.1）mm，高（10.0±0.1）mm，每套钢管重量差异不超过 ±0.05g，管内及两端光洁平坦，管壁厚薄一致。

4. 检测用缓冲液、培养基、菌种

（1）磷酸盐缓冲液　用于标准品溶液和供试品溶液的稀释，组成成分不同，pH 值也不一样。

（2）培养基　抗生素效价测定时用于双碟的制备。《中国药典》（2020 年版）四部通则 1201 抗生素微生物检定法中收载了 13 种不同配方的培养基，包括：培养基Ⅰ～培养基Ⅸ，营养肉汤培养基，营养琼脂培养基，改良马丁培养基，多粘菌素 B 用培养基。

（3）菌种　抗生素效价测定时所用标准菌种，由中国药品生物制品检定所提供，为冷冻干燥品（安瓿），用前需经复苏。《中国药典》（2020 年版）四部通则 1201 规定检定菌种有枯草芽孢杆菌、短小芽胞杆菌、金黄色葡萄球菌、藤黄微球菌、大肠埃希菌、啤酒酵母菌、肺炎克雷伯菌及支气管炎博德特菌。

5. 检测过程

（1）标准品溶液的配制　标准品的使用与保存应按其使用说明书的规定。

1）浓溶液的配制　称取一定量的标准品，根据标示效价单位，加入灭菌水配制成浓度为 1000U/ml 的浓溶液。标准品的称量按公式 12-1 计算。

$$W = \frac{V_c}{P} \tag{12-1}$$

式中，W 为需称取标准品的质量，mg；V 为溶解标准品制成浓溶液时用容量瓶的体积，ml；c 为标准品浓溶液的浓度，U/ml；P 为标准品的纯度，U/mg。

2）稀释　临用时，取标准品浓溶液，按容量分析法用缓冲液分步稀释成滴碟所用最终浓度作为标准品溶液。

（2）供试品溶液的配制 精密称（或量）取供试品适量，用各品种项下规定的溶剂溶解后，再按估计效价或标示量的规定稀释至与标准品相当的浓度。

不同剂型供试品操作要点如下。

1）抗生素原料药 原料药不含辅料，根据抗生素品种及厂方提供的估计效价单位，称取样品。

2）注射用冻干粉末 需测定整瓶效价。取装量差异测量后的内容物，称出适量（50mg以上），按估计效价进行溶解，稀释，测出每1mg的单位数，再根据装量差异项下的每瓶平均重量计算出整瓶的效价。

3）水针剂（注射液） 标示量为每毫升含效价单位数。启开安瓿或小瓶塞后，吸取一定量的供试品，沿着容量瓶口内壁缓缓放入已盛有一定溶剂的容量瓶内（避免抗生素结晶析出），振摇，继续加溶液至刻度，摇匀，再稀释至规定的浓度。

4）片剂 ①素片：称取20片的总量，求出平均片重，在干燥柜内迅速研细混匀后，精密称出约相当平均1片的重量，放至容量瓶中，根据每片的标示量，用规定的溶剂溶解，稀释至容量瓶中。因片剂中含赋形剂较多，如稀释时赋形剂浮于溶液表面，量取体积时应读取赋形剂层下的溶液；如沉淀较多，应待其下沉后量取其悬浮液。有些片剂辅料吸附抗生素，应洗辅料一次，且将洗辅料的溶剂加入容量瓶中。为节约供试品，可与片剂的重量差异检查结合进行。②糖衣片、肠溶片：取规定的供试品数片，在玻璃乳钵中研细，根据标示量和规定的溶剂边研磨边溶解，移入放有小漏斗的容量瓶中，稀释至刻度，摇匀，静置，使赋形剂下沉而抗生素已溶解在溶液中，精密吸取容量瓶中的悬浮液适量，作进一步稀释。

5）胶囊剂 取重量差异试验后的内容物，混匀，精密称出约相当平均1个胶囊的重量，研细，按规定的溶剂溶解并移至容量瓶中，稀释至刻度，摇匀，如供试品中含较多的辅料，照糖衣片项下的方法进行。

6）颗粒剂或干混悬剂 取重量差异试验后的内容物，混匀，精密称出约相当于平均1袋的重量，根据每袋的标示量，用规定的溶剂溶解，稀释至容量瓶中，再照片剂操作方法进行。

7）软膏剂或眼膏剂 称量药品后，用不含过氧化物的乙醚或石油醚溶解膏剂，并且欲提取的抗生素应不溶于或微溶于该有机溶剂，以避免抗生素的损失。按规定量加提取溶剂至分液漏斗中，振摇，使基质溶解后，用规定的缓冲液使抗生素被提取到水相溶液中，用缓冲溶液提取抗生素3次，合并3次提取液，置所需的容量瓶内，摇匀，加缓冲液至刻度。

（3）双碟的制备 在半无菌室内操作，应注意微生物及抗生素的污染。

1）底层 根据所检品种的要求，用灭菌吸管吸取相应培养基20ml注入双碟内，使其在碟底均匀摊布，待凝。

2）菌层 用灭菌吸管吸取适量菌悬液，加入培养基内，充分摇匀。取出加有底层的双碟，用灭菌吸管吸取5ml菌层培养基注入，迅速旋转，使其摊布均匀。将双碟放置在水平台面上，盖上陶瓦圆盖，待凝固。

3）放置钢管 双碟冷却后，用钢管放置器（图12-1）或小镊子，在每一个双碟中以等距离均匀安置4个不锈钢小管，用陶瓦圆盖覆盖备用，应使钢管在琼脂上沉稳后，再开始滴加抗生素溶液。

4）滴碟，培养 ①：二剂量法 取上述已制备好的双碟（每批供试品不少于4个，一般取4～10

个），用毛细滴管分别取高浓度及低浓度的标准品溶液，滴加在每一个双碟上对角的 2 个小钢管中，至钢管口平满（图 12 –2）。同样，在其余 2 个小钢管中分别滴装相应高、低两种浓度的供试品溶液。双碟中 4 个小钢管的滴加顺序为 SH→TH→SL→TL，其中 SH 指标准品高浓度；SL 指标准品低浓度；TH指供试品高浓度；TL 指供试品低浓度（图 12 –3）。滴加完毕，用陶瓦盖覆盖双碟，水平移入培养箱中间位置，按所需温度、时间培养。②三剂量法：取已制备好的双碟，不得少于 6 个，在每一双碟中，间隔的 3 个不锈钢小管中分别滴装高浓度（S_3）、中浓度（S_2）及低浓度（S_1）的标准品溶液，其余 3 个小管中分别滴装相应的高、中、低三种浓度的供试品溶液（图 12 –3），滴加完毕，用陶瓦圆盖覆盖双碟，水平移入培养箱中间位置，按所需温度、时间培养。

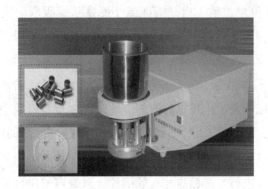

图 12 –1　钢管放置器

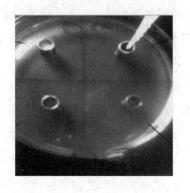

图 12 –2　滴管操作示意图

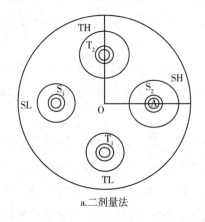

a.二剂量法

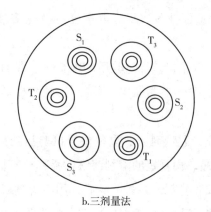

b.三剂量法

图 12 –3　二剂量法、三剂量法示意图

即学即练 12 –2

用滴管滴加标准品和供试品时需要注意什么？

答案解析

6. 测量抑菌圈　将培养好的双碟取出（图 12 –4），检查双碟，应透明度好，无破损现象，抑菌圈圆满，无破圈或圈不完整现象，否则应弃去该双碟。用游标卡尺或抑菌圈测量仪测量各个抑菌圈的面积（或直径）应符合规定（图 12 –5），即二剂量法时，抗生素高浓度所致抑菌圈的直径范围应为 18 ~22mm；三剂量法时，抑菌圈的直径范围应为 15 ~18mm。按照《中国药典》（2020 年版）四部通则1431 规定的生物检定统计法进行可靠性测验及效价计算。

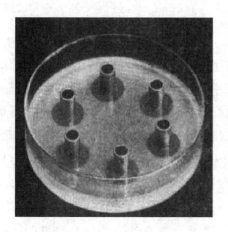

图 12 - 4　培养好的双碟

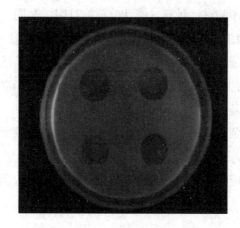

图 12 - 5　测量抑菌圈的双碟

7. 计算　二剂量法计算公式为：

$$P = \lg^{-1}\left[\frac{T_2 + T_1 - S_2 - S_1}{T_2 + S_2 - T_1 - S_1} \times I\right] \times 100\% \tag{12-2}$$

式中，P 为供试品测定效价（PT）相当于供试品估计效价（AT）的百分数；S_2 为标准品高浓度溶液所致抑菌圈直径（面积）的总和；S_1 为标准品低浓度溶液所致抑菌圈直径（面积）的总和；T_2 为供试品高浓度溶液所致抑菌圈直径（面积）的总和；T_1 为供试品低浓度溶液所致抑菌圈直径（面积）的总和；I 为高、低剂量之比的对数值，高、低剂量之比为 2：1 时，I = 0.301；高、低剂量之比为 4：1 时，I = 0.602。

三剂量法计算公式为：

$$P = \lg^{-1}\left[\frac{(T_3 + T_2 + T_1 - S_3 - S_2 - S_1)}{S_3 + T_3 - S_1 - T_1} \times I\right] \times 100\% \tag{12-3}$$

式中，P 为供试品测定效价（PT）相当于供试品估计效价（AT）的百分数；S_3 为标准品高浓度溶液所致抑菌圈直径（面积）的总和；S_2 为标准品中浓度溶液所致抑菌圈直径（面积）的总和；S_1 为标准品低浓度溶液所致抑菌圈直径（面积）的总和；T_3 为供试品高浓度溶液所致抑菌圈直径（面积）的总和；T_2 为供试品中浓度溶液所致抑菌圈直径（面积）的总和；T_1 为供试品低浓度溶液所致抑菌圈直径（面积）的总和；I 为高、低剂量之比的对数值，高、低剂量之比为 2：1 时，I = 0.301；高、低剂量之比为 4：1 时，I = 0.602。

根据测定结果，由公式 12 - 2 或 12 - 3 能计算出 P（供试品测定效价相当于供试品估计效价的百分数），由公式 12 - 4 能计算出 PT。

$$PT = P \times AT \tag{12-4}$$

式中，PT 为供试品的测定效价（U/mg）；AT 为供试品的估计效价，（U/mg）；P 为供试品测定效价相当于供试品估计效价的百分数。

在实际检测时，如用游标卡尺测量，可将抑菌圈数据输入电脑，有专用的二剂量法的软件程序进行统计学处理。用抑菌圈测量仪测量时，测量、计算及统计分析可一次完成，并可打印出计算结果。

8. 记录　试验记录应包括抗生素的品种、剂型、规格、标示量、生产厂、批号、检验目的、检验依据、检验日期、温度、湿度，标准品与供试品的称量、稀释步骤与核对人，抑菌圈测量结果。当用游标卡尺测量抑菌圈时，应将测试数据以框图方式顺双碟数记录清楚。当用抑菌圈测量仪测量时，要将电脑打印测试、计算、统计分析的打印纸贴附于记录上。

9. 结果判断　由于该试验的设计依据量反应平行线原理，即在试验所用的剂量范围内，抗生素对数剂量和反应呈直线关系；供试品和标准品的量反应直线应平行。因此必须依据《中国药典》（2020年版）四部通则1431生物检定统计法进行可靠性测验及可信限率的计算，来判断试验结果是否可靠、有效或是否需要复试。当测定结果符合以下几项要求时，判定试验结果可靠、有效，否则，应进行重试。①抑菌圈大小符合规定。②试验结果通过可靠性检验。③供试品效价的测定结果PT的可信限率除特殊规定外，不得大于5%。④供试品效价的测定结果PT，如低于估计效价的90%或高于估计效价的110%时，应调整其估计效价，重新试验。⑤效价测定结果的有效数字按药典规定及数字修约的原则取舍。

浊度法

（一）检定原理

浊度法是利用抗生素在液体培养基中对试验菌生长的抑制作用，通过测定培养后细菌浊度值的大小，比较标准品和供试品对试验菌生长的抑制程度，以测定供试品效价的一种方法。

浊度法因在液体中进行，所以不受扩散因素的影响，不会像管碟法那样易受如钢管放置的位置、钢管液面的高低、滴加抗生素的速度、双碟中菌层的厚度等因素的影响，造成试验差异。同时，浊度法测定时间短，培养3~4小时就有结果；并且误差小，可信限率在1%~3%；而且可进行自动化测定，易于实行规范化操作。

（二）检定方法

1. 试验环境　同管碟法。

2. 仪器设备

（1）设备　分光光度计、恒温水浴锅、万分之一电子天平、恒温培养箱。

（2）仪器　玻璃大试管（20.5mm×2.5mm）、移液管（10或20ml）、分光光度计吸收池、称量瓶、容量瓶。

3. 缓冲液　除同管碟法的要求外，比浊法用的缓冲液应澄清无色。

4. 培养基　除同管碟法的要求外，比浊法使用的培养基应澄明，颜色以尽量浅为佳，培养后培养基本身不得出现浑浊。培养基经灭菌后不得发生沉淀。根据这一原则，通过对培养基原材料的预试，挑选合适品牌厂家的产品使用。目前，已有一些种类的市售干燥培养基，如营养琼脂培养基、改良马丁培养基等，使用方便。

5. 菌悬液的制备　《中国药典》（2020年版）四部通则1201抗生素微生物检定法规定浊度法试验用菌为金黄色葡萄球菌、大肠埃希菌、白色念珠菌。

（1）金黄色葡萄球菌悬液的制备　取金黄色葡萄球菌的营养琼脂斜面培养物，接种于营养琼脂斜面上，在35~37℃，培养20~22小时。临用时，用灭菌水或0.9%灭菌氯化钠溶液将菌苔洗下，备用。

（2）大肠埃希菌悬液的制备　取大肠埃希菌的营养琼脂斜面培养物，接种于营养琼脂斜面上，在35~37℃培养20~22小时。临用时，用灭菌水将菌苔洗下，备用。

（3）白色念珠菌悬液的制备　取白色念珠菌的改良马丁琼脂斜面的新鲜培养物，接种于10ml Ⅸ号培养基中，置35~37℃培养8小时，再用Ⅸ号培养基稀释至适宜浓度，备用。

6. 含试验菌液体培养基的制备　根据抗生素微生物检定浊度法试验设计表选取规定试验菌悬液适量（35~37℃培养3~4h后，分光光度计测定吸收值在0.3~0.7之间，且剂距为2的相邻剂量间吸光度差值不小于 0.1），加入到各规定的液体培养基中，使在试验条件下能得到满意的剂量－反应关系。已接种试验菌的液体培养基应立即使用。

7. 检定法

（1）标准曲线法

1）标准品溶液的制备 《中国药典》（2020 年版）二部，抗生素各品种含量测定项下规定了标准品贮存液的浓度。

已知抗生素贮存液的浓度，依据公式 12－1 计算出需称取标准品的质量（W）。

2）标准品浓溶液的稀释 《中国药典》（2020 年版）四部通则 1201 抗生素微生物检定法收录了抗生素微生物检定浊度法试验设计表，根据表中各品种项下规定的剂量反应线性范围，以线性浓度范围的中间值作为中间浓度，依次选择 5 个剂量的标准品溶液浓度，剂量间的比例应适宜，通常为 1∶1.25 或更小。

标准品溶液的 5 个剂量选好后，用容量分析法稀释，每步稀释取样量不少于 2ml，稀释步骤不超过 3 步。

例如：浊度法测定红霉素肠溶片效价标准品溶液的制备。已知红霉素标准品的效价为 920U/mg，贮存液的浓度为 1000U/ml，根据公式 12－1 计算出标准品取用量为：

$$W = \frac{V_c}{P} = \frac{50ml \times 1000U/ml}{920U/ml} = 54.35mg$$

精密称取红霉素标准品 54.35g，加乙醇溶解后，加灭菌水稀释至 1000mg/L 作为贮备液（1mg ＝ 1000U），临用前先用磷酸盐缓冲溶液（pH 7.8）稀释到高低浓度分别为 0.25mg/L 和 0.50mg/L，之后根据抗生素微生物检定浊度法试验设计表，以线性浓度范围的中间值作为中间浓度，依次选择 5 个剂量的标准品溶液浓度，分别为稀释为 0.206、0.274、0.364、0.484、0.644mg/L。

3）供试品溶液的制备 供试品的前处理，照各品种项下的规定进行，浓溶液和稀溶液的配制方法同标准品一致。不同点在于标准品稀释时需选取 5 个剂量，而供试品在稀释时，最少可以选择 2 个剂量。

4）性试验 除另有规定外，取适宜的大小、厚度均匀的已灭菌试管，在各试验管内精密加入含试验菌的液体培养基 9.0ml，再分别精密加入已配制好的 5 个不同浓度的标准品各 1.0ml，立即混匀，按随机区组分配将各管在规定条件下培养至适宜测量的浊度值（通常约为 4 小时）。

5）供试品溶液的测定 取适宜的大小、厚度均匀的已灭菌试管，在各试验管内精密加入含试验菌的液体培养基 9.0ml，再分别精密加入已配制好的 2 个不同浓度的供试品各 1.0ml，每一剂量不少于 3 个试管，立即混匀，按随机区组分配将各管在规定条件下培养至适宜测量的浊度值（通常约为 4 小时）。

6）空白试验 另取 2 支试管各加入药品稀释剂 1.0ml，再分别加入含试验菌的液体培养基 9.0ml，其中一支试管与上述各管同法操作作为细菌生长情况的阳性对照，另一支试管立即加入甲醛溶液 0.5ml，混匀，作为吸光度测定的空白液。

7）吸光度的测量 在线测定或取出立即加入 12% 甲醛溶液（1→3）0.5ml 以终止微生物生长，在 530mn 或 580mn 波长处测定各管的吸光度。

（2）平行线测定法

1）标准品溶液的制备 标准品贮存液的制备同标准曲线法。在该品种项下规定的剂量反应线性范围内，选择 2 个或 3 个剂量进行稀释，剂量间的比例应适宜（二剂量通常为 2∶1 或 4∶1）。

2）供试品溶液的制备　根据估计效价或标示量，取供试品按标准品溶液的制备方法，选择2个或3个剂量。

3）标准品的测定　取适宜的大小、厚度均匀的已灭菌试管，在各个试管内分别精密加入2个或3个浓度的标准品各1.00ml，再精密加入含试验菌的液体培养基9.0ml，立即混匀，按随机区组分配将各管在规定条件下培养至适宜测量的浊度值（通常约为4小时）。各浓度不少于4个试管。

4）供试品的测定　同标准品测定方法。

5）空白试验　同标准曲线法。

6）吸光度的测量　同标准曲线法。

8. 计录与计算　试验记录要求与管碟法相同。

（1）标准曲线法效价计算

斜率：

$$b = \frac{\sum (x_i - \bar{x})(y_i - \bar{y})}{\sum (x_i - \bar{x})^2} \qquad (12-5)$$

截距：

$$a = \bar{y} - b\bar{x} \qquad (12-6)$$

标准曲线线性方程：

$$Y = bX + a \qquad (12-7)$$

式中，X为抗生素标准品溶液的浓度或浓度的数学转换值；$\bar{x}$为抗生素标准品溶液的浓度或浓度的数学转换值的平均值；y为各标准晶溶液的吸光度；$\bar{y}$为标准品溶液吸光度的平均值。

计算各浓度试管供试品溶液吸光度的平均值，自标准曲线上或按标准曲线的线性方程，求得抗生素的量，再乘以供试品溶液的稀释度，即得供试品中抗生素的效价含量。

（2）平行线测定法效价计算（二剂量）

$$P = \lg^{-1}\left[\frac{T_2 + T_1 - S_2 - S_1}{T_2 + S_2 - T_1 - S_1} \times I\right] \times 100\% \qquad (12-8)$$

式中，P为供试品效价（相当于标示量或估计效价的百分数）；S_2为标准品高浓度溶液所致吸光度的总和；S_1为标准品低浓度溶液所致吸光度的总和；T_2为供试品高浓度溶液所致吸光度的总和；T_1为供试品低浓度溶液所致吸光度的总和；I为高、低浓度剂量之比的对数值，2∶1时，I=0.301，4∶1时，I=0.602。

9. 结果判断

（1）标准曲线法　当符合以下规定时，试验结果有效。

①回归系数的显著性检查，X、Y应具有直线回归关系。

②本法的可信限率不得超过5%，试验结果有效。

③实验计算所得效价低于估计效价的90%或高于估计效价的110%，则检验结果仅作为初试，应调整供试品估计效价，予以重试。

试验结果有效后，根据各品种项下的规定判断供试品是否合格。效价测定结果的有效数字按药典规定及数字修约的原则取舍。

（2）平行线测定法　当符合以下规定时，试验结果有效。

①可靠性测验要求同管碟法。

②本法的可信限率不得超过5%，试验结果有效。

③实验计算所得效价低于估计效价的90%或高于估计效价的110%，则检验结果仅作为初试，应调整供试品估计效价，予以重试。

试验结果有效后，根据各品种项下的规定判断供试品是否合格。效价测定结果的有效数字按药典规定及数字修约的原则取舍。

知识链接

抗生素是一类在低微浓度下就能抑制病原微生物的生长，而对宿主细胞不产生严重毒性的化学物质。抗生素多数通过微生物发酵生产，部分由化学方法合成或半合成。抗生素种类繁多，结构复杂，根据作用特点，可以分为抗细菌、抗真菌、抗寄生虫、抗肿瘤类抗生素；根据化学结构，可以分为β－内酰胺类、氨基糖苷类、大环内酯类、四环类、多肽类、多烯类抗生素。

实践实训

实训项目二十五　红霉素肠溶片效价的微生物检定

【实训目的】

1. 掌握管碟法测定抗生素效价的操作方法。

2. 熟悉标准品溶液、供试品溶液、检定用菌悬液的配制方法。

【实训要求】

1. 严格遵守实训室的制度。

2. 认真完成实训任务。

【实训原理】

抗生素溶液在摊布高度敏感试验菌的琼脂培养基内扩散，形成含一定浓度抗生素的透明抑菌圈，抑菌圈边缘处的浓度是抗生素的最低抑菌浓度。根据分子扩散动力学公式可知，抗生素总量的对数与所形成抑菌圈半径的平方呈直线关系，即量反应直线。已知效价的标准品和未知效价的供试品，在相同试验条件下，在一定剂量范围内，量反应直线互相平行，因此供试品的效价可用管碟法来测定。

二剂量法是将抗生素的标准品、供试品各稀释成高、低两种剂量（4∶1或2∶1），在同一含试验菌的琼脂培养基平板上进行对比，根据两种剂量，4种溶液所产生的抑菌圈大小，计算供试品的效价。

【实训用品】

1. 设备及仪器　超净工作台，恒温培养箱，万分之一电子天平，干燥箱，水浴锅，高压蒸汽灭菌锅，钢管放置器，水平仪，抗生素效价测量仪，移液管（5ml、20ml）、刻度吸管（5ml、10ml），容量瓶（25ml、50ml、100ml、250ml、500ml、1000ml），烧杯（25ml、50ml），毛细滴管（1ml），平底双碟（直径90mm），小钢管，陶瓦圆盖。

2. 试剂及药品 培养基Ⅰ、灭菌磷酸盐缓冲液（pH 7.8）、红霉素标准品、红霉素肠溶片（规格：0.25g/25万U）。

3. 菌种 短小芽孢杆菌。

【实训过程】

1. pH 7.8磷酸盐缓冲液的配制 取磷酸氢二钾5.59g与磷酸二氢钾0.41g，加水使成1000ml，摇匀滤过。经115℃蒸汽灭菌30min备用。

2. 培养基Ⅰ的配制 （附录）

3. 短小芽孢杆菌菌悬液的制备 检定用标准菌种，由中国药品生物制品检定所提供，为冷冻干燥品（安瓿），用前需经复苏，将复苏后的菌种斜面作为工作用菌种斜面。

取短小芽孢杆菌的营养琼脂斜面培养物，加灭菌水1～2ml冲下菌苔，制成悬液，用吸管将此悬液接种于营养琼脂培养基上，均匀摊布，在35～37℃培养7天。取菌苔少许涂片，用革兰染色镜检，应有芽孢85%以上。用灭菌水将芽孢洗下，制成芽孢悬液，合并至灭菌大试管内，65℃水浴内加热30min将菌体杀死，待冷后放冰箱贮藏为浓菌液。

4. 标准品溶液、供试液的制备 供试液：《中国药典》（2020年版）二部收载的红霉素肠溶片含量测定方法如下。取本品4片，研细，用酒精适量（红霉素约0.25g用乙醇25ml），分次研磨使红霉素溶解，并用灭菌水定量稀释制成每1ml中约含1000U的溶液，摇匀，静置，精密量取上清液适量，照红霉素项下的方法测定，即得。

标准品溶液：精密称取红霉素标准品（$C_{37}H_{67}NO_{13}$）适量（按该批号红霉素标准品的效价计），其余操作同供试液制备。

5. 双碟制备 取10付灭菌双碟，在半无菌间或超净工作台上操作，放双碟的台面应用水平仪调水平。

（1）底层 取培养基Ⅰ适量，用微波炉融化，室温下检查培养基应均匀、无凝块。将10付双碟平铺排在操作台上，用灭菌大口吸管（20ml）吸取已融化、温度50～53℃的培养基20ml（留部分加热融化培养基Ⅰ在恒温水浴中留作菌层用），注入干燥双碟内，使在碟底内均匀摊布，放置水平台上使凝固（约30min），待凝固后更换干燥的陶瓦圆盖，置于35～37℃培养箱中保温。保温的目的是使底层培养基干燥，易于摊布菌层，且利于菌层水平。

（2）菌层 另取留在恒温水浴中的培养基Ⅰ适量放冷，用灭菌吸管吸取规定的菌悬液加入此培养基中，轻轻充分旋摇（应避免出现气泡），使成均匀的菌层培养基。菌悬液的用量应在检验前预试验，二剂量法以标准溶液的高浓度所致的抑菌圈直径在20～24mm为合适。用10ml灭菌大口吸管，分别吸取5ml菌层培养基注入每一已凝固的底层培养基上，并迅速旋摇，务必使其均匀摊布。将双碟置水平台上，盖好陶瓦盖，放置20～30min，待凝固，备用。

（3）放置钢管 菌层凝固后，立即通过钢管放置器在每1双碟中以等距离均匀安置不锈钢小管4个，用陶瓦圆盖覆盖备用。从加好菌层到加钢管的时间不应超过20～30min。要注意使钢管平稳落在培养基上，各个钢管下落的高度应一致。钢管放妥后，应使双碟静置10min，使钢管在培养基内稍下沉稳定后，再开始滴加抗生素溶液。

6. 滴碟、培养 取上述标准品和供试品的高、低两种浓度的溶液，用毛细滴管按此滴加顺序SH→

TH→SL→TL 滴入钢管，至钢管口平满。滴加完毕，用陶瓦圆盖覆盖双碟，将双碟水平地移至双碟托盘内，双碟叠放不可超过 3 个，水平移入培养箱中间位置，放入 37℃恒温培养箱中培养 16h。培养过程中应尽量避免开启培养箱，以减少对培养温度的影响。

操作时应注意排除毛细管中空气，标准品与供试品各种浓度各用一个毛细滴管，且每批供试品溶液应予以更换。在滴加之前要用滴加液洗毛细滴管 2~3 次。滴加钢管时应尽量使每个钢管的液位一致，溶液不能滴到钢管外，并尽量缩短滴碟时间。

7. 测量抑菌圈，计算供试品效价 将培养好的双碟取出，打开陶瓦盖，将钢管倒入消毒液中，换上玻璃盖，按批号排好。测量前检查：双碟应透明度好，无破损和不透明现象；抑菌圈应圆满，无破圈或圈不完整现象，同时，抗生素高浓度所致抑菌圈的直径范围应为 18~22mm。不符合上述要求的双碟都应弃去。

用游标卡尺或抑菌圈测量仪测量各个抑菌圈的面积（或直径），按照《中国药典》（2020 年版）四部通则 1431 规定的生物检定统计法进行可靠性测验及效价计算。如用游标卡尺测量，可将抑菌圈数据输入电脑，有专用的二剂量法的软件程序进行统计学处理。用抑菌圈测量仪测量各个抑菌圈时，自动测量、计算及统计分析可一次完成，并可打印出计算结果。

8. 记录 试验记录应包括抗生素的品种、剂型、规格、标示量、生产厂、批号、检验目的、检验依据、检验日期、温度、湿度，标准品与供试品的称量、稀释步骤与核对人，抑菌圈测量结果。当用游标卡尺测量抑菌圈时，应将测试数据以框图方式顺双碟数记录清楚，当用抑菌圈测量仪测量时，要将电脑打印测试、计算、统计分析的打印纸贴附于记录上。

【实训结果】

当测定结果符合以下几项要求时，判定试验结果可靠、有效，否则应进行重试。

1. 抑菌圈大小符合规定，即抗生素高浓度所致抑菌圈的直径范围应为 18~22mm。

2. 试验结果通过可靠性检验。

3. 供试品效价的测定结果 PT 的可信限率除特殊规定外，不得大于 5%。

4. 供试品效价的测定结果 PT，如低于估计效价的 90% 或高于估计效价的 110% 时，应调整其估计效价，重新试验。

5. 效价测定结果的有效数字按药典规定及数字修约的原则取舍。

【注意事项】

1. 试验环境 抗生素效价测定用实验室应注意防止抗生素的污染。实验室要分为用于样品处理的试验间和用于制备双碟的半无菌间。半无菌间要求有紫外灯、温控设备、稳固水平的试验台、隔水式培养箱 [（36±1）℃]、恒温水浴箱。实验室温度应控制在 30℃以下。

2. 仪器用具的要求

（1）试验用容量瓶应标化、校正后方可使用。

（2）双碟的规格应符合药典规定（直径约 90mm，高 16~17mm）。

（3）钢管的规格应符合药典规定 [内径（6.0±0.1）mm；高（10.0±0.1）mm，外径（7.8±0.1）mm，每组钢管重量差异不大于 ±0.5mg]。

3. 培养基 目前一般采用商品脱水培养基。注意在配制灭菌后调节培养基的 pH 值。

4. 试验菌的菌龄 对抑菌圈有一定影响。故检定时应保持菌种及菌液的新鲜。

【实训思考】

1. 试分析双碟中出现破圈或抑菌圈不完整现象产生的原因。

2. 滴加抗生素溶液为何要按 S_2、T_2、S_1、T_1 的顺序？可否将所有双碟的 S_2 滴加好以后，再滴加 T_2 等其他溶液？

【实训结果】

红霉素肠溶片试验结果记录如下。

品名：　　　　　　　　　　　　　　　　　批号：

规格：　　　　　　　　　　　　　　　　　检验日期：

检定依据：

检测环境：

温度：　　　　　　　　　　　　　　　　　湿度：

培养箱（Ⅰ）：　　　　　　　　　　　　　培养箱（Ⅱ）：

培养基种类：　　　　　　　　　　　　　　pH 值：

配制日期：

缓冲液：　　　　　　　　　　　　　　　　pH 值：

检定菌：

菌液制备：

标准品

标准品效价：　　　　　　　　　　　　　　标准品来源：

标准品稀释：

供试品稀释：

抑菌圈直径（面积）记录表：

双碟号 k	d_{s1}	d_{s2}	d_{T1}	d_{T2}	ΣY_m
1					
2					
3					
4					
5					
6					
7					
8					
9					
10					
ΣY_k					
	S_1	S_2	d_1	d_2	ΣY

结论：□符合规定　　　　□不符合规定

检验人：　　　　　　　　　　　　复核人：

答案解析

目标检测

一、单项选择题

1. 下列关于双碟法制备前准备的叙述，正确的是（　　）

　　A. 无菌室开启紫外灯最多 30min

　　B. 无须用水平仪校正测定操作台的水平

　　C. 将已灭菌的生物检定用培养皿及吸管移至无菌室内

　　D. 将熔化好的生物检定用培养基于 70℃ 保温

　　E. 从冰箱中拿出的菌液可直接使用

2. 关于双碟制备的注意事项，叙述错误的是（　　）

　　A. 玻璃双碟一定要干燥，不能有冷凝水

　　B. 刻度吸管的尖嘴被割掉一点变成大口易发生堵塞

　　C. 用于倒菌层的培养基温度不能高于 48℃，芽孢可至 60℃

　　D. 摇匀菌层培养基时，一定注意不能摇出气泡

　　E. 无论是倒底层还是菌层动作都要快

3.《中国药典》（2020 年版）中抗生素微生物检定包括两种方法，分别是（　　）

　　A. 管碟法和浊度法　　　　　　B. 管碟法和稀释法　　　　　　C. 浊度法和稀释法

　　D. 二剂量法和三剂量法　　　　E. 琼脂扩散法和标准曲线法

4. 二剂量法进行滴碟时，滴加顺序为（　　）

　　A. SH→TH→SL→TL　　　　　　B. SH→SL→TH→TL　　　　　　C. TH→SH→TL→SL

　　D. TH→TL→SH→SL　　　　　　E. SL→TL→SH→TH

5. 抗生素效价测定中，可靠性检验的方法是（　　）

　　A. t 检验　　　　　B. P 检验　　　　　C. F 检验　　　　　D. K 检验　　　　　E. M 检验

二、配伍选择题

（1~4 题共用备选答案）

　　A. 管碟法　　　　B. 浊度法　　　　C. 标准品　　　　D. 供试品　　　　E. 对照品

1. 抗生素微生物检定的两种方法中，（　　）需要进行双碟的制备

2. 管碟法是利用抗生素在琼脂培养基内的扩散作用，比较标准品和（　　）两者对接种的试验菌产生抑菌圈的大小，以测定抗生素效价的一种方法

3. 抗生素微生物检定的两种方法中，（　　）需要绘制标准曲线

4. 浊度法是利用抗生素在液体培养基中对试验菌生长的抑制作用，通过测定培养后细菌浊度值的大小，比较标准品和（　　）对试验菌生长的抑制程度，以测定供试品效价的一种方法

三、多项选择题

1. 抗生素效价的表示方法有（　　）

　　A. 质量单位　　　B. 重量单位　　　C. 特定单位　　　D. 类似质量单位　　　E. 体积单位

2.《中华人民共和国药典》（2020 年版）四部收载的抗生素微生物检定法包括（　　）

A. 管碟法　　　　B. 浊度法　　　　C. 一剂量法　　　　D. 二剂量法　　　　E. 三剂量法

3. 下列关于抗生素标准品的说法，正确的是（　　　）

A. 标准品指用于生物检定、抗生素或生化药品中含量或效价测定的标准物质

B. 抗生素国际标准品由各国指定检定机构或药厂协作标定后决定

C. 我国的标准品以国际标准品的效价单位为基准，与国际标准品比较后而定出效价，以 IU 表示

D. 由中国食品药品检定研究院统一向全国各使用单位分发

E. 每当中国食品药品检定研究院下发新批号标准品后，原有批号的标准品则自行作废

书网融合……

知识回顾　　　　微课　　　　习题

学习引导

　　临床上，病人在进行静脉滴注大量输液时，有时会出现寒颤、高热、出汗、昏晕、呕吐等症状，高热时体温可达40℃，严重者甚至出现休克或死亡。这是一种什么现象？是由什么原因引起的？

　　本项目将带领大家揭开这种临床现象之谜，掌握消除这种现象的技能。

学习目标

1. **掌握**　热原检查的基本原理和检查方法。
2. **熟悉**　热原检查的基本流程、操作技术及注意事项。
3. **了解**　热原的起因、致热机制。

PPT

一、概述

　　临床上在进行静脉滴注大量输液时，个别情况下病人在注入1小时后会出现发冷、寒颤、发热、出汗、恶心、呕吐等症状，有时体温可升至40℃以上，严重者甚至昏迷、虚脱，如不及时抢救，可危及生命，这种现象称为热原反应。引起热原反应的主要原因是注射液或输液器中污染了热原所引起的，注入人体的注射剂中含有热原量达1μg/kg就可引起热原反应。

　　热原（pyrogen）系指能引起恒温动物体温异常升高的致热物质。热原是高分子物质，其分子量在$10^5 \sim 10^7$之间，存在于细胞外膜与固体膜之间，当菌体细胞裂解时才能释放出来。它包括细菌性热原、内源性高分子热原、内源性低分子热原及化学热原等。这里所指的"热原"，主要是指细菌性热原，是某些细菌的代谢产物、细菌尸体及内毒素。致热能力最强的是革兰阴性杆菌的产物，其次是革兰阳性杆菌类，革兰阳性球菌则较弱，霉菌、酵母菌甚至病毒也能产生热原。

　　热原的化学构造是由蛋白质和磷脂多糖（LPS）组成的复合物。磷脂多糖是热原的致热活性中心。磷脂多糖由三部分组成：①O-特性侧链；②核心多糖；③磷脂A。磷脂A为亲脂性基团，能与血管壁细胞膜结合，改变血管通透性，使血压下降导致休克。

　　在正常情况下，人体的产热和散热保持动态平衡。各种原因导致产热增加或散热减少，则出现发热。热原引起机体发热的机制尚未完全明确，但目前普遍认为，热原进入人体后，通过各种不同途径激活体内产内生致热原细胞，使之产生并释放内生致热原（白细胞、吞噬细胞等），作用于体温调节中枢，使体温调定点上移。对体温重新调节，发出调节冲动，作用于交感神经引起皮肤血管收缩，散热减少。作用于运动神经引起骨骼肌的周期性收缩而发生寒战，使产热增加。因皮肤血管收缩使皮温下降，刺激了冷感受器向丘脑下部发出传入冲动，也参与寒战的发生。因此调节的结果是产热大于散热，以致体温升高，上升到与体温调定点相适应的新水平。关于内生致热原作用的部位，近年有学者认为在第三脑室壁的视上隐窝处。有一特殊部位为下丘脑终板血管器，内生致热原作用于巨噬细胞后，释放的介质作用于此处而引起发热。

>> **岗位情景模拟**

　　情景描述　某热原检查岗位某天要对3个产品进行热原检查，假如你是岗位化验员，按照热原检查法的要求实验前选取9只家兔是否可行？在基础体温测试完成后，假如1号、2号和3号兔的基础体温分别是38.1℃、39.4℃和38.5℃。请问这三只兔是否可以组合成一组完成对一个样品的热原检查？

　　讨论　1. 不可行的原因主要有哪些？你会如何做？

　　　　　　2. 不能组合成一组的原因及解决办法。

答案解析

二、检查方法 ⓔ 微课

（一）检查原理

由于家兔对热原的反应与人基本相似，对热原比较敏感，所以半个世纪以来一直用家兔来检测热原，因此热原检查法又称"家兔法"。本法系将一定剂量的供试品，静脉注入家兔体内，在规定时间内，观察家兔体温升高的情况，以判定供试品中所含热原的限度是否符合规定。

（二）检查方法

1. 供试用家兔　供试用的家兔应健康合格，体重1.7～3.0kg，雌兔应无孕。预测体温前7天即应用同一饲料饲养，在此期间内，体重应不减轻，精神、食欲、排泄等不得有异常现象。未曾用于热原检查的家兔；或供试品判定为符合规定，但组内升温达0.6℃的家兔；或3周内未曾使用的家兔，均应在检查供试品前3～7天内预测体温，进行挑选。挑选试验的条件与检查供试品时相同，仅不注射药液，每隔30分钟测量体温1次，共测8次，8次体温均在38.0～39.6℃的范围内，且最高与最低体温的差不超过0.4℃的家兔，方可供热原检查用。用于热原检查后的家兔，如供试品判定为符合规定，至少应休息48小时方可再供热原检查用。如供试品判定为不符合规定，则组内全部家兔不再使用。每一家兔的使用次数，用于一般药品的检查，不应超过10次。

2. 试验前的准备　在作热原检查前1～2天，供试用家兔应尽可能处于同一温度的环境中，实验室和饲养室的温度相差不得大于5℃，实验室的温度应在17～28℃。在试验全部过程中，应注意室温变化不得大于3℃，防止动物骚动并避免噪声干扰。家兔在试验前至少1小时开始停止给食并置于适宜的装置中，直至试验完毕。测量家兔体温应使用精密度为±0.1℃的测温装置。测温探头或肛温剂插入肛门的深度和时间各兔应相同，深度一般约6cm，时间不得少于1分半钟，每隔30分钟测量体温1次，一般测量 2 次，两次体温之差不得超过 0.2℃，以此两次体温的平均值作为该兔的正常体温。当日使用的家兔，正常体温应在 38.0～39.6℃ 的范围内，且各兔间正常体温之差不得超过 1℃。

试验用的注射器、针头及一切和供试品溶液接触的器皿，应置烘箱中用 250℃ 加热 30 分钟，也可用其他适宜的方法除去热原。

3. 检查方法　取适用的家兔 3 只，测定其正常体温后 15 分钟以内，自耳静脉缓缓注入规定剂量并温热至约 38℃ 的供试品溶液，然后每隔 30 分钟按前法测量其体温 1 次，共测 6 次，以 6 次体温中最高的一次减去正常体温，即为该兔体温的升高温度（℃）。如 3 只家兔中有 1 只体温升高 0.6℃ 或 0.6℃ 以上，或 3 只家兔体温升高均低于 0.6℃，但体温升高的总和达 1.4℃ 或 1.4℃ 以上，应另取 5 只家兔复试，检查方法同上。

4. 结果判断　在初试 3 只家兔中，体温升高均低于 0.6℃，并且 3 只家兔体温升高总和低于 1.3℃；或在复试的 5 只家兔中，体温升高 0.6℃ 或 0.6℃ 以上的家兔不超过 1 只，并且初试、复试合并 8 只家兔的体温升高总和为 3.5℃ 或 3.5℃ 以下，均判为供试品的热原检查符合规定。

在初试 3 只家兔中，体温升高 0.6℃ 或 0.6℃ 以上的家兔超过 1 只；或在复试的 5 只家兔中，体温升高 0.6℃ 或 0.6℃ 以上的家兔超过 1 只；或在初试、复试合并 8 只家兔的体温升高总和超过 3.5℃，均判为供试品的热原检查不符合规定。当家兔升温为负值时，均以 0℃ 计。

（三）注意事项

1. 若家兔的初选合格率低于 65%，那么其质量应当引起重视。

2. 实验用具　中国药典规定了实验用的注射器、针头及一切与供试品溶液接触的器皿，应置烘箱中 250℃ 加热 30 分钟或用 180℃ 加热 2 小时，也可用其他方法除去热原。

3. 对环境的要求　在实验过程中，要求室温基本恒定，同一实验室温差不得超过 3℃，并保持环境安静，不得有强光、强声或其他干扰因素。

4. 对测温装置必须定期校验，并有详细的记录。

5. 供试品的温度　供试品过冷或过热，与家兔的体温悬殊太大，都容易引起类热原反应现象，例如发冷、发热、寒战、呕吐。所以药典规定供试品须加热至 38℃。

6. 供试品注射的速度　是决定热原检查成功与否的重要因素。注射的速度不同，对机体的影响也不同。在短时间内输入大量液体会使心脏负担过重，导致心力衰竭，严重的可致兔死亡。按照正常人或家兔用量计算，每只家兔注射时间不应少于 3 分钟。

7. 热原试验室内外均应保持安静，避免强烈的日光、灯光、噪音及其他刺激。

8. 试验室温度为 17～28℃ 之间，试验过程中，室温变化不超过 5℃。

9. 复试时宜取试验次数较少的家兔。

10. 试验过程中，家兔因肛门出血过多造成升温或降温超过规定时，可考虑重试。

11. 试验全过程中，不得随意更换肛门温度计。

💲 **知识链接** --

热原的性质

1. 耐热性　在通常的灭菌条件下，热原往往不能被破坏，一般采用 180℃3～4 小时、250℃30～45 分钟或 650℃1 分钟等条件可彻底破坏热原。

2. 滤过性　热原直径为 1~5nm，可通过一般滤器，甚至是微孔滤膜，孔径小于 1nm 的超滤膜可除去绝大部分甚至全部热原。

3. 水溶性　热原水溶性极强，其浓缩的水溶液带有乳光。

4. 不挥发性　热原具有不挥发性，但可溶于水蒸气所夹带的雾滴而带入蒸馏水中，因此，蒸馏水器上附有隔沫装置。

5. 被吸附性　热原可以被活性炭、离子交换树脂、石棉板等吸附。

6. 热原能被强酸、强碱、强氧化剂、超声波等所破坏。

📝 实践实训

实训项目二十六　维生素 C 注射液中热原的检查

【实训目的】

1. 通过维生素 C 注射液的热原检查工作任务的训练，使学生熟悉药品热原检查的工作程序与方法。
2. 热原检查时，掌握对试验用家兔的要求。
3. 掌握热原检查前的准备工作和静脉给药要领。
4. 能够根据检查结果学会结果判断，能规范书写记录与报告。
5. 培养学生自行准备试验、统筹安排工作及相互配合的团队协作精神。

【实训要求】

1. 维生素 C 注射液的热原检查工作方案设计合理，具有可操作性。
2. 实验动物家兔选择合适，实验前准备工作到位。
3. 检验过程按照"热原检查法的 SOP"依法操作，操作规范。
4. 实训过程检验原始记录详尽、数据完整，结果真实可靠，结论正确。

【实训用品】

1. **材料**　维生素 C 注射液、家兔 6 只。
2. **仪器设备**　肛温表、注射器、针头、烘箱。

【实训过程】

1. 选择家兔　检查前 3~7 天，挑选 6 只健康无伤，体重 1.7kg 的家兔，且雌兔无孕。在做热原检查前 1~2 天，供试家兔应尽可能处于同一温度的环境中。凡未经使用于热原检查的家兔，应在试验前 7 天内预测体温，进行挑选。于停食 2~3h 后，用肛温表每隔 30min 测量体温 1 次（测温时应尽可能避免对家兔刺激，温度计插入的深度，各兔应相同，一般约 6cm，时间每次 2min），共 8 次。若 8 次体温都在 38~39.6℃ 范围内，且最高最低体温差不超过 0.4℃ 的家兔方可供试验用。

2. 试验前准备　试验用的注射器、针头及一切与供试品接触的器皿，置 250℃ 的烘箱中加热 1h 或在 180℃ 的烘箱中加热 3h，除去热原。

试验当日家兔停食 2h 后，用肛门温度计每隔 30min 测家兔体温 1 次，共 4 次。末两次体温之差不得超过 0.2℃，即以这两次体温的平均值作为该兔的正常体温。正常体温应在 38.0~39.6℃ 内，各兔间的温差不得超过1℃。

3. 检查法 随机选取适用的家兔3只，分别在测定其正常温度后15min内，自耳缘静脉缓缓注入预热到38℃规定剂量的供试品溶液（若家兔体重为2.5kg，注射维生素C注射液为5ml），然后每隔30分钟按前法测体温1次，共6次。以6次体温中最高的一次减去正常体温，即为该兔体温的升高度数。为使学生观察到阳性结果，也可以在供试品中加入适量伤寒－副伤寒菌苗，或自制的非灭菌葡萄糖液。

4. 结果判定 在初试3只家兔中，体温升高均低于0.6℃，并且3只家兔体温升高总和低于1.3℃（生物制品为1.4℃）；或在复试的5只家兔中，体温升高0.6℃或高于0.6℃的兔不超过1只，并且初试、复试合并8只家兔的体温升高总和为3.5℃或低于3.5℃，均认为供试品的热原检查符合规定。否则，认为供试品的热原检查不符合规定。

当家兔升温为负值时，如果确定环境温度、饲养条件和家兔健康状况等均正常，以0℃计，否则根据具体情况分别处理。

【注意事项】

1. 热原检查法是一种绝对方法，没有标准品同时进行试验比较，是以规定动物发热反应的程度来判断的。影响动物体温变化的因素较多，因此必须严格按照要求的条件进行试验。

2. 给家兔测体温或注射时动作应轻柔，以免引起动物挣扎而使体温波动。测体温时，在肛门温度计的水银头上涂以液体石蜡，轻轻插入肛门约6cm深，测体温时间至少1.5min，每只兔各次测体温最好用同一温度计，且测体温时间相同，以减少误差。

【实训结果】

将实验结果记录于下表中。

兔号	1	2	3	4	5
体重					
第1次测量温度					
第2次测量温度					
平均温度					
注射供试品时间					
第1次测量温度					
第2次测量温度					
第3次测量温度					
注射前后温差					

【实训评价】

操作步骤	热原实验操作要点	考核要点	分值	得分	备注
实验前的准备（20分）	1. 按要求穿戴好工作服	是否按要求穿戴	2		
	2. 检查供试品的数量和品种	是否检查	2		
	3. 依据供试品的数量和品种准备好实验物品，如灭菌注射器、灭菌注射用水、稀释用具等	准备是否齐全、到位	5		
	4. 检查热原测温仪的仪器使用记录，看设备是否正常	是否检查	2		
	5. 查看家兔使用登记记录，根据每只家兔使用不得超过10次，当日使用的家兔必须休息48h后方可再次使用。确定要使用的实验兔的序号	是否检查；是否按要求确定	7		
	6. 记录实验室的温湿度，实验室的温度应在17~28℃范围内	是否记录	2		
检查过程（50分）	1. 实验兔的固定：依照先前确定的实验兔序号，从相应号码的兔笼中抓住实验兔，称重，固定于固定器中	序号是否相符	2		
		抓兔操作是否规范	3		
		体重是否在要求之内	2		
	2. 按兔号顺序排列在实验台上，擦上温度计，稳定1h。开启热原测温仪，输入家兔信息	操作是否规范	5		
	3. 预测体温：每隔30分钟测量家兔体温1次，一般测量2次，正常体温应在38.0~39.6℃范围内，且两次体温之差不得超过0.2℃，以此两次体温的平均值作为该兔的正常体温。符合要求的家兔才能进行热原实验	操作是否规范；是否按要求挑选实验兔	5		
	4. 分组：将符合要求的家兔依顺序分组，3只一组，但要满足同组的各兔间基础体温相差不得超过1℃（可适当调整）	分组是否得当	5		
	5. 制备供试液：利用测体温的间隙，配制好供试液，抽到相应的注射器中于38℃保温	制备方式是否得当；是否保温	5		
	6. 静脉注射：在测定正常体温后15分钟内，按各药品项下的规定注射量从耳静脉缓缓注入，一般每兔不超过5分钟。注射前，先用75%乙醇棉球轻擦耳静脉的注射部位，注射完毕，拔出针头时，按住针孔数秒钟，止血	是否在15min内注射	3		
		注射技术是否规范	10		
		注射速度的把握	2		
	7. 测量体温：给药后每隔30分钟测量体温1次，共6次	按规范操作	3		
	8. 温差计算：以6次测得体温中最高的一次减去正常体温，为该兔体温的升高度数，如6次体温均低于正常体温，则升温度数以"0"计	按规范操作	3		
	9. 拔下测温探头，按照实验兔序号与兔笼的号码送回实验兔	顺序号是否对应	2		
结果判断（5分）	①初试3只家兔中，体温升高均在0.6℃以下，并且3只家兔升温的总数在1.3℃（生物制品为1.4℃）以下可判断为符合规定 ②初试3只家兔中仅有1只体温升高0.6℃或0.6℃以上，或3只家兔升温均低于0.6℃但升温的总数达1.3℃或1.3℃以上（生物制品为1.4℃）；应另取5只家兔复试 ③3只家兔中有1只降温≥0.6℃，或3只家兔中有2只降温值在0.5℃，应另取3只家兔复试 ④初试3只家兔中，体温升高0.6℃或0.6℃以上的家兔数有2只或3只，可判断为不符合规定	按规范操作	5		

续表

操作步骤	热原实验操作要点	考核要点	分值	得分	备注
记录与报告 （10 分）	1. 打印出热原检查结果，贴于原始记录上		3		
	2. 填写好样品热原检查原始记录、实验兔使用记录、微机热原测温仪使用记录	记录是否齐全、规范	5		
	3. 发出检验报告		2		
后处理 （15 分）	1. 根据实验兔使用记录，将家兔使用次数写好记录单，移交动物室处理掉		5		
	2. 打扫清理实验室		2		
	3. 用具的洗涤：用水冲洗后，在 2% $NaHCO_3$ 溶液中煮沸 10～15 分钟，再用水冲洗干净后用蒸馏水冲洗至少 3 次		3		
	4. 除热原：将洗干净的注射器、注射针、称量瓶、镊子置于铝盒中，放于 250℃ 加热 60 分钟，放冷密闭保存备用		5		

答案解析

目标检测

单项选择题

1. 热原检查法进行家兔体温预测时，家兔最高和最低体温相差不超过（　　）℃的家兔才可供热原检查用

A. 0.1　　　　　　B. 0.2　　　　　　C. 0.3　　　　　　D. 0.4

2. 《中国药典》（2020 年版）规定，用于热原检查的家兔应为健康无伤、体重（　　）kg、同一来源、同一品系家兔

A. 1.5～2.5　　　　B. 1.6～2.7　　　　C. 1.7～2.8　　　　D. 1.7～3.0

3. 在热原检查中，需缓缓注射药液，注射时间（除另有规定外）一般每兔不超过（　　）

A. 3min　　　　　　B. 2min　　　　　　C. 5min　　　　　　D. 4min

4. 选择家兔进行静脉注射时，操作中的错误是（　　）

A. 用手弹兔耳促进耳静脉充血

B. 对耳部消毒

C. 用左手拇指和示指压住耳端使耳静脉显露

D. 由耳根部静脉刺入

书网融合……

知识回顾

微课

习题

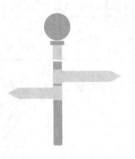

学习引导

细菌内毒素是革兰阴性菌的细胞壁成分。细菌在生活状态时不会释放出内毒素，但是，当细菌死亡或自溶后便会释放出内毒素。因此，细菌内毒素广泛存在于自然界中。当内毒素通过消化道进入人体时并不产生危害，但当内毒素通过注射等方式进入血液时则会引起不同的疾病。因此，生物制品类、注射用药剂、化学药品类、放射性药物、抗生素类、疫苗类、透析液等制剂以及医疗器材类（如一次性注射器、植入性生物材料）必须经过细菌内毒素检测试验合格后才能使用。

本项目主要介绍细菌毒素的化学本质及其生物活性、细菌内毒素的检测原理和检测方法。

📖 学习目标

1. **掌握**　内毒素检测的方法和操作。
2. **熟悉**　细菌内毒素的结构和生物活性。
3. **了解**　细菌内毒素检测的原理和意义。

细菌内毒素是革兰阴性细菌细胞壁中的脂多糖成分，而类脂 A 是其活性部分。细菌内毒素可引起机体发热、白细胞减少、微循环病变及休克等。内毒素的检测过去用家兔发热法，现已被鲎试验取代。鲎试剂检测法包括凝胶法和光度测定法，光度测定法又包括浊度法和显色基质法。

一、细菌内毒素简介

PPT（一）　　PPT（二）

（一）细菌内毒素的概念

细菌毒素（bacterial toxin）是指细菌在新陈代谢过程中合成的，对宿主具有明显毒害作用的物质。细菌毒素按其来源、理化性质和毒性作用的不同，可分为外毒素（endotoxin）和内毒素（exotoxin）两大类，二者之间的主要区别见表 14-1。

外毒素是指细菌在生长过程中由细胞内分泌到细胞外的毒性物质，其主要成分是蛋白质，主要是由某些革兰阳性菌（少数革兰阴性菌）产生。外毒素性质不稳定，对热和某些化学物质敏感，抗原性和毒性作用均较强，能选择性地作用于某些组织器官，引起特殊病变。

内毒素是革兰阴性菌细胞壁外膜的特有结构。它在细菌的生长繁殖过程中并不以代谢产物分泌到菌体外的介质中，是菌体的结构成分。内毒素在细菌生活时不释放到环境中，只有当菌体自溶或用人工方法使细菌裂解后才释放，表现出生物活性，故称内毒素。大多数革兰阴性菌都有内毒素，如沙门菌、痢疾杆菌、大肠埃希菌、奈瑟球菌等。各种细菌内毒素的毒性作用大致相同，可引起发热、白细胞反应、微循环障碍、内毒素休克及弥散性血管内凝血（disseminated intravascular coagulation，DIC）等。

表14-1 细菌内毒素与外毒素的比较

项目	外毒素	内毒素
来源	革兰阳性菌及部分革兰阴性菌	革兰阴性菌
毒素存在部位	产毒菌外	产毒菌内
化学组成	蛋白质	脂多糖
热稳定性	不稳定，易破坏	耐热
毒性作用	强，对组织器官有选择毒性作用，引起特殊病变	弱，各种细菌内毒素的毒性作用大致相同，引起发热、休克、白细胞反应等
抗原性	强，可刺激机体产生抗毒素，经甲醛处理后，可脱毒成为类毒素，仍有较强的抗原性，可用于人工自动免疫	弱，刺激机体后抗毒素抗体，不形成抗毒素，不能经甲醛处理成为类毒素

（二）细菌内毒素的结构和生物活性

1. 细菌内毒素的化学结构 细菌内毒素的主要化学成分是脂多糖（lipopolysaccharide，LPS），即含有亲水性的多糖部分和疏水性的类脂A，多糖又可进一步分为O-特异性多糖和核心多糖。脂多糖不是细菌的代谢产物，而是细菌死亡或解体后才释放出来的一种具有内毒素生物活性的物质。广泛分布于革兰阴性菌（如大肠埃希菌、布鲁杆菌、伤寒杆菌、变形杆菌、沙门菌等）及其他微生物（如衣原体、立克次体、螺旋体等）的细胞壁层。

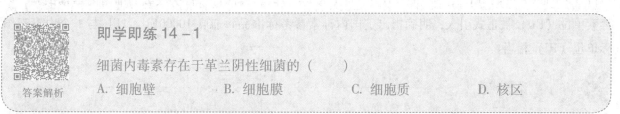

即学即练 14-1

细菌内毒素存在于革兰阴性细菌的（　　　）

答案解析　A. 细胞壁　　　　　B. 细胞膜　　　　　C. 细胞质　　　　　D. 核区

2. 细菌内毒素的生物活性 内毒素脂多糖分子中，主要毒性组分为类脂A。不同革兰阴性细菌的类脂A结构基本相似，因此其内毒素导致的毒性效应大致类同。这些内毒素的生物活性主要有致热反应、白细胞反应、降低血压，甚至休克、激活凝血系统、鲎细胞溶解物（鲎试剂）凝集，小剂量内毒素还有免疫调节作用。

（1）致热反应 内毒素的有害作用表现在致热性。因注射药品或生物制品引起发热等不良反应，大多是因制品染有内毒素所致的热原反应。人体对细菌内毒素极为敏感。迄今为止，人类认识的任何物质均没有像内毒那样强的致热性。极微量内毒素被输入人体后就能引起体温上升，发热反应持续约4h后逐渐消退。自然感染时，因革兰阴性菌不断生长繁殖，同时伴有陆续死亡、释出内毒素，故发热反应将持续至体内病原菌完全消灭为止。

（2）白细胞反应 这是人体对内毒素反应的最敏感指标。细菌内毒素进入宿主体内以后，白细胞先急剧减少，数小时后白细胞数又增高。这是因为细胞发生移动并黏附到组织毛细血管上，后由内毒素诱生骨髓释放其中的中性粒细胞进入血流，使其数量显著增加。

（3）内毒素休克 当病灶或血流中革兰阴性病原菌大量死亡，释放出来的大量内毒素进入血液时，临床表现为微循环衰竭、低血压等，导致患者休克，这种病理反应叫做内毒素休克。

（4）鲎细胞溶解物（鲎试剂）凝集　1956年美国人Bang发现美洲鲎血液遇革兰阴性菌时会产生凝胶。其后Levin和Bang又发现微量革兰阴性菌内毒素也可以引起凝胶反应，从而创立了鲎试剂检测法。由于鲎试剂法简单、快速、灵敏、准确，目前已广泛用于临床、制药工业药品检测等方面。

内毒素生物学活性具有有害作用与有益作用的二相性。其有益作用是脂多糖可刺激细胞产生肿瘤坏死因子，可以治疗肿瘤；内毒素进入体内，可刺激免疫活性细胞，产生各种内源性调节因子，发挥免疫调节作用，增强机体非特异性免疫力；抗放射病，减轻宿主的排异反应。

即学即练 14 –2

细菌内毒素的主要毒性成分是（　　　）

答案解析　　A. 脂多糖　　　　B. 类脂 A　　　　C. O – 特异性多糖　　　　D. 核心多糖

（三）内毒素量值（单位）

20世纪80年代以前，所有研究内毒素的报道，毫无例外地使用重量单位（mg、μg、ng、pg等）表示内毒素的量，在鲎试剂建立后也同样以重量单位表示鲎试验的灵敏度。随着人们对细菌内毒素生物活性认识的提高，以重量单位表示的不科学性被揭示，即相同重量的内毒素，由于菌种来源不同，其生物活性相差很大。1980年美国食品药品管理局（FDA）将内毒素质量单位转化为生物活性效价单位来表示内毒素量值。当时美国内毒素国家参考标准品为家兔发热剂量ED_{50}为1.04ng/kg，用鲎试验（鲎变形细胞溶解物试验）产生凝集反应的内毒素最低活度为0.194ng/ml，美国FDA规定此值为1个内毒素单位（endotoxin unit，EU），即1ng = 5EU。自1982年美国药典修订，首次收载的细菌内毒素试验，内毒素单位（EU）被正式引入，明确指出美国内毒素参考标准品每瓶含10000EU。1EU与1个内毒素国际单位（IU）相当。

 岗位情景模拟

情景描述　某公司生产狂犬病疫苗，需要按照药典对产品进行内毒素检测。
讨论　在检测前需要做哪些准备工作？

答案解析

二、细菌内毒素检测原理及方法　微课

鲎试剂法简单、快速、灵敏、准确，检测内毒素的灵敏度为高达0.005EU/ml，比家兔法灵敏100倍，操作简单易行，试验费用低，结果迅速可靠，广泛用于临床、制药工业药品检验等方面。用于注射剂生产过程中的热原控制和家兔法不能检测的某些细胞毒性药物制剂，但鲎试剂法对革兰阴性菌以外的内毒素不灵敏，目前尚不能完全代替家兔法。

（一）鲎试剂检测法的原理

鲎（图14 – 1）是一种古老的栖息于海洋的无脊椎动物，出现于古生代的泥盆纪，距今约有3亿年，血液呈蓝色。目前世界上有3属4种：美洲鲎、东方鲎（也称中国鲎）、南方鲎和圆尾鲎。其血液中的有核变形细胞含有凝固酶原和可凝固蛋白原。将这些变形细胞冻融裂解后制成鲎变形细胞溶解

物——鲎试剂，鲎试剂若与待检标本中的内毒素相遇，在适宜条件下，内毒素激活鲎试剂中的凝固酶原成为凝固酶，作用于可凝固蛋白原，使其变成凝固蛋白，进而交联为凝胶状态。目前使用的鲎试剂有两种，分别是美洲鲎试剂（LAL）和东方鲎试剂（TAL）。

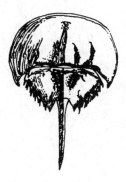

图 14-1　中国鲎

（二）鲎试剂检测法

鲎试验法是利用鲎试剂来定性或定量检测由革兰阴性菌产生的细菌内毒素，以判断供试品中细菌内毒素的限量是否符合规定的一种方法。鲎试剂是指利用鲎血液中的变形细胞，经裂解液和机械方式促使细胞破裂而提取到的一种细胞溶解物，能与极微量的细菌内毒素形成特异凝胶反应，反应的速度和凝胶的坚固程度与内毒素浓度有关，是体外检测内毒素的敏感试剂。鲎试验法包括凝胶法和光度测定法。

1. 凝胶法　凝胶法是通过鲎试剂与内毒素产生凝集反应的原理来定性或半定量检测内毒素的方法（图 14-2）。

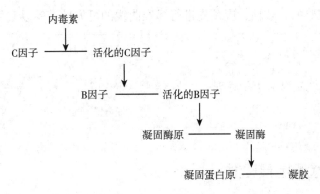

图 14-2　凝胶法原理

2. 光度测定法　光度测定法包括浊度法和显色基质法。

（1）**浊度法**　用于内毒素的定量检测，系利用检测鲎试剂与内毒素反应过程的浊度变化而测定内毒素含量的方法。

浊度法根据检测原理可分为终点浊度法和动态浊度法。终点浊度法是依据反应混合物中的内毒素浓度和其在孵育终止时的浊度（吸光度或透光率）之间存在着量化关系来测定内毒素含量的方法。动态浊度法是检测反应混合物的浊度到达某一预先设定的吸光度所需要的反应时间，或是检测浊度增加速度的方法。

（2）**显色基质法**　系利用检测鲎试剂与内毒素反应过程中产生的凝固酶使特定底物释放出呈色团的多少而测定内毒素含量的方法。根据被内毒素激活的凝固酶水解鲎三肽中精氨酸肽链，释放出对硝基苯胺（PNA），用冰醋酸终止反应进行吸光度测定，或用游离的 PNA 和偶氮试剂反应，最终形成偶氮蓝复合物显色而进行比色测定的一种方法。

显色基质法根据检测原理分为终点显色法和动态显色法。终点显色法是依据反应混合物中内毒素浓度和其在孵育终止时释放出的呈色团的量之间存在的量化关系来测定内毒素含量的方法。动态显色法是检测反应混合物的色度达到某一预先设定的吸光度所需要的反应时间，或检测色度增长速度的方法（图 14-3）。

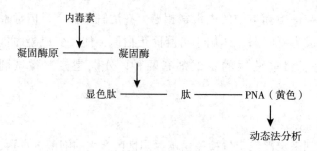

图 14-3　动态显色法原理

供试品检测时，可使用上述任何一种方法进行试验。当测定结果有争议时，除另有规定外，以凝胶法结果为准。

光度测定试验需在特定的仪器中进行，温度一般为（37±1）℃。

供试品和鲎试剂的加样量、供试品和鲎试剂的比例以及保温时间等，参照所用仪器和试剂的有关说明进行。

为保证浊度和显色试验的有效性，应预先进行标准曲线的可靠性试验以及供试品的干扰试验。

即学即练 14-3

当内毒素测定结果有争议时，除另有规定外，以（　　　）结果为准

答案解析　A. 凝胶法　　　　　B. 浊度法　　　　　C. 显色基质法　　　　　D. 动态显色法

三、细菌内毒素检测用具和器材

1. 鲎试剂　具有国家颁发的批准文号。

2. 细菌内毒素国家标准品（RSE）　系自大肠埃希菌提取精制而成，用于标定、复核、仲裁鲎试剂灵敏度和标定细菌内毒素工作标准品的效价。

3. 细菌内毒素工作标准品（CSE）　系以细菌内毒素国家标准品为基准标定其效价，用于试验中鲎试剂灵敏度复核、干扰试验及各种阳性对照。

4. 细菌内毒素检测用水（BET 水）　内毒素含量小于 0.015EU/ml（用于凝胶法）或 0.005EU/ml（用于光度测定法），要求是与灵敏度为 0.03EU/ml 或更高灵敏度的鲎试剂在（37±1）℃条件下 24h 不产生凝集反应的灭菌注射用水。

5. 分析天平（精度为 0.1mg 以下）　用于称量供试品。

6. 电热恒温干燥箱（温度应能达到 250℃）　用于去除外源性内毒素。

7. 恒温水浴箱或适宜的恒温器（37±1）℃。

8. 漩涡混合器

9. 细菌内毒素光度测定仪器（细菌内毒素分析仪）

10. 其他　试管架，镊子，消毒棉球，称量瓶（30mm×60mm），刻度吸管（1ml、2ml、5ml、10ml、15ml），各种试管，中号金属饭盒，剪刀，砂轮片，医用胶布，加样器等（目前已有多种无热原的一次性用品），酒精灯，玻璃小瓶（8ml、12ml、25ml）等。

四、检查前准备工作

(一) 实验器具的洗涤与灭菌

实验所用的器皿要除去可能存在的外源性内毒素，常用的方法是 250℃ 干烤至少 30min，也可采用其他不干扰细菌内毒素检测的适宜方法。除去外源性内毒素的玻璃器皿应在规定时间内使用，否则须再次除去可能存在的外源性内毒素。

若使用塑料器械，如微孔板和微量加样器配套的吸头等，应选用标明无内毒素并且对试验无干扰的器械。

(二) 供试品溶液的配制

某些供试品需进行复溶、稀释或在水性溶液中浸提制成供试品溶液。

其配制方法如下：称量供试品，按其效价或含量，稀释至规定浓度，完全溶解后放置 5～10min，再混匀，放置备用。

一般要求供试品溶液的 pH 值在 6.0～8.0 的范围内。对于过酸、过碱或本身有缓冲能力的供试品，需调节被测溶液（或其稀释液）的 pH 值，可使用酸、碱溶液或适宜的缓冲液调节 pH 值。酸或碱溶液须用细菌内毒素检查用水在已去除内毒素的容器中配制。缓冲液必须经过验证不含内毒素和干扰因子。

(三) 内毒素限值的确定

内毒素限值（L）即每小时静注入人体内，不引起热原反应的最大内毒素剂量（阈值）。

药典中或国家标准有规定的，按供试品规定限值。尚无内毒素限值标准规定的品种，根据供试品具体情况按药典规定计算。对于美国、欧洲或日本药典已收载并已建立细菌内毒素检测法的品种，可参考国外药典规定的限值，与按公式计算出的数值比较，以严格者为该品种的限值。如果使用的是国外药典的限值，应以最新版本药典为准。

药品、生物制品的细菌内毒素限值一般按以下公式确定：

$$L = \frac{K}{M}$$

式中 L 为供试品的细菌内毒素限值，以 EU/ml、EU/mg 或 EU/U（活性单位）表示。K 为人每千克体重每小时最大可接受的内毒素剂量，以 EU/(kg·h) 表示。注射剂 K = 5EU/(kg·h)，放射性药品注射剂 K = 2.5EU/(kg·h)，鞘内用注射剂 K = 0.2EU/(kg·h)，注射用水 K = 0.25EU/ml。M 为人用每千克体重每小时的最大供试品剂量，以 ml/(kg·h)、mg/(kg·h) 或 U/(kg·h) 表示，人均体重按 60kg 计算，注射时间若不足 1h，按 1h 计算。若供试品按体表面积给药，M = [最大给药剂量/(m²·h) × 1.62m²]/60kg。

按人用剂量计算限值时，如遇特殊情况，可根据生产和临床用药实际情况做必要调整，但需说明理由。

(四) 最大有效稀释倍数的确定

最大有效稀释倍数（MVD）是指在试验中供试品溶液被允许稀释的最大倍数，在不超过此稀释倍数的浓度下进行内毒素限值的检测。根据鲎试剂的灵敏度范围，用以下公式来确定 MVD：

$$MVD = \frac{cL}{\lambda}$$

式中 L 为供试品的细菌内毒素限值；c 为供试品溶液的浓度，当 L 以 EU/ml 表示时，则 c 等于 1.0ml/ml，当 L 以 EU/mg 或 EU/U 表示时，c 的单位为 mg/ml 或 U/ml。如供试品为注射用粉末或原料药，则 MVD 取 1，可计算供试品的最小有效稀释浓度 $c = \dfrac{\lambda}{L}$；λ 为在凝胶法中鲎试剂的标示灵敏度（EU/ml），或是在光度测定法中所使用的标准曲线上最低的内毒素浓度。

五、鲎试剂灵敏度复核试验

在本检查法规定的条件下，使鲎试剂产生凝集的内毒素的最低浓度即为鲎试剂的标示灵敏度，用 EU/ml 表示。

1. 目的 确认鲎试剂的标示灵敏度是否准确、考查检测人员操作方法是否正确及试验条件是否符合规定。当使用新批号的鲎试剂或试验条件发生了任何可能影响检验结果的改变时，应进行鲎试剂灵敏度复核试验。

2. 操作方法

（1）细菌内毒素标准溶液的制备 取细菌内毒素国家标准品或工作标准品一支，轻弹瓶壁，使粉末落入瓶底，然后用砂轮在瓶颈上部轻轻划痕，75% 乙醇棉球擦拭后启开，启开过程中应防止玻璃屑落入瓶内。按照标准品说明书，加入规定量的细菌内毒素检测用水溶解其内容物。用封口膜将口封严，置漩涡混合器上混匀 15min，然后进行稀释。根据鲎试剂灵敏度的标示值（λ）制备成 4 个浓度的细菌内毒素标准溶液，即 2λ、λ、0.5λ 和 0.25λ。每稀释一步均应在旋涡混合器上混匀 30s。

（2）待复核鲎试剂的准备 取规格为每支 0.1ml 的鲎试剂原安瓿 18 支，轻弹瓶壁，使粉末落入瓶底，开启（要求同上）。每支加入 0.1ml 检测用水溶解，轻轻转动瓶壁，使内容物充分溶解并避免产生气泡。

鲎试剂规格不是每支 0.1ml 时，取若干支按标示量加入检测用水复溶，充分溶解后将其混合在一起，然后每 0.1ml 分装到 10mm×75mm 规格的试管（凝集管）中，至少分装 18 支管备用。

（3）加样 将充分溶解的待复核鲎试剂 18 支管在试管架上排成 5 列，其中 4 列管中分别加入不同浓度（2λ、λ、0.5λ 和 0.25λ）的内毒素标准溶液各 0.1ml，每一个内毒素浓度平行做 4 管。另 1 列加入 0.1ml 细菌内毒素检测用水作为阴性对照，平行做 2 管。

加样结束后，封闭管口，轻轻摇匀，垂直放入（37±1）℃的恒温器中保温（60±2）min。

（4）结果观察 将试管轻轻取出，缓慢倒转 180°，若管内的内容物呈坚实凝胶，不变形，不从管壁滑脱者为阳性，记录为（＋）；不呈凝胶或虽生成凝胶但不能保持完整并从管壁滑脱者为阴性，记录为（－）。保温和拿取试管过程中应避免任何的振动，以防假阴性结果。

3. 结果计算 当最大浓度 2λ 管均为阳性，最低浓度 0.25λ 管均为阴性，阴性对照管为阴性，试验方为有效。按下式计算反应终点浓度的几何平均值，即为鲎试剂灵敏度的测定值（λc）。

$$\lambda c = \mathrm{antilg}\left(\sum X/4 \right)$$

式中 X 为反应终点浓度的对数值（1g）。反应终点浓度是指系列递减的内毒素浓度中最后一个呈阳性结果的浓度。

4. 结果判断 当 λc 在 $0.5\lambda \sim 2\lambda$（包括 0.5λ 和 2λ）时，方可用于细菌内毒素检测，并以标示灵敏度 λ 为该批鲎试剂的灵敏度。

例：请对标示灵敏度 λ 为 0.125EU/ml 的鲎试剂进行灵敏度复核。

A. 用 BET 水将细菌内毒素的标准品或工作参照品分别配成 0.25EU/ml、0.125EU/ml、0.0625EU/ml、0.03125EU/ml 的溶液。

B. 每个浓度各取 0.1ml 于 10mm×75mm 的小试管中。要求每个浓度做 4 支试管，4 个浓度共 16 支试管。另取 2 支试管加入 BET 水 0.1ml 做阴性对照。

C. 在所有试管中各加鲎试剂 0.1ml，混合后用封口膜封口，轻轻混匀后放入恒温器（37±1）℃保温（60±2）min，取出观察。结果如表 14-2。

表 14-2 鲎试剂灵敏度复核表

试管号	内毒素浓度（EU/ml）					阳性反应终点浓度（EU/ml）
	0.25	0.125	0.0625	0.03125	阴性对照（Nc）	
1	+	−	−	−	−	0.25
2	+	+	−	−	−	0.125
3	+	+	+	/	/	0.0625
4	+	+	−	/	/	0.125

D. 计算：

$$\lambda c = \text{antilg} \sum X/4$$

$$= \lg^{-1}\left[(\lg 0.25 + \lg 0.125 + \lg 0.0625 + \lg 0.125)/4 \right]$$

$$= 0.125 (\text{EU/ml})$$

$$= 1.0 \lambda$$

E. 结论：该批鲎试剂符合规定，其灵敏度为 0.125EU/ml。

六、干扰试验

所谓干扰试验，就是方法的可行性试验，是比较鲎试剂与内毒素的反应在水溶液中进行和在供试品中进行的差异，即比较本反应在不同介质中进行的差异。有差异即表示供试品对反应存在干扰作用。

1. 目的 确定供试品在特定的浓度下对内毒素和鲎试剂的反应结果是否有影响，为能否使用内毒素检测法提供依据；并且验证在供试品的配方和工艺有变化、鲎试剂来源改变等情况下，供试品是否存在干扰作用。如果无干扰作用，该供试品可以用该浓度进行细菌内毒素检测。

2. 适用范围

（1）当进行新药的内毒素检测试验前，或无内毒素检测项的品种建立内毒素检测法时，需进行干扰试验。

（2）当鲎试剂、供试品的配方、生产工艺改变或试验环境中发生了任何有可能影响试验结果的变化时需重新进行干扰试验。

3. 操作方法 干扰试验由两部分组成：①鲎试剂与内毒素在水溶液中的反应，与鲎试剂灵敏度复核试验完全相同；②鲎试剂与内毒素在供试品溶液中的反应，即用供试品溶液或其最大有效稀释倍数（MVD）制成的内毒素溶液和鲎试剂进行反应。方法同鲎试剂灵敏度复核试验，只是用一定浓度的供试品溶液（供试品溶液的制备方法如表 14-3）替代 BET 水（鲎试剂复溶仍采用 BET 水）。

表 14-3 凝胶法干扰试验溶液制备

编号	内毒素浓度/被加入内毒素的溶液	稀释用液	稀释倍数	所含内毒素的浓度	平行管数
A	无/供试品溶液	-	-	-	2
B	2λ/供试品溶液	供试品溶液	1	2λ	4
			2	1	4
			4	0.5	4
			8	0.25	4
C	2λ/检查用水	检查用水	1	2λ	4
			2	1λ	4
			4	0.5λ	4
			8	0.25λ	4
D	无/检测用水	-	-	-	2

注：A 为供试品溶液；B 为干扰试验系列；C 为鲎试剂标示灵敏度的对照系列；D 为阴性对照。

供试品溶液的配制要求：按各药品项下规定，取供试品，精密称定于称量瓶（事先已除去外源性内毒素）中，按其效价或含量，用各药品项下规定的稀释剂稀释至规定浓度，充分摇匀使完全溶解，放置 5~10min，再摇匀，放置备用。

只有当溶液 A 和阴性对照溶液 D 的所有平行管都为阴性，并且系列溶液 C 的结果在鲎试剂灵敏度复核范围内时，试验方为有效。按下式计算系列溶液 C〔用细菌内毒素检测用水（BET 水）制成的内毒素标准溶液〕和 B（用供试品溶液或其稀释液制成的内毒素溶液）的反应终点浓度的几何平均值（Es 和 Et）。

$$Es = lg^{-1}(\sum Xs/4)$$

$$Et = lg^{-1}(\sum Xt/4)$$

4. 结果判断 当 Es 在 0.5λ~2λ（包括 0.5λ 和 2λ）及 Et 在 0.5Es~2Es（包括 0.5Es 和 2Es）时，认为供试品在该浓度下无干扰作用。若供试品溶液在小于 MVD 的稀释倍数下对试验有干扰，应将供试品溶液进行不超过 MVD 的进一步稀释，再重复干扰试验。

七、检查方法

（一）凝胶检查法

凝胶法系通过鲎试剂与内毒素产生凝集反应的原理来检测或半定量内毒素的方法。应用凝胶法检测细菌内毒素是目前最简单、经济、应用最广泛，对干扰相对不敏感，也是《中国药典》的"仲裁"方法。但是其也有一些缺点，如有两倍的误差、较光度测定法不灵敏等等。

1. 凝胶限度试验 根据《中国药典》（2020 年版）规定，在细菌内毒素检测中，每批供试品必须做 2 支供试品管和 2 支供试品阳性对照，同时每次实验必须做 2 支阳性对照和 2 支阴性对照。

（1）操作方法

1）供试品溶液的配制 用细菌内毒素检测用水将供试品配成对应 MVD 的浓度。

2）阳性对照液的制备 用细菌内毒素检测用水将细菌内毒素工作标准品制成 2λ 浓度的内毒素溶液。

3）阴性对照液的制备 即细菌内毒素检测用水。

4）鲎试剂的准备　按表14-4制备溶液 A、B、C 和 D。使用稀释倍数为 MVD 并用已经排除干扰的供试品溶液来制备溶液 A 和 B。按鲎试剂灵敏度复核试验项下操作。

表14-4　凝胶限量试验溶液的制备

编号	内毒素浓度/被加入内毒素溶液	平行管数
A	无/供试品溶液	2
B	2λ/供试品溶液	2
C	2λ/检测用水	2
D	无/检测用水	2

注：A 为供试品溶液，B 为供试品阳性对照，C 为阳性对照，D 为阴性对照。

5）加样：将 8 管鲎试剂放置在试管架上，其中 2 支加入 0.1ml 按最大有效稀释倍数稀释的供试品溶液作为供试品管，2 支加入 0.1ml 阳性对照液作为阳性对照管，2 支加入 0.1ml 细菌内毒素检测用水作为阴性对照，2 支加入 0.1ml 供试品阳性对照溶液作为供试品阳性对照管。

6）加样结束后，用封口膜封口，轻轻混匀，避免产生气泡，垂直放入细菌内毒素检测专用干式恒温仪中，在（37±1）℃保温（60±2）min 后，观察并记录结果。注意在保温和拿取试管过程中应避免受到振动造成假阴性结果。

（2）结果判断　保温（60±2）min 后观察结果。若阴性对照溶液 D 的平行管均为阴性，供试品阳性对照溶液 B 的平行管均为阳性，阳性对照溶液 C 的平行管均为阳性，试验为有效。

若溶液 A 的两个平行管均为阴性，判供试品符合规定；若溶液 A 的两个平行管均为阳性，判供试品不符合规定。若溶液 A 的两个平行管中的一管为阳性，另一管为阴性，需进行复试。复试时，溶液 A 需做 4 支平行管，若所有平行管均为阴性，判供试品符合规定，否则判供试品不符合规定。

2. 凝胶半定量试验　凝胶半定量试验系通过确定反应终点浓度来量化供试品中内毒素的含量。按表14-5制备溶液 A、B、C、D。按照鲎试剂灵敏度复核试验项下操作。

表14-5　凝胶半定量试验溶液制备

编号	内毒素浓度/被加入内毒素的溶液	稀释用液	稀释倍数	所含内毒素的浓度	平行管数
A	无/供试品溶液	检测用水	1	–	2
			2	–	2
			4	–	2
			8	–	2
B	2λ/供试品溶液		1	2λ	2
C	2λ/检测用水	检测用水	1	2λ	2
			2	1λ	2
			4	0.5λ	2
			8	0.25λ	2
D	无/检测用水	–			2

注：A 为不超过 MVD 并且通过干扰试验的供试品溶液。从通过干扰试验的稀释倍数开始用检测用水稀释至1倍、2倍、4倍和8倍，最后的稀释不得超过 MVD。B 为 2λ 浓度标准内毒素的溶液 A（供试品阳性对照）。C 为鲎试剂标示灵敏度的对照系列。D 为阴性对照。

结果判断：

（1）若阴性对照溶液 D 的平行管均为阴性，供试品阳性对照溶液 B 的平行管均为阳性，系列溶液 C 的反应终点浓度的几何平均值为 0.5λ～2λ，试验有效。

（2）系列溶液 A 中每一系列平行管的终点稀释倍数乘以 λ，为每个系列的反应终点浓度，所有平行管反应终点浓度的几何平均值即为供试品溶液的内毒素浓度［按公式 CE = antilg（$\sum$ X/2）］。如果检测时采用的是供试品的稀释液，则计算原始溶液内毒素浓度时要将结果乘以稀释倍数。

（3）如试验中供试品溶液的所有平行管均为阴性，应记为内毒素浓度小于 λ（如果检测的是稀释过的供试品，则记为小于 λ 乘以供试品进行半定量试验的初始稀释倍数）。如果供试品溶液的所有平行管均为阳性，应记为内毒素的浓度大于或等于最大的稀释倍数乘以 λ。

（4）若内毒素浓度小于规定的限值，判供试品符合规定。若内毒素浓度大于或等于规定的限值，判供试品不符合规定。

（二）光度测定法

光度测定法检测细菌内毒素的特点是灵敏（动态浊度检测限 0.001EU/ml，动态显色 0.005EU/ml）、检测范围宽（动态浊度达到 100EU/ml，动态显色 50EU/ml）、较之凝胶法易受干扰对、结果的解释更慎重等。

光度测定试验需在特定的仪器中进行，温度一般为（37±1)℃。供试品和鲎试剂的加样量、供试品和鲎试剂的比例以及保温时间等，参照所用仪器和试剂的有关说明。

1. 实验器材　微量移液器、比浊玻璃小试管（仪器专用）、大玻璃试管（稀释样品）、漩涡混旋器、封口膜及试管架、定量检测仪、检测用水、鲎试剂。

2. 操作方法　为保证浊度和显色试验的有效性，应预先进行标准曲线的可靠性试验以及供试品的干扰试验。

（1）标准曲线的可靠性试验　当使用新批号的鲎试剂或试验条件发生了任何可能会影响检测结果的改变时，需进行标准曲线的可靠性试验。

用标准内毒素配成溶液，制成至少 3 个浓度的稀释液（相邻浓度间稀释倍数不得大于 10），最低浓度不得低于所用鲎试剂的标示检测线。每一稀释步骤的混匀时间同凝胶法，每一浓度至少做 3 支平行管。同时要求做 2 支阴性对照。当阴性对照的反应时间大于标准曲线最低浓度的反应时间，将全部数据进行线性回归分析。

根据线性回归分析，标准曲线的相关系数（r）的绝对值应大于或等于 0.980，试验方为有效。否则需重新试验。

（2）干扰试验　选择标准曲线中点或一个靠近中点的内毒素浓度（设为 λm），作为供试品干扰试验中添加的内毒素浓度。按表 14-6 制备溶液 A、B、C、D。

表 14-6　光度测定法干扰试验溶液的制备

编号	内毒素浓度	被加入内毒素的溶液	平行管数
A	无	供试品溶液	至少 2
B	标准曲线的中点（或附近点）的浓度（设为 λm）	供试品溶液	至少 2
C	至少 3 个浓度（最后一点设为 λ）	检测用水	每一浓度至少 2
D	无	检测用水	至少 2

注：A 为稀释倍数不超过 MVD 的供试品溶液。B 为加入了标准曲线中点或靠近中点的一个已知内毒素浓度的，且与溶液 A 有相同稀释倍数的供试品溶液。C 为如"标准曲线的可靠性试验"项下描述的，用于制备标准曲线的标准内毒素溶液。D 为阴性对照。

按所得线性回归方程分别计算出供试品溶液和含标准内毒素的供试品溶液的内毒素含量 Cs 和 Ct，再按下式计算该试验条件下的回收率（R）。

$$R = (Cs - Ct)/\lambda m \times 100\%$$

当内毒素的回收率为 50% ~ 200%，则认为在此试验条件下供试品溶液不存在干扰作用。

当内毒素的回收率不在指定的范围内，需按"凝胶法干扰试验"中的方法去除干扰因素。并重复干扰试验来验证处理的有效性。

当鲎试剂、供试品的来源、配方、生产工艺改变或试验环境发生了任何有可能影响试验结果的变化时需重新进行干扰试验。

3. 检测法　按"光度测定法的干扰试验"中的操作步骤进行检测。

使用系列溶液 C 生成的标准曲线来计算溶液 A 的每一个平行管的内毒素浓度。试验必须符合以下 3 个条件方为有效。

（1）系列溶液 C 的结果要符合"标准曲线的可靠性试验"中的要求。

（2）用溶液 B 中的内毒素浓度减去溶液 A 中的内毒素浓度后，计算出的内毒素的回收率要在 50% ~ 200% 的范围内。

（3）溶液 D 的反应时间应大于标准曲线最低浓度的反应时间。

结果判断：若供试品溶液所有平行管的平均内毒素浓度乘以稀释倍数后，小于规定的内毒素限值，判供试品符合规定。若大于或等于规定的内毒素限值，判供试品不符合规定。

八、注意事项

1. 细菌内毒素标准品的稀释。《中国药典》（2020 年版）规定内毒素标准品溶解后要在漩涡混合器上混合 15min，或参照标准品说明书中要求的混匀时间进行操作。以后的每一步稀释均应在旋涡混合器上混匀 30s 或参照标准品说明书中要求的混匀时间进行操作，其他国家药典也有类似要求。

具有两极活性的内毒素分子在水中呈现不均匀分布，不按要求进行漩涡混合会使所稀释的内毒素效价偏低，出现灵敏度标示偏高、阳性对照不凝等不正确的实验结果。

2. 本试验操作过程应防止微生物和内毒素的污染。

3. 1EU 与 1 个内毒素国际单位（IU）相当。

4. 建立方法时对鲎试剂及样品的要求。同时使用两个鲎试剂厂家的鲎试剂，每个品种至少三批样品（上市品种应检测两个以上生产厂家，新药需检测连续生产的样品）。

5. 干扰试验建议使用较低灵敏度鲎试剂（0.5EU/ml 或 0.25EU/ml），以避免供试品中内毒素的阳性影响。

6. 对于美国、欧洲或日本药典已收载的，并已建立细菌内毒素检测法的品种可参考国外药典规定的内毒素限值，与按公式计算出的数值比较，以严格者为该品种的限值；如果使用的是国外药典的限值，应以最新版本药典为准。

📖 **知识链接**

鲎试剂试验的替代方法

鲎（hou），别名"马蹄蟹""两公婆"，是一种古老而奇特的海生动物。它是一种体形最大的节肢动物，鲎的祖先出现在地质历史时期古生代的泥盆纪，当时恐龙尚未出现，原始鱼类刚刚问世，随着时间的推移，与其同时代的动物或者进化或者灭绝。而唯独只有鲎从 4 亿多年前古生代的泥盆纪问世至今形态模样没有很大的改变，因此被人们称为"活化石"。

鲎的身上流淌着一种十分珍奇的血液，这种血液是淡蓝色的。这种淡蓝色的血液中含铜量很高，而且一遇到细菌就会凝固。利用鲎血液制成的鲎试剂可以准确、快速地检测人体内部组织是否因细菌感染而致病；在制药和食品工业中，也可用其对毒素污染进行监测。目前药典收录的检查内毒素的方法都是以鲎试剂为基础制定的。

自从鲎被用来开发检测内毒素之后，世界各地均出现疯狂捕捞过度开采的现象。因过度捕捞，才20余年我国沿海的鲎已从遍布海滩到几乎绝迹。国家林业和草原局、农业农村部2021年2月25日公告（2021年第3号）将鲎（中国鲎及圆尾鲎）列为国家二级保护动物，根据有关法律法规，内毒素检测试剂原料将受到严格管控。长期依赖鲎试剂进行内毒素检测的行业将受到冲击。

可喜的是能够取代鲎试剂的检测方法已经问世。Lonza 科学家开发了 PyroGene™ 重组表达的 C 因子检测方法。C 因子是内毒素激活的鲎凝固级联反应中的第一个组成部分，只用于内毒素检测，是进行内毒素释放测试的可靠替代方案。

FDA 现已批准重组 C 因子作为鲎试剂的替代方案，用于生物制品的放行和过程检测。《中国药典》（2020年版）通则 9301 附录里面也有关于重组 C 因子的检测说明，但是如需放行检测，还需要做相关验证试验。

☑ 实践实训

实训项目二十七　5%葡萄糖注射液的细菌内毒素检测

【实训目的】

1. 了解细菌内毒素的发生及危害性。
2. 熟悉细菌内毒素的检测原理和方法。
3. 熟练掌握凝胶法检测检品细菌内毒素的操作步骤。
4. 能够根据试验结果进行正确判断与分析。

【实训要求】

1. 能够根据所学理论知识或药典要求正确设计试验方案。
2. 严格按照实验方案进行操作。
3. 认真分析和讨论实训中出现的问题。
4. 独立完成实训任务，达到实训目的。

【实训用品】

1. 材料和用具　分析天平（万分之一），冰箱，恒温器，电热干燥箱（最高温度至少应达到250℃），漩涡混合器等；吸管（1ml、2ml、5ml、10ml、15ml），移液器及无热原吸头，玻璃小瓶（8ml、12ml、25ml），试管（10mm×75mm），试管架，金属饭盒，酒精灯，镊子，剪刀，砂轮片，医用胶布等。

2. 试剂　待检注射液（供试品，5%葡萄糖注射液）、细菌内毒素标准品、鲎试剂、细菌内毒素检测用水。

（二）操作方法

1. 用具的清洗与除热原　凡与供试品接触的器具，在试验前必须清洗并用适宜的方法去除可能存在的外源性毒素。

（1）玻璃器皿的清洗与除热原。先用酸浸泡 1h 以上，再用自来水冲洗干净，然后用蒸馏水冲洗 3 遍，后再 250℃ 干烤 1h。

（2）塑料吸头。一般为一次性使用。如重复使用，须经有效方法去除内毒素并经严格抽检，确认不干扰细菌内毒素检查方可使用。

2. 内毒素限值的确定　按照《中国药典》（2020 年版）规定确定葡萄糖注射液内毒素限量值为 0.5EU/ml。

3. 内毒素标准品稀释　国家标准品的效价比较高，所以，稀释的步骤也比较多，1EU/ml 以前的浓度应 10 倍稀释，1EU/ml 以后的浓度应 2 倍稀释制成 2.0λ、1.0λ、0.5λ、0.25λ（λ 为鲎试剂灵敏度标示值）等浓度。第一步稀释要在溶解后混旋 15min，以后每稀释一步均混旋 30S。工作标准品效价相对较低，稀释方法同国家标准品。

4. 检测操作

（1）按《中国药典》（2020 年版）制备 A 液、B 液、C 液、D 液。

编号	内毒素浓度/被加入内毒素溶液	平行管数	每管加样量（ml）	鲎试剂（ml）
A	无/供试品溶液	2	0.1	0.1
B	2λ/供试品溶液	2	0.1	0.1
C	2λ/检测用水	2	0.1	0.1
D	无/检测用水	2	0.1	0.1

注：A 为供试品溶液，B 为供试品阳性对照，C 为阳性对照，D 为阴性对照。

（2）取鲎试剂 8 支，折断安瓿颈，其中 2 支作检品管，2 支作阴性对照管，2 作阳性对照管，2 支作检品阳性对照管。

（3）阴性对照管加入 0.2ml 检测用水，其余各管加入 0.1ml 检测用水；每支检品管另加入 0.1ml 含 2λ 内毒素的检品。

（4）封闭管口，轻轻摇匀，垂直放入（37±1）℃ 的内毒素凝胶法测定仪中孵育（60±2）min，然后取出观察结果。安瓿管在孵育期间应避免任何的振动。

5. 结果判断

（1）将安瓿管从内毒素凝胶法测定仪中轻轻取出，缓慢倒转 180° 时，管内的内容物呈坚实凝胶，不变形，不从管壁滑脱者为阳性，记录为（＋）；不呈凝胶或虽生成凝胶但不能保持完整并从管壁滑脱者为阴性，记录为（－）。

（2）阴性对照管必须是阴性，阳性对照管、检品阳性对照管必须是阳性，否则实验结果无效。

（3）若溶液 A 的两个平行管均为阴性，表明检品中内毒素含量小于规定的内毒素限值，判定检品符合规定；若溶液 A 的两个平行管均为阳性，表明检品中内毒素含量大于规定的内毒素限值，判定检品不符合规定；若溶液 A 的两个平行管中的一管为阳性，应另做 4 支平行管进行复试，4 支中有 1 支为阳性，即判定为检品不符合规定。

（4）若阴性对照管为阳性，表明鲎试剂或检测用水或实验器具受到污染；若阳性对照管为阴性，表明鲎试剂或标准内毒素已失效，或鲎试剂的灵敏度及标准内毒素的效价标示不准确，或标准内毒素的稀释有误；检品阳性对照管为阴性，表明反应体系内有抑制反应的干扰因素存在。

【注意事项】

药品细菌内毒素检查法是一项操作简便、快速、标准化程度高、应用成本低廉的新技术，又是一项生物学反应复杂的体外检测方法。由于影响因素较多，因此在实际工作中应注意如下几个问题。

1. 实训操作过程应防止微生物和内毒素污染。

2. 实训所用器皿需经250℃干烤30min以上或其他适宜的方法除去可能存在的外源性内毒素。

3. 使用安瓿包装的鲎试剂在开启时，应防止玻璃屑落入瓶内，开启安瓿后应马上使用。

4. 首先观察对照管的试验结果，再观察试验管。

5. 可影响鲎试剂法结果的注射剂应适当稀释，以减少干扰，或进行干扰试验。

6. 在使用洗耳球、移液管取样时，应注意不要将洗耳球中的气体吹入溶液中，以防止气体中的内毒素进入供试液。

【实训结果】

细菌内毒素检查记录如下。

记录编号：

检品名称		送检单位	
检品批号		检品规格	
送检日期		检品的细菌内毒素限值	
检品的 MVD		检品溶液浓度	
检验依据		《中华人民共和国药典》2020 版三部　微生物检查法	

检查反应结果记录如下。

项目	内毒素浓度/（EU/ml）	检品阳性对照	检品阴性对照	阳性对照	阴性对照	检品	
鲎试剂溶液/ml		0.1	0.1	0.1	0.1	0.1	0.1
检品溶液/ml						0.1	0.1
检品阳性对照溶液/ml	2λ	0.1					
细菌内毒素溶液/ml	2λ		0.1				
BET 水/ml				0.1			
反应结果							
结论							

检验人：　　　　　　　复核人：　　　　　　报告日期：

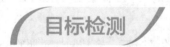

答案解析

一、单项选择题

1. 内毒素是一种（　　　）

A. 蛋白质　　　　　B. 脂多糖　　　　　C. 寡糖　　　　　D. 有机酸　　　　　E. 核酸

2. BET 属于（　　）

A. 细菌内毒素检查用水　　　　　　　　B. 细菌内毒素国家标准品

C. 细菌内毒素国际标准品　　　　　　　D. 细菌内毒素工作标准品

E. 以上全不对

3. 鲎试剂是由（　　）制备而来的

    A. 鲎血　　　　　　　B. 鲎肉　　　　　　　C. 鲎全体　　　　　　D. 鲎皮　　　　　　　E. 以上全不对

4. 检测细菌内毒素的"仲裁"方法是（　　）

    A. 凝胶法　　　　　　B. 光度测定法　　　　C. 显色基质法　　　　D. 动态显色法

5. 内毒素检测中所用的器皿要除去可能存在的外源性内毒素，常用的方法是（　　）

    A. 121℃湿热 20min　　　　　　　　　　　B. 250℃干烤至少 30min

    C. 250℃干烤至少 20min　　　　　　　　　D. 170℃干烤至少 2 小时

6. 鲎试剂法检测内毒素简单、快速、灵敏、准确，检测内毒素的灵敏度为（　　）

    A. 0.1μg/ml　　　　B. 11μg/ml　　　　C. 0.01μg/ml　　　　D. 0.001μg/ml

7. 大多数（　　）都有内毒素

    A. 革兰阴性细菌　　　B. 革兰阳性细菌　　　C. 放线菌　　　　　　D. 酵母菌

8. 细菌内毒素检查法主要依靠细菌内毒素可以活化（　　）来检测细菌内毒素

    A. 凝固蛋白质　　　　B. 凝固酶原　　　　　C. B 因子　　　　　　D. C 因子

二、多项选择题

9. 以下制品必须经过细菌内毒素检测试验合格后才能使用的是（　　）

    A. 生物制品类　　　　B. 注射用药剂　　　　C. 疫苗类　　　　　　D. 植入性生物材料

10. 细菌内毒素的活性单位的表达方式有（　　）

    A. EU　　　　　　　B. IU　　　　　　　C. IE　　　　　　　D. L

三、判断题

1. 除菌过滤和湿热灭菌已经被证明不能有效地去除内毒素。　　　　　　　　　（　　）

2. 在使用凝胶法进行限度检测的情况下，当使用新批号的鲎试剂时，可不进行鲎试剂灵敏度复核实验。

                                                     （　　）

3. 细菌内毒素国家标准品系自枯草芽孢杆菌提取精制而成。　　　　　　　　　（　　）

4. 在凝胶限度实验操作过程中应防止内毒素的污染。　　　　　　　　　　　　（　　）

5. 对于一般已有内毒素检测方法的供试品，不必进行干扰试验，直接按各论项下进行内毒素的检查即可。

                                                     （　　）

6. 细菌内毒素检查包括两种方法，即凝胶法和光度测定法，当结果有争议时，以光度测定法为准。

                                                     （　　）

7. 当家兔升温为负值时，均以 0℃计。　　　　　　　　　　　　　　　　　　（　　）

8. 鲎试剂法对革兰阴性菌产生的内毒素非常灵敏，目前完全代替家兔法检测内毒素。（　　）

9. 最大有效稀释倍数是指在试验中供试品溶液被允许达到稀释的最大倍数。　　（　　）

10. 光度测定法分为浊度法和显色基质法。　　　　　　　　　　　　　　　　　（　　）

书网融合……

      知识回顾　　　　　　　　微课　　　　　　　　习题

附　录

附录一　常用器皿及预处理方法

微生物检验实验室所用的器皿，大多数需进行消毒、灭菌，并用来培养微生物，因此对其洗涤、包扎和灭菌等均有一定的要求。目前在很多生物检定实验中，部分玻璃器皿（如培养皿、吸管等）已被一次性无菌塑料制品所代替，但玻璃器皿仍是重要的实验室用具。本部分将主要介绍玻璃器皿的洗涤、包扎与灭菌。

一、药品生物检定实验的常用器皿

药品生物检定实验的常用器皿见附录图 1 – 1。

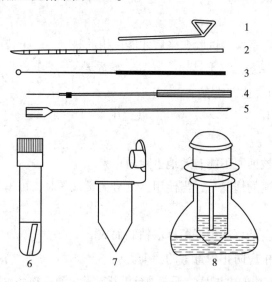

附录图 1 – 1　药品生物检定实验常用器皿

1. 玻璃涂布器　2. 移液管　3. 接种环　4. 接种针　5. 接种铲　6. 德汉氏小管　7. Eppendorf 管　8. 双层瓶

1. 试管　试管的根据用途不同有以下几种规格。

（1）大试管（18mm×180mm）：可盛倒熔化的固体培养基，制备成琼脂斜面用于微生物的培养或菌种的保藏。

（2）中试管 [（13~15）mm×150mm]：盛放液体培养基，进行梯度稀释或血清学试验；亦可用于制备琼脂斜面。

（3）小试管 [（10~12）mm×100mm]：用于单糖发酵试验或进行血清学试验等所需材料较少的实验。

药品生物检定所用的玻璃试管，其管壁必须比化学实验室用的厚。在塞入棉塞或硅胶塞时，可避免管口破损。试管的形状要求没有翻口，否则微生物容易从棉塞与管口的缝隙间进入试管而造成污染，同时也不便于盖试管帽。

2. 德汉氏小管　用于细菌的糖发酵试验。一般在小试管中倒置一个小套管（6mm×36mm），可用于实验中气体的收集，观察产气现象。此小套管即为德汉氏小管，又称发酵小套管。

3. **Eppendorf 管**　有 1.5ml 和 0.5ml 两种规格，主要用于微生物分子生物学实验中小量菌体的离心、DNA（或 RNA）分子的提取等操作。

4. **吸管（pipette）**

（1）玻璃吸管（glass pipette）　药品生物检定实验室一般要准备 1ml、2ml、5ml、10ml 的刻度玻璃吸管。除使用有刻度的吸管外，有时需要用不计量的毛细滴管吸取动物体液、离心上清液或滴加少量抗原、抗体等。

在使用刻度玻璃吸管时，一般可采用几种不同的吸气器（aspirator）。使用时，将吸管插入吸气器的下端，通过旋动转盘键或按压来吸取或释放液体。如果用嘴吸，则一定要在吸管上端塞有棉花。

（2）微量移液器（micropipette）　又称微量加样器，内置活塞系统，主要用来吸取微量液体，推动按钮带动推动杆使活塞向下移动，排除活塞腔内的气体。松手后，活塞在复位弹簧的作用下恢复原位，从而完成吸液。排液时，再由活塞推动空气排出液体。微量移液器规格型号很多，每个微量吸管在一定范围内可调节几个体积，并都标有使用范围，例如 $0.5 \sim 1.0\mu l$、$2 \sim 10\mu l$、$10 \sim 100\mu l$、$100 \sim 1000\mu l$ 等。

使用时需将合适大小的塑料吸头（tip）牢固地套在微量吸管的下端，旋动调节键，数字显示器上显示出所需要吸取的体积，用大拇指按下调节键，并将吸嘴插入液体中，缓慢放松调节键，使液体进入吸嘴，并将其移至接收吸管中，按下调节键，使液体进入接收管，按下排除键，以去掉用过的空吸头或直接用手取下吸头。

5. **培养皿（petri dish）**　常用的培养皿，皿底直径 90mm，高 15mm，皿底、皿盖均为玻璃制成，但有特殊需要时，可使用陶瓦圆盖，因其能吸收水分，避免形成冷凝水，可使培养基表面干燥。例如，测定抗生素生物效价时，培养皿不能倒置培养，则用陶瓦圆盖代替培养皿盖。

在培养皿内倒入适量固体培养基制成平板，可用于微生物的分离纯化、活菌计数以及测定抗生素、噬菌体的效价等。

6. **三角烧瓶（erlenmeyer flask）与烧杯（beaker）**　三角烧瓶有 100ml、250ml、500ml 和 1000ml 等不同的规格，常用来盛装无菌水、稀释剂、液体培养基或用于振荡培养微生物等。

常用的烧杯有 50ml、100ml、250ml、500ml 和 1000ml 等，用于药品的称量与配制，培养基配制，各种溶液配制等。

7. **注射器（injector）**　一般有 1ml、2ml、5ml、10ml、20ml 和 25ml 等不同规格的注射器。用于动物体内注射抗原，可根据需要使用 1ml、2ml 或 5ml 的注射器；抽取动物心脏血或绵羊静脉血可采用 10ml、20ml 或 50ml 的注射器。

微量注射器有 $10\mu l$、$20\mu l$、$50\mu l$ 和 $100\mu l$ 等不同的规格。一般在免疫学或纸层析、电泳等实验中滴加微量样品时使用。目前多使用一次性无菌注射器。

8. **载玻片（slide）与盖玻片（cover slip）**　普通载玻片大小为 75mm×25mm，主要用于放置实验材料，结合盖玻片（18mm×18mm）的使用，进行微生物涂片、压片、装片、形态观察等。

除普通载玻片外，另有一种凹玻片是在一块较厚玻片当中有一圆形凹窝，做悬滴观察活菌以及微室培养用。

9. **双层瓶（double bottle）**　一种由内瓶和外瓶套合而成的玻璃容器，内层小锥形瓶放香柏油，供油镜观察微生物时使用，外层瓶盛放二甲苯，用以擦净油镜头。

10. **滴瓶（dropper bottle）**　滴瓶用于存放少量液体，需要避光保存时用棕色瓶，无需避光用无色瓶；滴瓶瓶口内侧磨砂，与细口瓶类似，瓶盖部分用滴管取代。用来盛装各种染料、生理盐水等。

11. 接种工具　常用接种工具有接种环（inoculating loop）、接种针（inoculating needle）、接种钩（inoculating hook）、接种铲（inoculating shovel）、玻璃涂布器（glass spreader）等。制造环、针、钩、铲的金属可用铂或镍铬合金，原则上是软硬适度，能耐受火焰反复烧灼，又易冷却。接种细菌和酵母菌用接种环或接种针，其铂丝或镍铬丝的直径以0.5mm适宜，环的内径2~4mm，环面应平整。

接种某些不易与培养基分离的放线菌和丝状真菌时，需要使用接种钩或接种铲，其丝的直径略粗一些，约1mm。

用涂布法在琼脂平板上分离单个菌落时需用玻璃涂布器，是将玻璃棒弯曲或将玻璃棒一端烧红后压扁制成的。

二、玻璃器皿的清洗方法

在微生物检验实验室，清洗玻璃器皿是一项重要的准备工作，保证了实验结果的科学性和准确性。器皿洗涤是否符合要求，直接影响实验的准确性和精确性。其洗涤和处理方法应依照实验方法、实验目的、盛放材料等进行合理的选择；器皿表面或内壁附着的污渍有可溶物、不溶物、有机物、微生物等。因此洗涤剂的种类、清洗方法及器皿的洁净程度也应有所区别。

1. 新购置的玻璃器皿的洗涤　新购置的玻璃器皿含游离碱较多，应在酸溶液内先浸泡数小时。酸溶液一般用2%的盐酸或洗涤液。浸泡后用自来水反复冲洗干净，最后用蒸馏水冲洗晾干。

2. 使用过的玻璃器皿的洗涤

（1）试管、培养皿、三角烧瓶和烧杯等　用试管刷、瓶刷或海绵沾上洗洁精、洗衣粉、肥皂或去污粉等洗涤剂刷洗，再用流动水冲洗，最后倒置于铁丝框内或有空心格子的木架上，在室内晾干。

玻璃器皿经洗涤后，若内壁的水均匀分布成一薄层，表示油垢完全洗净。若挂有水珠，则还需用洗涤液浸泡数小时，然后再用自来水充分冲洗。

带菌的器皿在洗涤前先浸在2%来苏尔或0.25%新洁尔灭消毒液内24h或煮沸0.5h，再用上法洗涤。带病原菌的培养物应先行高压蒸汽灭菌，然后将培养物倒入指定回收点，再进行洗涤。

（2）玻璃吸管　吸过血液、血清、糖溶液或染料溶液等的玻璃吸管，使用后应立即投入盛有自来水的量筒或标本瓶内（量筒或标本瓶底部应垫以脱脂棉花，否则吸管投入时容易破损），避免沾污物质干涸，待实验完毕，再集中冲洗。

若吸管顶部塞有棉花，则冲洗前先将吸管尖端与装在水龙头上的橡皮管连接，用水将棉花冲出，然后再装入吸管自动洗涤器内冲洗，没有吸管自动洗涤器的实验室可用冲出棉花的方法多冲洗片刻，必要时再用蒸馏水或去离子水淋洗。洗净后，放于量器架上自然晾干，若要加速干燥，可放烘箱内80℃以下烘干。

吸过含有微生物培养物的吸管亦应立即投入盛有2%来苏尔或0.25%新洁尔灭消毒液的量筒或标本瓶内，浸泡24h后方可取出冲洗。

（3）载玻片与盖玻片　新载玻片和盖玻片应在2%盐酸溶液中浸泡1h，用自来水冲洗2~3次，用蒸馏水冲洗2~3次，置于95%乙醇溶液中保存备用。用过的载玻片与盖玻片如滴有香柏油，要先用擦镜纸擦去油渍或浸在二甲苯内摇晃几次，使油垢溶解，再在肥皂水中煮沸5~10min，用软布或脱脂棉花擦拭，立即用自来水冲洗，然后在稀洗涤液中浸泡0.5~2h，用自来水冲去洗涤液，最后用蒸馏水冲洗数次，待干后浸于95%乙醇中保存备用。

检查过活菌的载玻片或盖玻片应先在2%来苏尔或0.25%新洁尔灭溶液中浸泡24h，然后按上述方法洗涤与保存。

三、玻璃器皿的包扎

1. 培养皿的包扎　培养皿常用旧报纸密密包裹，一般以 8～10 套培养皿作一包，包好后进行干热或湿热灭菌。如将培养皿放入不锈钢筒内进行灭菌，则不必用纸包，金属筒有一圆筒形的带盖外筒，里面放一装培养皿的带底框架，此框架可自圆筒内提出，以便装取培养皿。

2. 吸管的包扎　准备好干燥的吸管，在距其粗头顶端约 0.5cm 处，塞一小段约 1.5cm 长的棉花，用于过滤空气，以免使用时将杂菌吹入其中，或不慎将微生物吸出管外。棉花要塞得松紧恰当（过紧，吹吸液体太费力；过松，吹气时棉花会下滑）。取报纸裁剪呈 60cm×10cm 长条状，将一端折叠成双层，然后将每支吸管尖端斜放在旧报纸条的双层部位，与报纸约呈 45°，并将左端多余的一段纸覆折在吸管上，再将整根吸管卷入报纸，右端多余的报纸打一小结（附录图 1-2）。如此包好的很多吸管可再用一张大报纸包好，进行灭菌。

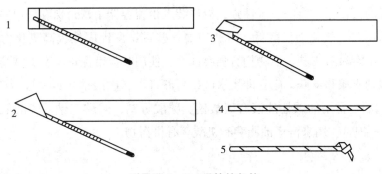

附录图 1-2　吸管的包扎

3. 试管和三角烧瓶的包扎　试管管口和三角烧瓶瓶口塞入棉塞或硅胶塞，然后在棉花塞与管口和瓶口的外面用二层报纸和细线包扎固定好，进行干热或湿热灭菌，试管塞好塞子后也可一起装在铁丝筒中，用大张报纸或铝箔将一筒试管做一次包扎，包纸的目的在于避免保存期内灰尘的浸入（附录图 1-3、附录图 1-4）。

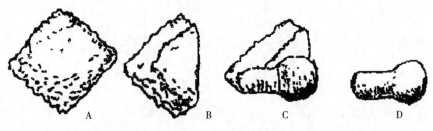

附录图 1-3　棉塞的制作方法

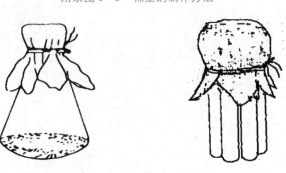

附录图 1-4　三角瓶和试管的包扎

四、玻璃器皿的灭菌

玻璃器皿的灭菌多采用高温干热灭菌，也可以采用高压蒸气灭菌。

高温干热灭菌通常用烘箱于160~170℃灭菌2h。注意灭菌前器皿必须是干燥的，避免升温引起玻璃的破碎。灭菌后温度降到60℃以下时方可取出，否则玻璃可能突然遇冷而破裂。

高压蒸汽灭菌是将物品放在密闭的高压蒸汽灭菌锅中，通常以121℃灭菌20min，灭菌完成后静置40min左右，待灭菌器的压力降至"0"处，方可开盖。

五、常用洗涤液的配制

1. **重铬酸清洗液的配制方法** 60℃下用50ml水溶解25g重铬酸钾粉末后，溶解后直接少量多次缓慢加入工业硫酸（98%）。其比例为重铬酸钾：水：硫酸=1：2：20。新配的洗液为红褐色或橘红色，氧化力很强，有很好的去污力。溶液吸湿性强，故应装入带盖容器中密封保存，以防止氧化变质。当产生红色沉淀或出现绿色时，氧化力已降低，可适当加入些重铬酸钾固体提高氧化力，若洗液变为黑绿色，则失去氧化性。本溶液对皮肤、衣物均有强腐蚀性，使用时应带保护手套，并防止对桌面、下水道等的腐蚀，如不慎溅到衣服和皮肤，应立即用水洗，再苏打水（碳酸钠）或氨液清洗。

2. **碱性洗液的配制** 常用的碱性洗液有碳酸钠、碳酸氢钠、磷酸三钠、磷酸氢二钠、肥皂与合成洗涤剂等，浓度5%~40%。用来洗涤油脂和有机酸等有机污物。

附录二 稀释液、培养基及制备方法

一、稀释液

稀释液配制后，应采用验证合格的灭菌程序灭菌。

1. pH 7.0 无菌氯化钠－蛋白胨缓冲液　取磷酸二氢钾 3.56g、无水磷酸氢二钠 5.77g、氯化钠 4.30g、蛋白胨 1.00g，加水 1000ml，微温溶解，必要时滤过使澄清，分装，灭菌。根据供试品的特性，可选用其他经验证的适宜溶液作为稀释液或冲洗液（如 0.9% 无菌氯化钠溶液）。

如需要，可在上述稀释液或冲洗液的灭菌前或灭菌后加入表面活性剂或中和剂等。

2. pH 6.8 无菌磷酸盐缓冲液、pH 7.2 无菌磷酸盐缓冲液、pH 7.6 无菌磷酸盐缓冲液　磷酸盐缓冲液（pH 6.8）取 0.2mol/L 磷酸二氢钾溶液 250ml，加 0.2mol/L 氢氧化钠溶液 118ml，用水稀释至 1000ml，摇匀，即得。

磷酸盐缓冲液（pH 7.2）取 0.2mol/L 磷酸二氢钾溶液 50ml 与 0.2mol/L 氢氧化钠溶液 35ml，加新沸过的冷水稀释至 200ml，摇匀，即得。

磷酸盐缓冲液（pH 7.6）取磷酸二氢钾 27.22g，加水使溶解成 1000ml，取 50ml，加 0.2mol/L 氢氧化钠溶液 42.4ml，再加水稀释至 200ml，即得。

配制后，过滤，分装，灭菌。

如需要，可在上述稀释液灭菌前或灭菌后加入表面活性剂或中和剂等。

3. 0.9% 无菌氯化钠溶液　取氯化钠 9.0g，加水溶解使成 1000ml，过滤，分装，灭菌。

二、培养基及其制备方法

培养基可按以下处方制备，也可使用按该处方生产的符合要求的脱水培养基。配制后，应按验证过的灭菌程序灭菌。

1. 胰酪大豆胨液体培养基（TSB）

胰酪胨 17.0g	氯化钠 5.0g
大豆木瓜蛋白酶水解物 3.0g	磷酸氢二钾 2.5g
葡萄糖/无水葡萄糖 2.5g/2.3g	水 1000ml

除葡萄糖外，取上述成分，混合，微温溶解，滤过，调节 pH 使灭菌后在 25℃ 的 pH 值为 7.3±0.2，加入葡萄糖，分装，灭菌。胰酪大豆胨液体培养基置 20~25℃ 培养。

2. 胰酪大豆胨琼脂培养基（TSA）

胰酪胨 15.0g	琼脂 15.0g
大豆木瓜蛋白酶水解物 5.0g	水 1000ml
氯化钠 5.0g	

除琼脂外，取上述成分，混合，微温溶解，调节 pH，使灭菌后在 25℃ 的 pH 值为 7.3±0.2，加入

琼脂，加热溶化后，摇匀，分装，灭菌。

3. 沙氏葡萄糖液体培养基（SDB）

动物组织胃蛋白酶水解物和胰酪胨等量混合物 10.0g   葡萄糖 20.0g

水 1000ml

除葡萄糖外，取上述成分，混合，微温溶解，调节 pH，使灭菌后在 25℃ 的 pH 值为 5.6 ± 0.2，加入葡萄糖，摇匀，分装，灭菌。

4. 沙氏葡萄糖琼脂培养基（SDA）   如使用含抗生素的沙氏葡萄糖琼脂培养基，应确认培养基中所加的抗生素量不影响供试品中霉菌和酵母菌的生长。

动物组织胃蛋白酶水解物和胰酪胨等量混合物 10.0g   琼脂 15.0g

水 1000ml   葡萄糖 40.0g

除葡萄糖、琼脂外，取上述成分，混合，微温溶解，调节 pH，使灭菌后在 25℃ 的 pH 值为 5.6 ± 0.2，加入琼脂，加热溶化后，再加入葡萄糖，摇匀，分装，灭菌。

5. 马铃薯葡萄糖琼脂培养基（PDA）

马铃薯（去皮）200g   琼脂 14.0g

葡萄糖 20.0g   水 1000ml

取马铃薯，切成小块，加水 1000ml，煮沸 20~30min，用 6~8 层纱布过滤，取滤液补水至 1000ml，调节 pH，使灭菌后在 25℃ 的 pH 值为 5.6 ± 0.2，加入琼脂，加热溶化后，再加入葡萄糖，摇匀，分装，灭菌。

6. 玫瑰红钠琼脂培养基

胨 5.0g   玫瑰红钠 0.0133g

葡萄糖 10.0g   琼脂 14.0g

磷酸二氢钾 1.0g   水 1000ml

硫酸镁 0.5g

除葡萄糖、玫瑰红钠外，取上述成分，混合，微温溶解，加入葡萄糖、玫瑰红钠，摇匀，分装，灭菌。

7. 硫乙醇酸盐流体培养基

胰酪胨 15.0g   氯化钠 2.5g

酵母浸出粉 5.0g   新配制的 0.1% 葡萄糖/无水葡萄糖 5.5g/5.0g

刃天青溶液 1.0ml   L – 胱氨酸 0.5g

琼脂 0.75g   硫乙醇酸钠 0.5g（或硫乙醇酸）（0.3ml）

水 1000ml

除葡萄糖和刃天青溶液外，取上述成分混合，微温溶解，调节 pH 为弱碱性，煮沸，滤清，加入葡萄糖和刃天青溶液，摇匀，调节 pH，使灭菌后在 25℃ 的 pH 值为 7.1 ± 0.2。分装至适宜的容器中，其装量与容器高度的比例应符合培养结束后培养基氧化层（粉红色）不超过培养基深度的 1/2。灭菌。在供试品接种前，培养基氧化层的高度不得超过培养基深度的 1/3，否则，需经 100℃ 水浴加热至粉红色消失（不超过 20 分钟），迅速冷却，只限加热一次，并防止被污染。

除另有规定外，硫乙醇酸盐流体培养基置 30~35℃ 培养。

8. 肠道菌增菌液体培养基

明胶胰酶水解物 10.0g	二水合磷酸氢二钠 8.0g
牛胆盐 20.0g	亮绿 15mg
葡萄糖 5.0g	水 1000ml
磷酸二氢钾 2.0g	

除葡萄糖、亮绿外，取上述成分，混合，微温溶解，调节 pH 使加热后在 25℃的 pH 值为 7.2±0.2，加入葡萄糖、亮绿，加热至 100℃ 30 分钟，立即冷却。

9. 紫红胆盐葡萄糖琼脂培养基

酵母浸出粉 3.0g	中性红 30mg
明胶胰酶水解物 7.0g	结晶紫 2mg
脱氧胆酸钠 1.5g	琼脂 15.0g
葡萄糖 10.0g	水 1000ml
氯化钠 5.0g	

除葡萄糖、中性红、结晶紫、琼脂外，取上述成分，混合，微温溶解，调节 pH 使加热后在 25℃的 pH 值为 7.4±0.2。加入葡萄糖、中性红、结晶紫、琼脂，加热煮沸（不能在高压灭菌器中加热）。

10. 麦康凯液体培养基

明胶胰酶水解物 20.0g	溴甲酚紫 10mg
乳糖 10.0g	水 1000ml
牛胆盐 5.0g	

除乳糖、溴甲酚紫外，取上述成分，混合，微温溶解，调节 pH 使灭菌后在 25℃的 pH 值为 7.3±0.2，加入乳糖、溴甲酚紫，分装，灭菌。

11. 麦康凯琼脂培养基

明胶胰酶水解物 17.0g	中性红 30.0mg
胨 3.0g	结晶紫 1mg
乳糖 10.0g	琼脂 13.5g
脱氧胆酸钠 15g	水 1000ml
氯化钠 5.0g	

除乳糖、中性红、结晶紫、琼脂外，取上述成分，混合，微温溶解，调节 pH 使灭菌后在 25℃的 pH 值为 7.1±0.2，加入乳糖、中性红、结晶紫、琼脂，加热煮沸 1 分钟，并不断振摇，分装，灭菌。

12. RV 沙门菌增菌液体培养基

大豆胨 4.5g	六水合氯化镁 29.0g
氯化钠 8.0g	孔雀绿 36mg
磷酸氢二钾 0.4g	水 1000ml
磷酸二氢钾 0.6g	

除孔雀绿外，取上述成分，混合，微温溶解，调节 pH 使灭菌后在 25℃的 pH 值为 5.2±0.2。加入孔雀绿，分装，灭菌，灭菌温度不能超过 115℃。

13. 木糖赖氨酸脱氧胆酸盐琼脂培养基

酵母浸出粉 3.0g	氯化钠 5.0g

L – 赖氨酸 5.0g	硫代硫酸钠 6.8g
木糖 3.5g	枸橼酸铁铵 0.8g
乳糖 7.5g	酚红 80mg
蔗糖 7.5g	琼脂 13.5g
脱氧胆酸钠 2.5g	水 1000ml

除三种糖红、琼脂外，取上述成分，混合，微温溶解，调节 pH 使加热后在 25℃的 pH 值为 7.4 ± 0.2，加入三种糖、酚红、琼脂，加热至沸腾，冷至 50℃倾注平皿（不能在高压灭菌器中加热）。

14. 三糖铁琼脂培养基（TSI）

胨 20.0g	硫酸亚铁 0.2g
牛肉浸出粉 5.0g	硫代硫酸钠 0.2g
乳糖 10.0g	0.2% 酚磺酞指示液 12.5ml
蔗糖 10.0g	葡萄糖 1.0g
琼脂 12.0g	氯化钠 5.0g
水 1000ml	

除三种糖、0.2% 酚磺酞指示液、琼脂外，取上述成分，混合，微温溶解，调节 pH 使灭菌后在 25℃的 pH 值为 7.3 ±0.1，加入琼脂，加热溶化后，再加入其余各成分，摇匀，分装，灭菌，制成高底层（2～3cm）短斜面。

15. 溴化十六烷基三甲铵琼脂培养基

明胶胰酶水解物 20.0g	溴化十六烷基三甲铵 0.3g
氯化镁 1.4g	硫酸钾 10.0g
琼脂 13.6g	甘油 10ml
水 1000ml	

除琼脂外，取上述成分，混合，微温溶解，调节 pH 使灭菌后在 25℃的 pH 值为 7.4 ±0.2，加入琼脂，加热煮沸 1 分钟，分装，灭菌。

16. 甘露醇氯化钠琼脂培养基

胰酪胨 5.0g	氯化钠 75.0g
动物组织胃蛋白酶水解物 5.0g	酚红 25mg
琼脂 15.0g	牛肉浸出粉 1.0g
水 1000ml	D – 甘露醇 10.0g

除甘露醇、酚红、琼脂外，取上述成分，混合，微温溶解，调节 pH 使灭菌后在 25℃的 pH 值为 7.4 ±0.2，加热并振摇，加入甘露醇、酚红、琼脂，煮沸 1 分钟，分装，灭菌。

17. 梭菌增菌培养基

胨 10.0g	盐酸半胱氨酸 0.5g
牛肉浸出粉 10.0g	乙酸钠 3.0g
酵母浸出粉 3.0g	氯化钠 5.0g
可溶性淀粉 1.0g	琼脂 0.5g
葡萄糖 5.0g	水 1000ml

除葡萄糖外，取上述成分，混合，加热煮沸使溶解，并不断搅拌。如需要，调节 pH 使灭菌后在

25℃的 pH 值为 6.8 ±0.2。加入葡萄糖，混匀，分装，灭菌。

18. 哥伦比亚琼脂培养基

胰酪胨 10.0g	氯化钠 5.0g
肉胃蛋白酶水解物 5.0g	琼脂 10.0 ~ 15.0g（依凝固力）
心胰酶水解物 3.0g	酵母浸出粉 5.0g
水 1000ml	玉米淀粉 1.0g

除琼脂外，取上述成分，混合，加热煮沸使溶解，并不断搅拌。如需要，调节 pH 使灭菌后在 25℃ 的 pH 值为 7.3 ±0.2，加入琼脂，加热溶化，分装，灭菌。如有必要，灭菌后，冷至 45 ~ 50℃ 加入相当于 20mg 庆大霉素的无菌硫酸庆大霉素，混匀，倾注平皿。

19. 念珠菌显色培养基

胨 10.2g	琼脂 15g
氢翟素 0.5g	水 1000ml
色素 22.0g	

除琼脂外，取上述成分，混合，微温溶解，调节 pH 使加热后在 25℃ 的 pH 值为 6.3 ±0.2。滤过，加入琼脂，加热煮沸，不断搅拌至琼脂完全溶解，倾注平皿。

20. 培养基 I

胨 5g	琼脂 15 ~ 20g
牛肉浸出粉 3g	水 1000ml
磷酸氢二钾 3g	

除琼脂外，混合上述成分，调节 pH 值使其比最终的 pH 值略高 0.2 ~ 0.4，加入琼脂，加热溶化后滤过，调节 pH 值使灭菌后为 7.8 ~ 8.0 或 6.5 ~ 6.6，在 115℃，灭菌 30 分钟。

21. 培养基 II

胨 6g	葡萄糖 1g
牛肉浸出粉 1.5g	琼脂 15 ~ 20g
酵母浸出粉 6g	水 1000ml

除琼脂和葡萄糖外，混合上述成分，调节 pH 值使其比最终的 pH 值略高 0.2 ~ 0.4，加入琼脂，加热溶化后滤过，加葡萄糖溶解后，摇匀，调节 pH 值使灭菌后为 7.8 ~ 8.0 或 6.5 ~ 6.6，在 115℃，灭菌 30 分钟。

22. 培养基 III

胨 5g	磷酸氢二钾 3.68g
牛肉浸出粉 1.5g	磷酸二氢钾 1.32g
酵母浸出粉 3g	葡萄糖 1g
氯化钠 3.5g	水 1000ml

除葡萄糖外，混合上述成分，加热溶化后滤过，加葡萄糖溶解后，摇匀，调节 pH 值其使灭菌后为 7.0 ~ 7.2，在 115℃，灭菌 30 分钟。

23. 培养基 IV

胨 10g	葡萄糖 10g
氯化钠 10g	琼脂 20 ~ 30g

枸橼酸钠 10g   水 1000ml

除琼脂和葡萄糖外，混合上述成分，调节 pH 值使其比最终的 pH 值略高 0.2～0.4，加入琼脂，在 109℃加热 15 分钟，于 70℃以上保温静置 1 小时后滤过，加葡萄糖溶解后，摇匀，调节 pH 值使其灭菌后为 6.0～6.2，在 115℃灭菌 30 分钟。

24. 培养基 V

胨 10g   琼脂 20～30g

麦芽糖 40g   水 1000ml

除琼脂和麦芽糖外，混合上述成分，调节 pH 值使其比最终的 pH 值略高 0.2～0.4 加入琼脂，加热溶化后滤过，加麦芽糖溶解后，摇匀，调节 pH 值使灭菌后为 6.0～6.2，在 115℃，灭菌 30 分钟。

25. 培养基 VI

胨 8g   酵母浸出粉 5g

牛肉浸出粉 3g   磷酸二氢钾 1g

氯化钠 45g   琼脂 15～20g

磷酸氢二钾 3.3g   水 1000ml

葡萄糖 2.5g

除琼脂和葡萄糖外，混合上述成分，调节 pH 值使其比最终的 pH 值略高 0.2～0.4，加入琼脂，加热溶化后滤过，加葡萄糖溶解后，摇匀，调节 pH 值使灭菌后为 7.2～7.4，在 115℃，灭菌 30 分钟。

26. 培养基 VII

胨 5g   枸橼酸钠 10g

牛肉浸出粉 3g   琼脂 15～20g

磷酸氢二钾 7g   水 1000ml

磷酸二氢钾 3g

除琼脂外，混合上述成分，调节 pH 值使其比最终的 pH 值略高 0.2～0.4，加入琼脂，加热溶化后滤过，调节 pH 值使其灭菌后为 6.5～6.6，在 115℃灭菌 30 分钟。

27. 培养基 VIII

酵母浸出粉 1g   琼脂 15～20g

硫酸铵 1g   磷酸盐缓冲液

葡萄糖 5g   （pH 6.0）1000ml

混合上述成分，加热溶化后滤过，调节 pH 值使其灭菌后为 6.5～6.6，在 115℃灭菌 30 分钟。

28. 培养基 IX

蛋白胨 7.5g   氯化钠 5.0g

酵母膏 2.0g   葡萄糖 10.0g

牛肉浸出粉 1.0g   水 1000ml

除葡萄糖外，混合上述成分，加热溶化后滤过，加葡萄糖溶解后，摇匀，调节 pH 值使灭菌后为 6.5，在 115℃灭菌 30 分钟。

29. 营养肉汤培养基

胨 10g   肉浸液 1000ml

氯化钠 5g

取胨和氯化钠加入肉浸液，微温溶解后，调节 pH 值为弱碱性，煮沸，滤清，调节 pH 值使灭菌后为 7.2 ± 0.2，在 115℃，灭菌 30 分钟。

30. 营养琼脂培养基

胨 10g

氯化钠 5g

琼脂 15 ~ 20g

肉浸液 1000ml

除琼脂外，混合上述成分，调节 pH 值使比最终的 pH 值略高 0.2 ~ 0.4，加入琼脂，加热溶化后滤过，调节 pH 值使其灭菌后为 7.0 ~ 7.2 分装，在 115℃灭菌 30 分钟，趁热斜放使凝固成斜面。

31 改良马丁培养基

胨 5.0g

硫酸镁 0.5g

磷酸氢二钾 1.0g

葡萄糖 20.0g

酵母浸出粉 2.0g

琼脂 15 ~ 20g

水 1000ml

除葡萄糖外，混合上述成分，微温溶解，调节 pH 值约为 6.8，煮沸，加入葡萄糖溶解后，摇匀，滤清，调节 pH 值使其灭菌后为 6.4 ± 0.2，分装，在 115℃灭菌 30 分钟，趁热斜放使凝固成斜面。

32. 多黏菌素 B 用培养基

蛋白胨 6.0g

牛肉浸膏 1.5g

胰消化酪素 4.0g

葡萄糖 1.0g

酵母浸膏 3.0g

琼脂 15 ~ 20g

水 1000ml

除琼脂外，混合上述成分，调节 pH 值使其比最终的 pH 值略高 0.2 ~ 0.4，加入琼脂，加热溶化后滤过，调节 pH 值使其灭菌后为 6.5 ~ 6.7，在 115℃灭菌 30 分钟。

培养基可以采用相同成分的干燥培养基代替，临用时照使用说明配制和灭菌，备用。

附录三　微生物限度检查标准

表 1　非无菌化学药品制剂、生物制品制剂、不含药材原粉的中药制剂的微生物限度标准

给药途径	需氧菌总数（cfu/g、cfu/ml 或 cfu/10cm²）	霉菌和酵母菌总数（cfu/g、cfu/ml 或 cfu/10cm²）	控制菌
口服给药① 固体制剂 液体及半固体制剂	10^3 10^2	10^2 10^1	不得检出大肠埃希菌（1g 或 1ml）；含脏器提取物的制剂还不得检出沙门菌（10g 或 10ml）
口腔黏膜给药制剂齿龈给药制剂 鼻用制剂	10^2	10^1	不得检出大肠埃希菌、金黄色葡萄球菌、铜绿假单胞菌（1g、1ml 或 10cm²）
耳用制剂皮肤给药制剂	10^2	10^1	不得检出金黄色葡萄球菌、铜绿假单胞菌（1g、1ml 或 10cm²）
呼吸道吸入给药制剂	10^2	10^1	不得检出大肠埃希菌、金黄色葡萄球菌、铜绿假单胞菌、耐胆盐革兰阴性菌（1g 或 1ml）
阴道、尿道给药制剂	10^2	10^1	不得检出金黄色葡萄球菌、铜绿假单胞菌、白色念珠菌（1g、1ml 或 10cm²）；中药制剂还不得检出梭菌（1g、1ml 或 10cm²）
直肠给药 固体及半固体制剂液体制剂	10^3 10^2	10^2 10^2	不得检出金黄色葡萄球菌、铜绿假单胞菌（1g 或 1ml）
其他局部给药制剂	10^2	10^2	不得检出金黄色葡萄球菌、铜绿假单胞菌（1g、1ml 或 10cm²）

注：①化学药品制剂和生物制品制剂若含有未经提取的动植物来源的成分及矿物质，还不得检出沙门菌（10g 或 10ml）。

表 2　非无菌含药材原粉的中药制剂的微生物限度标准

给药途径	需氧菌总数（cfu/g、cfu/ml 或 cfu/10cm²）	霉菌和酵母菌总数（cfu/g、cfu/ml 或 cfu/10cm²）	控制菌
固体口服给药制剂不含豆豉、神曲等发酵原粉含豆豉、神曲等发酵原粉	10^4（丸剂 $3×10^4$） 10^5	10^2 $5×10^2$	不得检出大肠埃希菌（1g）；不得检出沙门菌（10g）；耐胆盐革兰阴性菌应小于 10^2 cfu（1g）
液体及半固体口服给药制剂不含豆豉、神曲等发酵原粉含豆豉、神曲等发酵原粉	$5×10^2$ 10^3	10^2 10^2	不得检出大肠埃希菌（1g 或 1ml）；不得检出沙门菌（10g 或 10ml）；耐胆盐革兰阴性菌应小于 10^1 cfu（1g 或 1ml）
固体局部给药制剂用于表皮或黏膜不完整用于表皮或黏膜完整	10^3 10^4	10^2 10^2	不得检出金黄色葡萄球菌、铜绿假单胞菌（1g 或 10cm²）；阴道、尿道给药制剂还不得检出白色念珠菌、梭菌（1g 或 10cm²）
液体及半固体局部给药制剂用于表皮或黏膜不完整用于表皮或黏膜完整	10^2 10^2	10^2 10^2	不得检出金黄色葡萄球菌、铜绿假单胞菌（1g 或 1ml）；阴道、尿道给药制剂还不得检出白色念珠菌、梭菌（1g 或 1ml）

表 3　非无菌药用原料及辅料的微生物限度标准

	需氧菌总数 (cfu/g 或 cfu/ml)	霉菌和酵母菌总数 (cfu/g 或 cfu/ml)	控制菌
药用原料及辅料	10^3	10^2	*

注：＊未做统一规定。

表 4　中药提取物及中药饮片的微生物限度标准

	需氧菌总数 (cfu/g 或 cfu/ml)	霉菌和酵母菌总数 (cfu/g 或 cfu/ml)	控制菌
中药提取物	10^3	10^2	*
直接口服及泡服饮片	10^5	10^3	不得检出大肠埃希菌（1g 或 1ml）；不得检出沙门菌（10g 或 10ml）；耐胆盐革兰阴性菌应小于 10^4 cfu（1g 或 1ml）

注：＊未做统一规定。

附录四 抗生素微生物检定试验设计表

抗生素类别	试验菌	培养基		灭菌缓冲液 pH 值	抗生素浓度 范围单位/ml	培养条件	
		编号	pH 值			温度/℃	时间/h
链霉素	枯草芽孢杆菌 ［CMCCB（B）63 501］	I	7.8～8.0	7.8	0.6～1.6	35～37	14～16
卡那霉素	枯草芽孢杆菌 ［CMCCB（B）63 501］	I	7.8～8.0	7.8	0.9～4.5	35～37	14～16
阿米卡星	枯草芽孢杆菌 ［CMCCB（B）63 501］	I	7.8～8.0	7.8	0.9～4.5	35～37	14～16
妥布霉素	枯草芽孢杆菌 ［CMCCB（B）63 501］	I	7.8～8.0	7.8	1.0～4.0	35～37	14～16
罗红霉素	枯草芽孢杆菌 ［CMCCB（B）63 501］	II	7.8～8.0	7.8	5.0～10.0	35～37	16～18
克拉霉素	短小芽孢杆菌 ［CMCC（B）63 202］	I	7.8～8.0	7.8	2.0～8.0	35～37	14～16
红霉素	短小芽孢杆菌 ［CMCC（B）63 202］	I	7.8～8.0	7.8	5.0～20.0	35～37	14～16
庆大霉素	短小芽孢杆菌 ［CMCC（B）63 202］	I	7.8～8.0	7.8	2.0～12.0	35～37	14～16
两性霉素 B[①]	啤酒酵母菌 ［ATCC9763］	IV	6.0～6.2	10.5	0.5～2.0	35～37	24～36
乙酰螺旋霉素[②]	枯草芽孢杆菌 ［CMCC（B）63 501］	II	8.0～8.2	7.8	5～403	35～37	14～16
四环素	藤黄微球菌 ［CMCC（B）28 001］	II	6.5～6.6	6.0	10.0～40.0	35～37	14～16
土霉素	藤黄微球菌 ［CMCC（B）28 001］	II	6.5～6.6	6.0	10.0～40.0	35～37	16～18
金霉素	藤黄微球菌 ［CMCC（B）28 001］	II	6.5～6.6	6.0	4.0～25.0	35～37	16～18
新霉素	金黄色葡萄球菌 ［CMCC（B）26 003］	II	7.8～8.0	7.8[③]	4.0～25.0	35～37	14～16
杆菌肽	藤黄微球菌 ［CMCC（B）28 001］	II	6.5～6.6	6.0	2.0～12.0	35～37	16～18
奈替米星	短小芽孢杆菌 ［CMCC（B）63 202］	I	7.8～8.0	7.8	5～20	35～37	14～16
西索米星	短小芽孢杆菌 ［CMCC（B）63 202］	I	7.8～8.0	7.8	5～20	35～37	14～16
阿奇霉素	短小芽孢杆菌 ［CMCC（B）63 202］	I	7.8～8.0	7.8	0.5～20	35～37	16～18
磷霉素	藤黄八叠球菌 ［CMCC（B）28 001］	II	7.8～8.0	7.8	5～20	35～37	18～24
大观霉素	肺炎克雷伯菌 ［CMCC（B）46 117］	II	7.8～8.0	7.0	50～200	35～37	16～18
吉他霉素	枯草芽孢杆菌 ［CMCCB（B）63 501］	II[④]	8.0～8.2	7.8	20.0～40.0	35～37	16～18
巴龙霉素	枯草芽孢杆菌 ［CMCC（B）63 501］	I	7.8～8.0	7.8	2.0～12.0	35～37	14～16
核糖霉素	枯草芽孢杆菌 ［CMCC（B）63 501］	I	7.8～8.0	7.8	0.9～4.5	35～37	14～16
卷曲霉素	枯草芽孢杆菌 ［CMCC（B）63 501］	I	7.8～8.0	7.8	10.0～40.0	35～37	14～16
碘苄西林	枯草芽孢杆菌 ［CMCC（B）63 501］	I	6.5～6.6	6.0	5.0～10.0	35～37	14～16
去甲万古霉素	枯草芽孢杆菌 ［CMCC（B）63 501］	VIII	6.0	6.0	9.0～43.7	35～37	14～16
氯霉素	藤黄八叠球菌 ［CMCC（B）28 001］	II	6.5～6.6	6.0	30.0～80.03	35～37	16～18
黏菌素	大肠埃希菌 ［CMCC（B）44 103］	VI	7.2～7.4	6.0	614～2344	35～37	16～18
麦白霉素	枯草芽孢杆菌 ［CMCC（B）63 501］	营养琼脂 培养基	8.0～8.2	7.8	5～40	35～37	16～18

抗生素类别	试验菌	培养基		灭菌缓冲液 pH 值	抗生素浓度 范围单位/ml	培养条件	
		编号	pH 值			温度/℃	时间/h
小诺霉素	枯草芽孢杆菌［CMCC（B）63 501］	Ⅰ	7.8~8.0	7.8	0.5~2.0	35~37	14~16
多黏菌素 B	大肠埃希菌［CMCC（B）44 103］	营养琼脂培养基	6.5~6.6	6.0	1000~4000	35~37	16~18
交沙霉素	枯草芽孢杆菌［CMCC（B）63 501］	Ⅱ	7.8~8.0	7.8	7.5~30	35~37	14~16
丙酸交沙霉素	枯草芽孢杆菌［CMCC（B）63 501］	Ⅱ	7.8~8.0	7.8	20~80	36~37	14~16
替考拉宁	枯草芽孢杆菌［CMCC（B）63 501］	Ⅱ	6.5~6.6	6.0	20~40	36~37	14~16
万古霉素	枯草芽孢杆菌［CMCC（B）63 501］	Ⅷ	6.0	6.0	2.5~12.5	35~37	14~16

注：

①两性霉素 B 双碟的制备，用菌层 15ml 代替两层。

②乙酰螺旋霉素，Ⅱ检定培养基制备时，调节 pH 值使灭菌后为 8.0~8.2。

③含 3% 氯化钠。

④加 0.3% 葡萄糖。